Ulrich Neumeister

VEGGIE
WAHN

Eine Aufarbeitung der Irrtümer und
Missverständnisse des Vegetarismus

ISBN 978-3-99025-245-1
© 2016 Freya Verlag GmbH
Alle Rechte vorbehalten
A-4020 Linz
www.freya.at

Layout: freya_art, Daniela Waser
Lektorat: Dorothea Forster

printed in EU

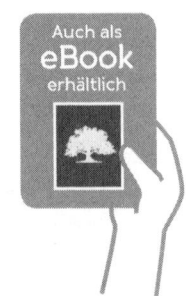

Auch als
eBook
erhältlich

Ulrich Neumeister

VEGGIE WAHN

————

EINE AUFARBEITUNG
DER IRRTÜMER
UND MISSVERSTÄNDNISSE
DES VEGETARISMUS

freya

Zu den negativen Attributen der menschlichen Psyche gehört die Neigung, unsere Überzeugungen bis aufs Messer zu verteidigen und dabei die wildesten geistigen Verbiegungen zu vollziehen. Manche, die ihre ganze Karriere dafür verwendet haben, eine „Autorität" zu werden, Eröffnungsreden zu halten, Aufsätze in wissenschaftlichen Zeitschriften zu veröffentlichen usw., und das alles auf der Grundlage eines Paradigmas, das sich als wissenschaftlich falsch erweist, verteidigen das, was ihre raison d'être gewesen ist, buchstäblich bis zum Tod. Ihr Denken akzeptiert kein Gegenargument, wie „überzeugend" es auch immer sein mag. Der Wunsch, Recht zu haben, kann sie sogar zu großen Anstrengungen veranlassen, „den Streit zu gewinnen" – und dabei selbst zu unfairen Mitteln zu greifen, um ihr Ego zu bewahren. Am Ende steht oft der schmerzliche Prozess, die neuen Ideen langsam zu übernehmen.

Professor Dr. Will Tönisson, Australien

Inhalt

Die vegetarische Ernährung erfreut sich zunehmender Beliebtheit. Laut Vegetarierbund Deutschland gibt es bei uns mittlerweile 7 Millionen Vegetarier und 1,2 Millionen Veganer. 42 Millionen Menschen bezeichnen sich gar als „Teilzeitvegetarier". In keinem anderen Land in Europa, so scheint es, haben die Anhänger des Vegetarismus derart hohe Zuwachsraten wie in Deutschland. Man könnte durchaus den Eindruck bekommen, Deutschland mausere sich mehr und mehr zu einem „Vegetarier-Land". Und wenn heutzutage ein Otto Normalverbraucher gesundheitliche Probleme bekommt, dann kann man fast davon ausgehen, dass er zum Vegetarier wird, zumal auch immer mehr Ärzte dazu raten.

Aber hält die vegetarische Ernährung auch das, was sie verspricht? Als aufmerksamer Beobachter kann ich nur sagen: Nein, das tut sie definitiv nicht. Ich bin in der Vegetarier-Szene groß geworden, sie ist mir vertraut wie meine eigene Westentasche. Und mein Eindruck ist ein ganz anderer als der, der in der Öffentlichkeit immer noch vermittelt wird: Ich kenne keine Vegetarier, die vor Gesundheit nur so strotzen. Außer vielleicht diejenigen, die erst im fortgeschrittenen Alter zu Vegetariern wurden. Alle anderen haben gesundheitlich mehr oder weniger zu kämpfen.

Wohlgemerkt: Ich spreche hier nicht nur von meiner eigenen Familie. Ich hatte mein halbes Leben lang hauptsächlich mit Vegetariern zu tun, was mir einen guten Einblick in ihre Probleme verschaffte. Nur ein Insider und Aussteiger, so wie ich es bin, vermag zu erkennen, was bei den Vegetariern schiefläuft – und das ist einiges. Ich hätte genügend Stoff, um mit Erzählungen über die zahlreichen gescheiterten Vegetarier-Schicksale ein ganzes Buch zu füllen. Dennoch möchte ich mich auf die Hintergründe für das Versagen des Vegetarismus konzentrieren.

Das Tragische am Vegetarismus ist, dass seine Anhänger der Überzeugung sind, ihre Ernährungsweise wäre die Ultima Ratio, um zentrale Probleme unserer Gesellschaft in den Griff zu bekommen, sprich die Umweltzerstörung aufzuhalten, das Elend der Tiere in der Massentierhaltung zu beenden und dem gesundheitlichen Verfall der Menschheit Einhalt zu gebieten – also sozusagen gleich drei Fliegen mit einer Klappe zu schlagen. Das hört sich genial an, was uns da die Vegetarier erzählen, ist es aber nicht. Eine Ernährungsweise, die uns derart umfangreiche Verbesserungen verspricht, hat vielmehr den Nachteil, dass kritische Stimmen – und wenn sie noch so berechtigt sind – kaum eine Chance haben, sich Gehör zu verschaffen.

Wenn man beispielsweise die ethischen Argumente der Vegetarier widerlegt, so wie es Lierre Keith auf eine brillante Weise in ihrem Buch „Ethisch essen mit Fleisch" getan hat, dann weicht der engagierte Vegetarier auf ökologische Argumente aus. Und wenn man diese auch widerlegt, dann werden vermeintlich gesundheitliche Vorteile einer vegetarischen Ernährung ins Feld geführt, welche jedoch ebenfalls unhaltbar sind. So kann man sich in Diskussionen mit Vegetariern oder Veganern endlos im Kreis drehen – und kommt nie auf einen grünen Zweig. Man beißt bei ihnen auf Granit, weil der Vegetarismus für viele bereits pseudoreligiöse Züge angenommen hat, mit der Verherrlichung der Pflanzen als die alles umfassenden Heilsbringer.

Den Vegetarismus in Frage zu stellen, ist ein ähnlicher Tabubruch, wie einem Christen seinen Glauben auszureden. Ich will es dennoch tun, denn ich sehe in ihm eine ernsthafte Bedrohung für die Gesundheit künftiger Generationen. Was mich besonders stört, ist, dass immer so getan wird, als wäre die vegetarische Ernährung die einzige Möglichkeit, um sich gesund zu ernähren – was einfach nicht stimmt. Es gibt noch andere, wesentlich gesündere Ernährungsformen, nur sind sie nicht so bekannt und nicht gerade populär, weil sie im Grunde genau das Gegenteil sind von dem, was die Vegetarier machen.

In Vegetarier-Kreisen ist es üblich, etwaige Zweifel an der vegetarischen Ernährung mit dem Hinweis abzutun, dass es genügen würde, auf eine „ausgewogene" Ernährung zu achten, um gesund zu bleiben. Schon hier offenbart sich ein Denkfehler: Wenn das Kriterium für eine ausgewogene Ernährung darin besteht, dass die Bandbreite an Lebensmitteln, die wir zu uns nehmen, möglichst groß ist, dann ist eine omnivore Mischkost logischerweise gesünder als jede Form einer vegetarischen Ernährung. Ein erhebliches Manko des Vegetarismus besteht auch in der Angewohnheit seiner Anhänger, dass sie in ihrem Denken zu sehr auf Nährstoffe fixiert sind. Dabei übersehen sie andere Dinge, die viel wichtiger sind.

Neulich fragte mich z. B. ein Veganer, ob ich ihm erklären könne, welcher Nährstoff meiner Ansicht nach fehlen würde, wenn man Kinder vegan ernährt. Ich habe ihm daraufhin geantwortet, dass seine Fragestellung falsch ist: Der Mensch kann sich nicht nur von Nährstoffen und Vitaminen ernähren – das ist der größte Irrtum des Veganismus. Obwohl Veganer immer wieder behaupten, die Vitamin-B_{12}-Versorgung sei das einzig Kritische an ihrer Ernährung, so ist das nicht richtig. Es gibt noch andere, wesentlich schwerwiegendere Nachteile einer veganen Kost, nur sind diese weitestgehend unbekannt. Und im Gegensatz zu Vitamin B_{12} hilft in deren Fall auch keine Supplementierung. Der in Veganer-Kreisen mit am häufigsten zitierte Satz stammt aus dem Positionspapier der AND (Academy of Nutrition and Dietetics, also der amerikanischen Gesellschaft der Diätassistenten, vormals ADA) über vegetarische Ernährungsformen und lautet folgendermaßen: „Gut geplante vegane und andere Formen der vegetarischen Ernährung sind für alle Phasen des Lebenszyklus geeignet, einschließlich Schwangerschaft, Stillzeit, frühe und späte Kindheit und Adoleszenz." [1] Mit solchen vermeintlich wissenschaftlich fundierten Aussagen lässt sich jeder Zweifler des Veganismus mundtot machen.

Der Haken daran ist jedoch: Wie soll man eine Ernährung „gut planen" können, wenn wesentliche Grundannahmen des Vegetarismus falsch sind? Ein Architekt kann ja auch kein Haus planen, wenn er für das Fundament die falschen Maße verwendet. Der Trick der Veganer, dieser Problematik auszuweichen, ist, zu sagen, dass man halt etwas falsch gemacht hat, wenn ein Veganer krank wird. Allerdings ist die vegane Ernährung an sich falsch, deshalb kann man sich noch so sehr um eine „ausgewogene" vegane Ernährung bemühen – langfristig kann das nur schiefgehen. Aber auch der gewöhnliche Vegetarier ist nicht viel besser dran, weil die gesamte Vegetarier-Bewegung auf falschen Grundannahmen beruht. Welche das genau sind, werde ich in diesem Buch eingehend erläutern.

Der Vegetarismus präsentiert sich in der Öffentlichkeit als eine moderne und zeitgemäße Ernährungsform, aber ernährungsphysiologisch betrachtet basiert er auf lauter antiquierten Vorstellungen. Wie passt das zusammen? Entweder etwas ist modern und zeitgemäß oder hoffnungslos veraltet – beides zusammen geht nicht. Und einfach die Augen zu verschließen vor einer längst überfälligen Aufarbeitung derjenigen Ernährungsmythen, welche sich gerade die Vegetarier auf ihre Fahnen geschrieben haben, ist auch keine Lösung.

Wir sind heute im Bereich Ernährung mit einer dramatischen Fehlentwicklung konfrontiert, von der mehr oder weniger alle Menschen betroffen sind, am meisten jedoch die Vegetarier und Veganer. Um das zu verstehen, würde es genügen, sich mal mit den geschichtlichen Hintergründen zu befassen, die zu den mittlerweile gängigen Ernährungsempfehlungen geführt haben. Denn nur in diesem Kontext wird verständlich, weshalb manche Lebensmittel uns heute als „gesund" verkauft werden und andere nicht.

Die Geschichte der modernen Ernährungswissenschaft geht zurück bis in die Mitte des 19. Jahrhunderts, als Ärzte und Wissenschaftler sich erstmals mit Ernährungsfragen befassten. Was man damals herausgefunden hat, ist jedoch alles andere als der Weisheit letzter Schluss, sondern nur der Stand der Wissenschaft aus einer Zeit, als man es noch nicht besser wusste. Viele dieser frühen Postulate der Ernährungswissenschaft wurden nie wirklich hinterfragt, sondern unter den Ernährungsfachleuten einfach immer weitergereicht. Mit der Zeit kamen auf diese Weise immer mehr zweifelhafte Ernährungsempfehlungen hinzu. Das Endresultat ist ein unglaubliches Sammelsurium unbewiesener Behauptungen und Mutmaßungen aus über 150 Jahren Forschung, welches nun in so einer abstrusen Ernährungsrichtung wie dem Veganismus gipfelt.

Wer sich vegetarisch oder gar vegan ernährt, glaubt, er würde damit seiner Gesundheit etwas Gutes tun. Das ist allerdings nicht viel mehr als ein Trugschluss. Denn bei genauer Betrachtung ist der Vegetarismus – aber insbesondere der Veganismus – nichts weiter als die Kulmination sämtlicher Ernährungsmythen, die es jemals gegeben hat – kaschiert durch völlig überzogene ethische Ansprüche. Die Gemischtköstler sind zwar mehr oder weniger auch von diesem Irrtum betroffen, trotzdem sind sie immer noch besser dran als Vegetarier oder Veganer, deren Ernährungsweise im Grunde nur noch eine Steigerung ist von dem, was auch die Gemischtköstler falsch machen.

Und das ist auch der Grund, weshalb es mit dem Vegetarismus in gesundheitlicher Hinsicht nicht wirklich zu einem Durchbruch kommt. Es sieht anfangs, wenn jemand auf vegetarisch umstellt, nur nach einem solchen aus – ich nenne das den „Fasteneffekt". Aber nach einigen Jahren treten unweigerlich Probleme auf, die jedoch häufig falsch interpretiert werden.

Wenn beispielsweise ein Vegetarier, der seit über 40 Jahren vegetarisch lebt, im Alter von gerade mal 74 Jahren tagsüber hauptsächlich damit beschäftigt ist, sich hinzulegen, damit er wieder zu Kräften kommt, dann ist das ein deutliches Indiz dafür, dass irgendetwas mit seiner Ernährung nicht stimmt. Denn andere Männer sind in diesem Alter noch Staatsoberhäupter oder dirigieren sogar noch ein Orchester. Doch daran scheinen sich Vegetarier nicht zu stören. Sie flüchten sich lieber in Ausreden, indem sie z. B. sagen: „Ja, das ist halt das Alter." Wenn jedoch Alterserscheinungen immer früher auftreten, dann kann es um die viel beschworene Gesundheit der Vegetarier in Wirklichkeit nicht so gut bestellt sein.

Ein anderes Manko ist die Angewohnheit der Vegetarier, etwaige gesundheitliche Beschwerden vorzugsweise psychosomatisch zu erklären. Das führt nicht selten zu der verhängnisvollen Selbsttäuschung, dass man quasi essen könne, was man wolle, solange es nur der Psyche gut gehe. Dass allerdings auch unsere psychische Verfassung in einem ungeheuren Maße davon abhängig ist, welche Nahrung wir zu uns nehmen, das ist leider noch nicht bis in das Bewusstsein der Vegetarier vorgedrungen. Wobei gerade die vegetarische Ernährung denkbar ungeeignet ist, um langfristig eine stabile psychische Verfassung zu gewährleisten. Es ist vielmehr so, dass man mit einer vegetarischen Kost sich eine psychische Labilität auch regelrecht anessen kann, nur merkt es keiner, weil ja alle davon überzeugt sind, es sei gesund, sich vegetarisch zu ernähren.

Es hat sich also unter Vegetariern eine sehr einseitige Sichtweise etabliert, mit der sie ihr eigenes Wohlergehen untergraben. Wer tagein, tagaus die Bedürfnisse seines Körpers ignoriert, der muss dafür irgendwann bitter bezahlen. Denn eine unumstößliche Tatsache lautet: „Der Geist ist denselben Gesetzen unterworfen wie der Körper: beide können sich nur durch die richtige Nahrung erhalten." [2]

Vegetarier neigen jedoch dazu, nur auf der feinstofflichen Ebene nach Lösungen für ihre körperlichen Beschwerden zu suchen, während die grobstoffliche Ebene – nämlich die Nahrung – einfach ausgeblendet wird. Man trifft unter Vegetariern häufig auf eine regelrechte Blockadehaltung, wenn es darum geht, die eigene Ernährung mal kritisch zu hinterfragen. Viele weigern sich geradezu, auch nur die Möglichkeit in Betracht zu ziehen, dass mit ihrer Ernährungsweise vielleicht doch etwas nicht stimmen könnte. Weist man sie darauf hin, dann wird man mit der Ausrede abserviert, dass die Ernährung nun mal nicht alles sei. Das ist schon richtig, aber trotzdem ist sie immer noch die Grundlage für unser Wohlergehen. Oder weshalb sonst müssen wir täglich Nahrung zu uns nehmen? Wenn ich ein Pferd im Stall stehen habe und es bekommt das falsche Futter zu fressen, dann wird es doch auch krank. Weshalb sollte das beim Menschen anders sein? Nur weil er eine Psyche hat und vielleicht mit einem Trauma aus seiner Kindheit kämpft? Das ist doch albern.

Besonders die jüngere Generation ist von solchen Fehlinterpretationen betroffen, also Kinder, die bereits von Geburt an vegetarisch aufwachsen – ich spreche da aus eigener, leidvoller Erfahrung. (Wobei Kinder, deren Mutter bereits vegetarisch aufwuchs, noch schlechter dran sind.) Diese Kinder sind häufig viel empfindlicher und sensibler als andere Kinder. Das wird dann einfach damit erklärt, indem man sagt, dass sich da halt eine „zarte Seele" inkarniert habe. Das konnte mich jedoch nicht überzeugen, da übersensible Kinder in Vegetarier-Familien derart gehäuft vorkommen, dass das unmöglich nur ein Zufall sein kann. Mir ist auch noch kein Vegetarier-Kind begegnet, bei dem man hätte sagen können: Ja, es hat davon profitiert, es ist besser dran als ein Kind, das mit einer omnivoren Mischkost aufwuchs. Das ist eigentlich auch logisch, denn weshalb sollte es vorteilhaft sein, Fleisch wegzulassen? Was soll an Fleisch schlecht sein?

Dass Kinder eine natürliche Abscheu gegen Fleisch hätten, wie es manche Veganer behaupten, ist ohnehin ein unhaltbarer Mythos: Kinder haben von Natur aus Appetit auf Fleisch, sofern man sie frei entscheiden lässt und ihnen nicht einredet, dass der Verzehr von Fleisch etwas Verwerfliches sei. Ich habe schon erlebt, dass Vegetarier-Kinder bei mir Schlange standen, nachdem es sich herumgesprochen hatte, dass es bei mir etwas Anständiges zu essen gibt!

Auffallend ist auch, dass Vegetarier-Kindern häufig der nötige „Biss" fehlt, um sich im alltäglichen Lebenskampf zu behaupten. Dazu passt auch die Beobachtung, dass bisher nur wenige Vegetarier-Kinder eine große Karriere hingelegt haben. Auf der Karriere-Leiter tummeln sich Vegetarier-Kinder eher im unteren Mittelfeld. Aber nicht aus Desinteresse an einer steilen Karriere, wie man vielleicht meinen könnte, sondern weil ihre körperliche Verfassung keine größeren Sprünge zulässt.

Das Bestreben der Vegetarier, eine möglichst „heile" Welt zu erschaffen, wird zur Farce, wenn dabei die Gesundheit der eigenen Nachkommen aufs Spiel gesetzt wird. Und das geschieht mit einer vegetarischen bzw. veganen Ernährung in einem weit größeren Ausmaß als mit jeder anderen Ernährungsform. Manchmal könnte man den Eindruck bekommen, dass Vegetarier und Veganer das Wohl der Tiere höher werten als die Gesundheit der eigenen Kinder – das ist gelinde gesagt schon fast schizophren. Wenn wir in ein paar Jahren lauter halbinvalide Veganer-Kinder haben, die kaum noch in der Lage sein werden, einen halbwegs normalen Beruf auszuüben – wer bezahlt dann die gesellschaftlichen Folgekosten? Von dem menschlichen Leid, das die vegane Ernährung verursacht, ganz zu schweigen. Veganer wissen nicht, was sie ihren Kindern (und sich selbst) mit ihrer absonderlichen Pflanzenesser-Ideologie antun, und sie wollen es anscheinend auch nicht wissen. Und was ist mit meinem eigenen Schicksal? Zwar bin ich „nur" vegetarisch aufgewachsen, aber halt schon in zweiter Generation. Und 20 Jahre de facto arbeitsunfähig zu sein war ein Horror-Trip, das sage ich Ihnen. Nicht mal auf einen normalen beruflichen Werdegang kann ich zurückblicken, weil mein Körper da nicht mitmachte. Das Schlimme daran war, dass mir das nie jemand geglaubt hat – schon gar nicht die Ärzte, die damit hoffnungslos überfordert waren. Ich bin so abartig krank gewesen, mein Körper hatte quasi einen „System-Schaden", weil alle Organe in Mitleidenschaft gezogen waren, so dass ich von Rechts wegen eigentlich eine EU-Rente (Erwerbsunfähigkeits-rente) bekommen müsste, bezahlt von all diesen Möchtegern-Weltverbesserern, deren eigentümliche Ernährungsdoktrin mein halbes Leben ruiniert hat.

Bemerkenswert ist auch, dass der Veganismus mal abgesehen von ein paar übereifrigen Sportlern noch keine herausragenden Persönlichkeiten hervorgebracht hat. Das ist schon sehr vielsa-gend, denn was haben Sportler und Veganer gemeinsam? Ant-wort: Sie quälen ihren Körper mit ihrem eisernen Willen. Einen veganen Künstler, Musiker, Schriftsteller oder Erfinder wird es hingegen nie geben, weil man, um ein solcher zu werden, mehr tun müsste, als permanent die Stimme seines Körpers zu miss-achten. „Sport ist Mord", lautet ein geflügeltes Wort. Vegane Ernährung ist auch Mord – sage ich. Denn jeder Veganer wird krank werden, das ist nur eine Frage der Zeit; je nach Konstitu-tion, Erbanlagen und Vorgeschichte setzt der körperliche Verfall mal schneller oder langsamer ein. Das Fatale daran ist, dass sich ein Veganer im Normalfall nie eingestehen würde, dass seine Er-nährung ihm nicht bekommt, sonst würde er nämlich mit seiner Ideologie in Konflikt geraten.

Schon allein das Wort vegan ist eigentlich wie eine Krankheit; hören Sie doch mal genauer hin, wenn jemand dieses Wort aus-spricht: Klingt das irgendwie harmonisch und natürlich? Mit-nichten. Für mein Sprachgefühl hört sich das eher so an, als wäre da irgendetwas „abgestürzt" bzw. „verunglückt", und das ist es ja tatsächlich, wie schon allein die Entstehungsgeschichte dieses Wortes zeigt (aus engl. vegetarian wurde vegan).

Wenn es wenigstens erwiesen wäre, dass eine vegetarische oder gar vegane Ernährung vorteilhaft für die Gesundheit ist, dann könnte man noch darüber diskutieren. Aber das ist beileibe nicht der Fall – im Gegenteil: Der Vegetarismus ist eine beispiellose Anhäufung an Ungereimtheiten, Missverständnissen und Ernährungslügen, die es in diesem Ausmaß bis dato noch nicht gab. Man braucht kein Professor zu sein, um zu erkennen, dass eine Ernährung, die auf lauter Irrtümern basiert, niemals gesund sein kann. So müsste man mit Vegetariern und Veganern eigentlich Mitleid haben, wenn sie nur nicht so uneinsichtig wären. Ohne Übertreibung kann man sagen, dass die meisten ihrer Ansichten über eine gesunde Ernährung einer kritischen Prüfung nicht standhalten. Das Erstaunliche ist, dass das niemand merkt. Dem will ich hiermit Abhilfe verschaffen.

Dieses Buch erhebt keinen Anspruch auf Vollständigkeit. Es geht zunächst darum, ein komplexes Thema in eine kompakte Form zu bringen und diese an alle Verfechter des Vegetarismus zu adressieren, damit sie ihre Ambitionen überdenken, bevor sie mit diesen noch mehr Unheil anrichten.

Mein Buch liest sich vielleicht wie eine Anklageschrift, und das ist auch gut so. Versuchen Sie sich doch mal in meine Lage hineinzuversetzen: Es waren unglaubliche Demütigungen, die ich in meinem Leben erfahren musste – und das nur wegen der abenteuerlichen, vegetarischen Ernährung meines Elternhauses.

Diese Demütigungen kann ich nicht auf mir sitzen lassen. Wobei es natürlich keinen Sinn macht, meinen Eltern im Nachhinein irgendwelche Vorwürfe zu machen, denn sie wollten wie alle Eltern nur das Beste für ihre Kinder. Letztendlich muss ich ihnen sogar dankbar sein, denn ich durfte den Erkenntnisweg gehen, der vielen verwehrt bleibt, weil sie es nicht schaffen, über ihren eigenen Schatten zu springen. Meine Eltern sind ja auch Opfer des Vegetarismus, dessen Ideologie sie mit ihrer eigenen Gesundheit bezahlen mussten – ihnen gilt mein aufrichtiges Mitgefühl.

Nun also meine Aufarbeitung der wichtigsten Irrtümer und Missverständnisse des Vegetarismus und was man daraus lernen kann.

Vegetarier retten die Welt.

—

Das wäre zu schön, um wahr zu sein. Denn wäre es nicht ein Unding, wenn wir unsere Ernährung radikal umstellen müssten, um die Welt vor dem Kollaps zu bewahren? Man kann schließlich auch nicht von einem Löwen erwarten, dass er wegen des Klimawandels zum Vegetarier wird! Und wie soll eine Ernährungsweise, die so ganz nebenbei unsere Gesundheit untergräbt, die Welt retten?

Der Vegetarier und sein ökologischer Fußabdruck

Zu einer intakten Welt gehören auch gesunde Menschen – das haben die Anhänger des Vegetarismus offensichtlich übersehen. Ein Volk aus lauter degenerierten Vegetariern, die hauptsächlich mit sich selbst beschäftigt sind, damit sie einigermaßen ihren Alltag bewältigen können, kann auch weltpolitisch nicht viel erreichen. Themen wie Ethik, Nachhaltigkeit und Ökologie spielen in der Weltanschauung des Vegetarismus eine herausragende Rolle, und manchmal kann man sogar den Eindruck bekommen, dass diese höher gewertet werden als die eigene Gesundheit. Wenn das „Sich-gesund-Essen" mit einer vegetarischen Ernährung doch nicht so klappt, wie man es sich vorgestellt hat, so kann man sich mit einer vegetarischen Ernährung wenigstens für die Ökologie und die Dritte Welt aufopfern, das meinen zumindest viele Vegetarier. Ist also der Vegetarismus der Beginn eines neuen Heldentums? Sich selbst kasteien, um die Welt zu retten? Der Haken an dieser Sache ist, dass die ökologischen Aspekte des Vegetarismus – genauso wie die gesundheitlichen und die ethischen – auf äußerst wackeligen Beinen stehen.

Bestes Beispiel sind die Zahlen, mit denen Vegetarier gerne demonstrieren, dass ihr ökologischer Fußabdruck viel geringer sei als der von einem Gemischtköstler. Diese Zahlen sind jedoch eine unglaubliche Irreführung, weil sie ausschließlich auf der industriellen Massentierhaltung basieren. Vegetarier gehen einfach davon aus, dass diese die einzige Möglichkeit sei, um Tiere zu halten. Das ist sie aber nicht, denken Sie nur mal an die extensive Weidetierhaltung – Tiere, die auf diese Art und Weise gehalten werden, fallen durch das Raster der simplen Schwarz-Weiß-Malerei seitens der Vegetarier. Und deshalb ist der Vegetarismus genau der falsche Ansatz, wenn es um die Bewahrung unserer Schöpfung geht. Oder wie sollte ein Schaf der Umwelt schaden, wenn es tagein und tagaus in einem Obstgarten grast und damit sogar den Einsatz von Herbiziden überflüssig macht? Lässt man Hühner auf einem Bauernhof frei herumspringen, fressen sie so ziemlich alles, was sie in ihren Schnabel bekommen. Dann brauchen sie auch kein Mastfutter und leisten obendrein einen wichtigen Beitrag für das ökologische Gleichgewicht, indem sie Insekten und Ungeziefer vertilgen. Man könnte noch viele solche Beispiele anführen, aber schon diese beiden zeigen, dass die Zahlen der Vegetarier hinsichtlich ihres ökologischen Fußabdrucks einfach nur Makulatur sind.

Das gilt auch für den Wasserverbrauch: Angeblich werden mindestens 15.000 Liter Wasser benötigt, um ein Kilo Fleisch zu erzeugen. Doch wie kommt man auf diese Zahl? Da wird einfach alles blindlings zusammengerechnet, wie etwa die Bewässerung der Futterpflanzen mit der Tränkung der Tiere. Dabei können Tiere genauso gut auch Regenwasser trinken, wenn sie im Freien gehalten werden, und dort braucht es auch keinen Futtermittelanbau. Außerdem kann eine Kuh so viel Wasser saufen, wie sie will, das geht ja nicht verloren, sondern wird wieder ausgeschieden und gelangt somit zurück in den Kreislauf. Eine Kuh ist also kein Wasserballon, der sich immer weiter aufbläht, wie es uns die Vegetarier mit ihren falschen Zahlen suggerieren, sondern nur eine Zwischenstation in einem unendlich großen Wasserkreislauf.

Beim Landverbrauch sieht es nicht viel besser aus: Vegetarier behaupten, dass für die Tierhaltung zu viel Anbaufläche vergeudet wird. Doch diese Auffassung basiert schlicht auf einer völligen Unkenntnis geografischer Gegebenheiten, denn zwei Drittel der trockenen Landoberfläche eignen sich ohnehin nicht für den Anbau von Getreide, Soja oder Gemüse. Denken Sie nur mal an die Almwiesen, Niedermoore, Heidelandschaften, Flussauen oder an die Hochebenen in Tibet und die Steppen in Kasachstan – alle diese Flächen lassen sich nur nutzen, wenn man dort Kühe, Schafe oder Ziegen weiden lässt. Und es wäre absolut töricht, das nicht zu tun! Die Frage ist nur, ob sich Vegetarier oder Veganer von solchen Fakten beeindrucken lassen.

Klimakiller Fleischkonsum?

Hat man ein Vegetarier-Märchen widerlegt, dann folgt sogleich das nächste: „Fleischkonsum ist der größte Klimakiller", tönt es lauthals seitens der Veganer. Ach so? Aber warum ist dann unser Klima nicht schon längst den Bach runtergegangen? Immerhin wurde schon immer Fleisch gegessen, seit es eben Tiere gibt. Und nicht nur vom Menschen: Auch Tiere essen Tiere – und das nicht zu knapp. Und sie alle sollen dem Klima schaden, nur weil sie ihren Hunger stillen? Das ist doch lächerlich. Angeblich setzen Kühe beim Rülpsen und Pupsen große Mengen klimaschädlicher Gase frei, von dem vielen CO_2 beim gewöhnlichen Ausatmen ganz zu schweigen. Aber was ist mit den Kühen, die in freier Wildbahn leben, zum Beispiel in einer Büffel-Herde – die machen das nicht? Wenn es tatsächlich stimmen würde, dass unsere Nutztiere mit ihren „Abgasen" das Klima ruinieren, dann müsste das ja auch bei allen wild lebenden Tieren der Fall sein!

Diese wurden jedoch seit Beginn des Ackerbaus derart dezimiert, dass unsere heutige Nutztierhaltung im Vergleich zu früheren Beständen wie ein lächerlicher Tierpark erscheint. Beispielsweise gab es in Amerika 1491 noch zwischen 60 und 100 Millionen Bisons, welche vom weißen Mann in kürzester Zeit beinahe vollständig ausgerottet wurden. Das Gleiche gilt für unzählige andere Tierarten, von denen dank Intensivlandwirtschaft, Straßenbau, Industrie und ausufernder Städte heute nur noch Restbestände – wenn überhaupt – übrig sind. Rechnet man alle diese Tiere zusammen, welche dem Menschen weichen mussten, so kommt man auf eine unvorstellbar große Zahl.

Das Problem ist also nicht die Tierhaltung an sich, sondern unser falsches Denken: Es werden immer nur einzelne Aspekte herausgegriffen, wie zum Beispiel das Rülpsen der Kühe, während der Blick für das Ganze verloren geht. Daran krankt eigentlich unsere gesamte Gesellschaft, erkennbar u. a. an der Überspezialisierung der Ärzte, die sich nur noch mit einzelnen Organen befassen anstatt mit dem ganzen Menschen. Oder an der „Betriebsblindheit" mancher Wissenschaftler, die es verlernt haben, jenseits ihres eigenen Fachbereichs auch mal interdisziplinären Fragen nachzugehen. Oder wie sonst konnte es passieren, dass Kohlendioxid mittlerweile als ein schädliches Treibhausgas gebrandmarkt wird und alle diesen Unsinn glauben? Ich kann mich noch gut an den Gärtner meines Elternhauses erinnern, der furchtbar grinste, wenn er seinen stinkenden Rasenmäher anmachte. Er sagte immer: „Das ist gut für die Pflanzen." Womit er auch Recht hatte: Kohlendioxid ist nämlich für die Pflanzen genauso wertvoll wie Sauerstoff für den Menschen! (Außer Stickoxide, weil sie die Böden übersäuern– aber dafür kann man Filter einbauen.) Weshalb also den CO_2-Äquivalenten einzelner Nahrungsmittel berechnen, wenn wir überhaupt keine Ahnung haben, wie hoch der tatsächliche CO_2-Bedarf der Pflanzenwelt ist? Das ist vollkommener Quatsch und zeigt doch, wie krank unsere Gesellschaft schon ist. Oder haben Sie schon mal einen Löwen gesehen, der einen Taschenrechner in die Pranke nimmt, um den CO_2-Äquivalenten zu berechnen, bevor er eine Gazelle reißt? Der CO_2-Kreislauf der Natur ist viel zu komplex, um ihn auch nur annähernd mathematisch zu erfassen. Mit solchen fiktiven Rechnungen wird nur erreicht, dass unser natürliches Verhältnis zum Essen immer weiter zerstört wird – und das ist die eigentliche Absicht, die dahintersteht – und so dem Klima in keiner Weise geholfen wird.

Außerdem wird hier auch mit falschen Zahlen operiert: Es macht keinen Sinn, den CO_2-Ausstoß, der beim industrialisierten Futtermittelanbau entsteht, einfach mit den Emissionen der Nutztiere zu addieren, und dann der Tierhaltung die Schuld für den Klimawandel in die Schuhe zu schieben. Denn es braucht nicht zwingend einen Futtermittelanbau, um Tiere zu halten. Mit Tierhaltung lässt sich sogar die Klimabilanz verbessern, nämlich dann, wenn man die Tiere draußen grasen lässt. Denn egal ob Flussauen, Bergwiesen, Niedermoore, Heiden oder Hutewälder: Alle diese Flächen sind ausgezeichnete CO_2-Senken, die sich nur mittels Beweidung erhalten lassen! Wer dennoch der Ansicht ist, er müsse seinen CO_2-Ausstoß reduzieren, der soll doch bitte weniger Auto fahren und sich nicht aus aller Welt Tropenfrüchte einfliegen lassen, statt so ein wertvolles Lebensmittel wie Fleisch zu diskreditieren.

Nach neuesten Erkenntnissen ist der Mensch ohnehin nur für 3,5 Prozent des Gesamtausstoßes an Kohlendioxid verantwortlich. [3] Das ist doch eine recht bescheidene Menge, was eigentlich auch logisch ist: Waren es früher Abermillionen wild lebender Tiere, die CO_2 an die Atmosphäre abgegeben haben, sind es heute eben unsere Autos, LKWs und Flugzeuge. Problematisch ist eher eine verringerte CO_2-Kompensationsfähigkeit der Umwelt, hervorgerufen durch eine zu starke Rodung der Wälder, eine vermehrte Bodenversiegelung und Zerstörung der CO_2-bindenden Humus-Schicht durch die industrialisierte Landwirtschaft.

Wenn es tatsächlich stimmen würde, dass allein durch die Verbrennung fossiler Brennstoffe der CO_2-Gehalt in der Atmosphäre ansteigt, dann müsste logischerweise auch der Sauerstoffgehalt abnehmen, was definitiv nicht der Fall ist. Jedenfalls habe ich noch nie von einem Wissenschaftler gehört, der davor gewarnt hat, dass wir demnächst ersticken könnten, wenn wir weiterhin so viel Erdöl, Gas und Kohle verbrennen! Daran kann man sehen, dass sich unser Klima nicht einfach auf ein simples CO_2-Input-Output-Modell reduzieren lässt. Die Behauptung, dass es zwischen dem Ausstoß sogenannter Klimagase und der Klimaerwärmung einen ursächlichen Zusammenhang gibt, ist demnach nicht viel mehr als eine kühne Theorie.

Das Problem der Wissenschaftler, die sich mit dem Klimawandel beschäftigen, ist, dass sie dessen Ursache selber nicht kennen. Sie helfen sich ab, indem sie diverse Erklärungsmodelle erstellen. Nur sollte man äußerst skeptisch sein, wenn uns solche Erklärungsmodelle dann als eine „wissenschaftliche Wahrheit" verkauft werden, so als hätte man damit irgendetwas erwiesen. Es gab im Laufe der Erdgeschichte endlos viele Phasen der Abkühlung im Wechsel mit Warmphasen, möglicherweise nur durch Schwankungen in der Erdrotation hervorgerufen. Woher wollen wir also wissen, ob wir uns nicht gerade zufällig wieder in einer natürlichen Phase der Erderwärmung befinden?

Dass das „Kohlendioxid-schädigt-unser-Klima-Modell" falsch ist, das lässt sich mit einer ganz einfachen Überlegung beweisen: Die letzte drastische Klimaerwärmung fand am Ende der letzten Eiszeit vor rund 10.000 Jahren statt – und damals gab es weder Autos noch Kohlekraftwerke noch irgendeine Nutztierhaltung. Was sich damals vielleicht geändert hat, ist die Sonnenaktivität.

Und diese lässt sich nun mal durch unser Konsumverhalten überhaupt nicht beeinflussen! Warum gibt es also keinen Wissenschaftler, der die These vertritt, dass der Klimawandel einfach nur die Folge einer erhöhten Sonnenaktivität ist? Zumindest erfährt die Öffentlichkeit nichts davon, weil das gar nicht erwünscht ist. Denn letztendlich geht es nur darum, dem gutgläubigen Volk das Geld aus der Tasche zu ziehen, was sich mit einer CO_2-Abgabe vortrefflich bewerkstelligen lässt.

Faule Rechentricks

Auch die Idee, wir könnten einen Beitrag zur Rettung der Welt leisten, indem wir unsere vermeintlichen „Nahrungs-Konkurrenten", wie etwa Schafe und Kühe, einfach abschaffen, ist an Absurdität kaum zu überbieten. Denn versuchen Sie doch mal, sich wie ein Schaf oder eine Kuh zu ernähren: Sie werden nicht nur schwerste Mangelerscheinungen bekommen, sondern sie werden auch permanent hungrig sein, weil unser Verdauungstrakt nur bedingt für pflanzliche Nahrung ausgelegt ist. Die Rechnung, dass man eine Kuh ersetzen könne, indem man sich quasi selber wie eine Kuh ernährt, geht also vorne und hinten nicht auf. Und da helfen auch keine noch so imposanten Zahlen, wie z. B. dass man 16 Kilo Getreide benötigt, um ein Kilo Fleisch zu erzeugen. Das Problem ist nämlich, dass Getreide aufgrund seiner unzureichenden Protein-Zusammensetzung kein vollwertiger Ersatz für Fleisch ist. Man muss es also noch durch eine andere Proteinquelle ergänzen. Früher gehörte das zum Grundlagenwissen eines jeden vegetarischen Kochbuchs, aber vor lauter ideologischer Überfrachtung unserer Ernährung ist das alles in Vergessenheit geraten.

Und egal, was man als Ergänzung nimmt, seien es nun Hülsenfrüchte oder Milchprodukte – die obige Rechnung ist falsch! Zumindest müsste man eine verhältnismäßig große Menge an

Weizen verzehren, um hinsichtlich der Proteinwertigkeit ein kleines Stück Fleisch zu ersetzen. Konkret müsste ein 80 Kilo schwerer Mann pro Tag mindestens 1,5 Kilo Weizenvollkornbrot zu sich nehmen, um sicherzustellen, dass er mit allen essentiellen Aminosäuren ausreichend versorgt ist. Mit Fleisch ist das viel leichter zu bewerkstelligen, denn es genügen davon bereits 340 Gramm! [4]

Der ein oder andere Leser mag sich vielleicht noch an den Mathematik-Unterricht in der Schule erinnern: Mathematik – sie ist wie Zauberei. Man kann mit ihr alles oder nichts beweisen, je nachdem wie geschickt die Ausgangsvariablen definiert werden. Aber was ist, wenn eine Ausgangsvariable falsch ist? Dann sind logischerweise sämtliche Berechnungen hinfällig.

Ein anschauliches Beispiel für solche Rechentricks findet man in dem Buch „Vegan in Topform – Das Kochbuch" von Brendan Brazier. Darin behauptet Brazier, dass pflanzliche Nahrung wesentlich ressourcenschonender wäre als tierische Nahrung. Er untermauert seine Ansicht mit Berechnungen, in denen er die Nährstoffdichte der Nahrung in Beziehung setzt zu dem Verbrauch an Boden, Wasser und Energie: Je höher die Nährstoffdichte der Nahrung, desto geringer die Belastung für die Umwelt – soweit seine Theorie, die eigentlich auch logisch klingt. Allerdings ist eine seiner Grundannahmen falsch und damit auch die Ergebnisse seiner Berechnungen. Und zwar handelt es sich hierbei um den Begriff der Nährstoffdichte: Brazier geht davon aus, dass die Nährstoffdichte pflanzlicher Nahrung wesentlich höher ist als von tierischer Nahrung. Aber woher weiß er das so genau? Das ist ein schwerwiegender Irrtum, wie ich in Kapitel 5 noch zeigen werde. Es ist nämlich genau umgekehrt: Die Nährstoffdichte tierischer Nahrungsmittel übersteigt bei weitem die Nährstoffdichte pflanzlicher Nahrung. Deshalb müssten sie – nach seiner Berechnungsart – hinsichtlich der Ökobilanz sogar deutlich besser abschneiden als sein hochgelobtes Gemüse!

Ressourcenverteilung und Bodenspekulation

Die Verfasser des World Food Reports der UNO kommen zu dem Schluss, dass die derzeitige Welt-Landwirtschaft problemlos in der Lage wäre, fast 12 Milliarden Menschen zu ernähren. [5] Der Hunger in der Dritten Welt kommt also gar nicht daher, dass wir pflanzliche Nahrung für die Tierfütterung „verschwenden", wie es uns so manche Milchmädchenrechnung der Vegetarier vorgaukelt, sondern er hat seine Ursachen in einer ungerechten Verteilung der Ressourcen und in der Spekulation der reichen Länder mit Nahrung und Boden. Solange Großkonzerne sich ungeniert ganze Landstriche in der Dritten Welt unter den Nagel reißen, sodass die einheimischen Bauern plötzlich ohne Land dastehen, und solange an der Börse völlig losgelöst von realen Bedürfnissen mit Grundnahrungsmitteln spekuliert wird – solange wird man auch die Hungersnot nicht in den Griff bekommen, und wenn sich noch so viele Menschen vegetarisch ernähren! [6]

Ein Hauptproblem armer Länder ist auch ihre horrende Verschuldung: Ohne eine Entschuldung seitens der Gläubigerbanken wird es nie möglich sein, eine gesunde Ökonomie aufzubauen. Genau diese wäre aber eine Grundvoraussetzung, um die eigene Bevölkerung mit bezahlbaren Nahrungsmitteln versorgen zu können.

Und wenn dank Globalisierung Hühnchenfleisch aus deutscher Massentierhaltung auf den Märkten in Afrika zu Schleuderpreisen verkauft wird, sodass die einheimischen Bauern in den Ruin getrieben werden, so zeigt das doch, wie krank unser Wirtschaftssystem ist, das sich nur noch an der Gewinnmaximierung orientiert anstatt an dem, was der Mensch zum Leben braucht. Oder glauben Sie etwa im Ernst, dass nach einer Abschaffung der Tierhaltung die Futtermittel-Produzenten ihr Getreide und Soja großzügig an die hungernden Menschen in der

Dritten Welt verteilen würden? Ganz sicher nicht. Man wird eher nach anderen Wegen suchen, um Getreide und Soja gewinnbringend zu vermarkten.

Mir ist auch noch kein Veganer begegnet, der sich gegen die Bodenspekulation in der Dritten Welt eingesetzt hat, geschweige denn für ein Ende des Kasino-Kapitalismus. Diese sind nämlich das eigentlich Zerstörerische an unserem System – nicht der Fleischkonsum. Das wäre mal ein konstruktiver Ansatz! Stattdessen will man uns alle zu Pflanzenessern machen – das ist so, als würde man das Pferd vom Schwanz her aufzäumen. Im Übrigen ist die Bodenspekulation nicht nur ein Problem der Dritten Welt: In Rumänien ist mittlerweile ein Großteil der landwirtschaftlichen Nutzfläche in den Händen von Monsanto. [7] Aber auch andere ehemalige Ostblockländer verhökern ihr kostbares Land in zunehmendem Maße an die Agrarmultis. Und was glauben Sie, was diese damit vorhaben? Das sind doch keine Wohltätigkeitsvereine!

Wirtschaftswachstum und Veganismus

Und der Veganismus? Laut taz wurden 2012 in Deutschland 23 Millionen Euro mit veganen Produkten erwirtschaftet – 19,4 Prozent mehr als im Vorjahr. Manch einer mag über solche Zahlen jubeln, aber sind sie wirklich positive Zeichen? Selbst Jan Bredack, der Besitzer der veganen Supermarktkette Veganz hat in einem Interview eingestanden, dass diese nur existieren kann, wenn sie immer weiter wächst. Und Veganz ist kein Einzelfall: Alle müssen wachsen, wenn sie überleben wollen, egal ob Auto-, Textil-, Unterhaltungs- oder Süßwarenindustrie. Und niemand fragt sich, ob wir wirklich immer mehr Autos, Fernsehapparate, Smartphones und veganes Superfood brauchen, um glücklich und gesund zu sein. Unser System lebt davon, dass immer neue Märkte kreiert werden, unabhängig davon, ob überhaupt ein Bedarf besteht. Ursache dafür ist eine Fehlkonstruktion im Finanzsektor: Für eine nachhaltige Wirtschaftsordnung ohne Wachstumszwang braucht es ein Zahlungsmittel, dessen einzige Aufgabe es ist, den Warenaustausch zu ermöglichen.

Unser heutiges Geld ist jedoch ein Schuldgeldsystem, d. h. es kommt erst durch Kreditaufnahme in den Umlauf. Jeder 50-Euro-Schein, den wir in der Hand halten, ist also mit einer Schuld beladen, die bedient werden muss. Allerdings kann diese Schuld nicht mit dem 50-Euro-Schein bezahlt werden, denn sonst wäre am Ende zu wenig Geld im Umlauf, was die gesamte Wirtschaft abwürgen würde. Dieser Umstand hat zur Folge, dass immer mehr Geld ins System gepumpt wird, damit die Zinsen für die Schulden beglichen werden können. Und das geschieht wiederum durch erneute Kreditvergabe, sodass der monetäre Sektor durch den Zinseszinseffekt immer weiter aufgebläht wird, ähnlich wie bei einem Schneeballsystem – daher der Wachstumszwang!

Da es auf einem begrenzten Planeten kein endloses Wachstum geben kann, ist es im Grunde nur eine Frage der Zeit, bis vor lauter Wachstumswahn alles zerstört sein wird, was einmal unsere natürliche Lebensgrundlage war. Erste Anzeichen sind bereits erkennbar, siehe Gentechnik, oder die gruseligen Fleisch-Imitate in den veganen Supermärkten. Hätten wir noch ein Wirtschaftssystem ohne Wachstumszwang, dann könnte es auf dem Nahrungsmittel-Sektor auch nicht zu solchen seltsamen Auswüchsen kommen – und wenn man noch so viel Werbung dafür macht! So gesehen ist der Boom des Veganismus nur die logische Folge eines kranken Systems, aber kein Beitrag zu dessen Überwindung. Wenn unsere Politiker immer wieder predigen, wir bräuchten mehr Wachstum, dann sollten wir uns im Klaren darüber sein, dass mehr Wachstum uns nicht retten wird, sondern uns nur noch näher an den Abgrund bringt.

Immer mehr Händler springen auf den veganen Zug auf, Tag für Tag werden neue vegane Produkte auf den Markt geworfen, aber niemand bemerkt die Sinnlosigkeit dieser Entwicklung. So wird zum Beispiel peinlichst darauf geachtet, dass alle Zutaten dieser Produkte zu 100 Prozent vegan sind, was dann auch immer schön deklariert wird.

Aber diese Deklaration sagt überhaupt nichts über die Produktionsmethoden aus, unter denen die Zutaten hergestellt wurden, und ob diese auch den Kriterien des Veganismus gerecht werden. Man bräuchte nur mal die Zutatenliste eines veganen Brotaufstrichs unter die Lupe zu nehmen, um zu erkennen, dass vegane Produkte in aller Regel Mogelpackungen sind: Ein veganer Brotaufstrich wird üblicherweise auf der Basis von Sonnenblumenkernen oder Sonnenblumenöl hergestellt, oder mit Rapsöl. Aber wo kommen der Raps und die Sonnenblumen her? Sie wachsen selbstverständlich auf irgendwelchen Feldern. Und womit werden diese gedüngt? Bei einem Biobauern ganz sicher mit Mist und anderen tierischen Abfällen. Analoges gilt natürlich auch für Reis, Soja und die meisten anderen Lebensmittel, die bei Veganern hoch im Kurs stehen.

Vegane Lebensmittel sind also nur scheinbar vegan, weil niemand deren Entstehungsprozess mit einbezieht. Selbst das Logo, mit dem neuerdings immer mehr Produkte als vegan gekennzeichnet werden, ist eine totale Irreführung: Es zeigt nämlich eine Sonnenblume, wie sie freudestrahlend aus dem Wort vegan entsprießt. Aber haben Sie schon mal eine Sonnenblume gesehen, die ganz ohne das Zutun der Tiere auskommt? Eben, die gibt es gar nicht, außer vielleicht wenn sie in einer Retorte gezüchtet wird. Nach meinem Kenntnisstand tummeln sich auf einer Sonnenblume, wenn sie am Blühen ist, unzählige Bienen. Aber diese Kooperation mit den Tieren ist genau das, was dem Veganer ein Dorn im Auge ist.

Bio-vegane Landwirtschaft – ein Hirngespinst

Überhaupt ist es eine Zumutung sondergleichen, dass gerade die Bioszene so sehr auf den veganen Trend abfährt. Denn was um Himmels willen hat vegan mit bio zu tun? Antwort: nichts, aber auch rein gar nichts! Vegan und bio – das passt zusammen wie die Faust aufs Auge. Oder haben Sie schon mal eine vegane Landwirtschaft gesehen, sprich eine rein pflanzliche, ganz ohne das Tier? Eben, die gibt es gar nicht. Selbst der passionierteste vegan lebende Biogärtner holt sich seinen Mist vom Nachbarhof, weil es ohne ihn nicht geht. Zwar gibt es inzwischen auch Gärtnereien, die es geschafft haben, tierischen Dünger weitestgehend durch pflanzliche Alternativen zu ersetzen. Der bekannteste unter ihnen ist vielleicht der Gärtnerhof Bienenbüttel bei Lüneburg. Allerdings ist der Nährstoffkreislauf solcher Gärtnereien in aller Regel nicht vollständig geschlossen. Um diese Lücke zu schließen, verwendet z. B. der Gärtnerhof Bienenbüttel Biertreber aus Brauereien.

Aber das zeigt doch, dass eine vegane Landwirtschaft höchstens in einem sehr beschränkten Umfang möglich ist. Denn wir können ja nicht plötzlich alle mehr Bier trinken, nur damit es genügend Dünger für die Felder gibt. Außerdem produziert eine Gärtnerei nur Obst, Gemüse und Kartoffeln, was beileibe nicht genug ist, damit wir uns gesund ernähren können. Und woher bekommt eine Brauerei ihre Gerste? Sicher nicht aus einer veganen Landwirtschaft. Die Katze beißt sich also in den Schwanz, bei dem Versuch, alles Tierische aus unserem Leben zu verbannen.

Warum sich das Leben unnötig schwer machen und etwas erzwingen wollen, was sowieso nicht geht? Haben wir nichts Sinnvolleres zu tun? Sich vegan ernähren – das ist eine der Allüren unserer kranken Wohlstandsgesellschaft. Würden wir in ärmlichen Verhältnissen leben und müssten täglich darum bangen, überhaupt genug zu essen zu bekommen, dann wären wir für jeden Bissen dankbar – egal ob pflanzlichen oder tierischen Ursprungs!

Wenn man in der Landwirtschaft überhaupt etwas als vegan bezeichnen kann, dann sind das die riesengroßen Mais-, Soja- oder Getreidefelder der Agrarmultis, die losgelöst von einer natürlichen Kreislaufwirtschaft mit Kunstdünger und Pestiziden hochgepäppelt werden. Dass das nicht gerade nachhaltig ist, sollte wohl einleuchtend sein. Allein der Energieeinsatz ist enorm: Man braucht etwa 450 Liter Erdöl, um einen Hektar Mais anzubauen. Umgerechnet in eine Gesamt-Energiebilanz bedeutet dies: Die moderne Landwirtschaft, basierend auf Kunstdünger und Pestiziden, benötigt etwa vier bis zehn Energiekalorien aus fossilen Brennstoffen, um daraus eine Nahrungskalorie zu erzeugen! 1940, als das Tier noch seinen festen Platz im landwirtschaftlichen Betrieb hatte, war das Verhältnis noch umgekehrt: Damals erzeugten die Bauern mit einer Energiekalorie aus fossilen Brennstoffen noch zwei Nahrungskalorien! [8]

Ein weiterer Grund also, weshalb das Geschwätz vom ökologischen Fußabdruck, welcher bei einem vegetarisch lebenden Menschen angeblich geringer wäre, vollkommen an der Realität vorbeigeht. Die Landwirtschaft braucht entweder Tiere oder energieintensive Kunstdünger. Sie können sich aussuchen, was Ihnen lieber ist.

Und dass die Gründüngung eine geeignete Alternative wäre, um den Nährstoffverlust des Ackerbaus wieder auszugleichen, ist auch so eine Illusion des Veganismus: Wenn zum Beispiel auf einem Feld Karotten angebaut werden, so müsste man dieselbe Menge Karotten, die geerntet wurde, dem Acker in Form von Gründüngung wieder zurückführen, um den Nährstoffverlust wieder wettzumachen. Aber von was soll sich dann der Mensch ernähren? „Wenn wir Fleisch essen, fordern wir der Natur mehr ab, als wenn wir pflanzliche Produkte essen", so lautete das Statement unserer Bundesumweltministerin Barbara Hendricks neulich in einem Interview. Allerdings hat sie die Rechnung ohne den Wirt gemacht, denn die Tierhaltung ist doch keine Einbahnstraße, die von der Natur unentwegt einen Tribut fordert, sondern das Gegenteil: Pflanzen wollen auch „essen", und mit was sollen wir sie ernähren, wenn nicht mit dem, was die Tierhaltung abwirft?

In einer Pro-und-Kontra-Diskussion über bio-veganen Anbau behauptete unlängst ein Veganer, dass es mittels Tierhaltung nicht möglich wäre, die Nährstoffbilanz in der Landwirtschaft zu verbessern, da ein Tier nicht mehr Nährstoffe enthalten könne, als es zuvor mit der Nahrung aufgenommen hat. Das ist jedoch falsch, weil ein wichtiger Aspekt übersehen wird: Eine Kuh beispielsweise beherbergt in ihrem Verdauungstrakt Abermillionen an Mikroorganismen, deren Aufgabe darin besteht, grobe Pflanzenbestandteile (Zellulose) in hochwertige Nährstoffe zu verwandeln. Eine Kuh erzeugt durch ihre Verdauungstätigkeit also einen Mehrwert, der in Form von Mist dem Boden wieder zugutekommt! Doch nicht nur das: Auch der Mensch profitiert von diesem Umstand, da das Fleisch einer Kuh wesentlich nahrhafter ist als das lumpige Grünzeug, das uns der Acker zu bieten hat. Und was von einer Kuh dann noch übrig bleibt, ist ebenfalls ein hervorragender Dünger für den Boden!

Die industrialisierte Landwirtschaft

Zweifelsohne ist die Massentierhaltung der Gipfel einer völlig entartenden Landwirtschaft. Aber sie entstand nicht wegen dem Fleischhunger der Menschheit, wie uns die Veganer versuchen weiszumachen, sondern weil kleinbäuerliche Strukturen durch subventionierten Kunstdünger, Getreide und Soja zerstört wurden und weil infolge eines gnadenlosen Preisdrucks die landwirtschaftlichen Betriebe immer mehr rationalisieren und wachsen müssen, wenn sie überleben wollen. Das sind die direkten

Auswirkungen unserer neoliberalen Wirtschaftsordnung, in der es letztendlich nur darum geht, aus jeder Tätigkeit immer mehr Gewinn abzuschöpfen.

Die Leidtragenden sind die Tiere, die Natur und letztendlich auch der Mensch. Und dass die generelle Abschaffung der Tierhaltung irgendetwas an diesem Dilemma ändern würde – das ist die größte Illusion des Veganismus. Die Stadt Berlin war zum Beispiel 1930 noch in der Lage, sich völlig autark und ohne Massentierhaltung zu versorgen, dank der vielen Bauern, die in ihrem Umland ansässig waren. Das eigentliche Problem ist also nicht die Massentierhaltung, sondern die moderne Intensivlandwirtschaft, die erst die Voraussetzung schuf, um größere Tierbestände in Ställe einzusperren und sie mit Nahrung zu versorgen.

Das Gleiche gilt auch für den Vegetarismus: Ohne die industrialisierte Landwirtschaft wäre es gar nicht möglich, größere Bevölkerungsgruppen mit rein pflanzlicher Nahrung zu versorgen. Früher mussten die Menschen einfach noch mehr Fleisch essen, weil der Ackerbau noch nicht so hohe Erträge lieferte!

Die negativen Auswirkungen des Neoliberalismus machen sich überall in unserer Gesellschaft bemerkbar, nicht nur in der Landwirtschaft: Alles wird auf Leistung getrimmt, nicht nur die Turbokühe in der Milchwirtschaft oder die Ferkel in der Schweinezucht, sondern auch unsere eigenen Kinder, denen kaum noch unbeschwerte Kinderjahre gegönnt sind, vor lauter Überfrachtung mit schulischem und frühkindlichem Lernzwang. Aber auch der zunehmend unmenschliche Umgang unserer Gesellschaft mit Alten und Kranken, nur weil man keine Zeit mehr für sie hat, spricht Bände. Folglich ist nicht die Tierhaltung an sich unethisch, sondern das, was durch die Industrialisierung daraus gemacht wurde. Also bitte die Kirche im Dorf lassen und nicht den falschen Feind bekämpfen!

Und das, was die industrialisierte Landwirtschaft den Tieren antut, das macht sie auch mit der Natur: Nichts ist schädlicher für die Biodiversität, als auf riesigen Ackerflächen nur eine einzige Getreidesorte oder nur Soja anzubauen. Wobei es im Grunde egal ist, ob ein Acker nun konventionell bewirtschaftet wird oder nach den Richtlinien des bio-veganen Anbaus, denn der Endeffekt ist im Grunde der gleiche: Lässt man die Pestizide und die schädlichen Kunstdünger mal außer Acht, dann hat eine vegane Landwirtschaft für das ökologische Gleichgewicht ein ähnlich hohes Zerstörungspotential wie die gigantischen Maisfelder von Monsanto & Co.! Sie ist hinsichtlich des Artensterbens und des Verlusts an Kulturlandschaft nicht weniger schädlich als die großen Monokulturen der Agrarkonzerne, wenn man damit die gesamte Menschheit ernähren wollte.

Eine vegane Landwirtschaft ist eine „ökologische Einöde", wie es Mark Purdy, ein britischer Landwirt und Autor des Buches „The Vegan Ecological Wasteland" so treffend auf den Punkt bringt. [9] Durch die völlig naive, einseitige Fokussierung der Veganer auf rein pflanzliche Nahrungsmittel entsteht summa summarum ein viel größerer Schaden an der Pflanzen- und Tierwelt als bei einem Fleischesser, der darauf achtet, dass die Tiere artgerecht und möglichst im Freien gehalten werden. Außerdem konnte Mark Purdy zeigen, dass mit einer intelligenten Weidetierhaltung bis zu vier Ernten im Jahr auf einem Bauernhof erwirtschaftet werden können, während mit einer tierfreien, veganen Monokultur maximal ein bis zwei Ernten möglich sind. Ein ganz wesentlicher Aspekt also, wenn es darum geht, die Nahrungsmittel-Versorgung einer wachsenden Menschheit sicherzustellen: Vier Ernten pro Jahr plus das Fleisch der Weidetiere ist ein wesentlich höherer Ertrag als nur zwei Ernten ohne Fleisch. Außerdem ergibt sich durch diese Form der Landwirtschaft eine größere Nahrungsmittelvielfalt, was ein nicht zu unterschätzender Faktor ist.

Der Mensch als Teil eines größeren Ganzen

Damit stellt sich natürlich auch die Frage: Ist ein genereller Fleischverzicht überhaupt vertretbar? Wenn Tiere in der Landwirtschaft unersetzlich sind – weshalb sollten wir sie dann nicht auch essen? Unter dem Deckmantel, das Leben zu schützen und zu bewahren, zerstört der Vegetarismus in Wirklichkeit unsere Lebensgrundlage und gefährdet den Fortbestand der eigenen Rasse. Und das nicht nur aus ökologischer Sicht, sondern auch was unsere Gesundheit angeht.

Denn was haben wir für Alternativen? Gemüse, Nudeln, Kartoffeln und Soja können Fleisch, Milch und Eier unmöglich ersetzen – und wenn man sich noch so sehr darum bemüht. „Wir müssen weniger Fleisch essen", tönt es von allen Seiten, dabei ist das einfach nur ein dummes Geschwätz. Und zwar deshalb, weil Fleisch das gesündeste Nahrungsmittel ist, das die Natur uns zu bieten hat, und sich die Bodenfruchtbarkeit ohne Tierhaltung auf die Dauer nicht erhalten lässt.

Wenn wir überhaupt eine realistische Überlebenschance haben wollen und wenn wir gleichzeitig unsere Ressourcen schonen und das Ökosystem erhalten möchten, so führt kein Weg daran vorbei, die Landwirtschaft wieder neu auszurichten, nämlich nach den Prinzipien von Mark Purdy, sprich: Die Tiere so gut es geht wieder in die Natur zu integrieren! Ein dritter Weg sozusagen – und der einzige Ausweg aus der heutigen Misere. Eine Landwirtschaft ganz ohne das Tier ist genauso verkehrt wie die Trennung von Tierhaltung und Ackerbau, so wie sie uns die moderne, industrialisierte Landwirtschaft beschert hat.

Was den Blick vieler Vegetarier verstellt, das ist auch unser anthropozentrisches Weltbild: Wir gehen einfach davon aus, dass der Mensch die Krone der Schöpfung ist. Dieses Bild ist jedoch nicht viel mehr als eine selbstgefällige Einbildung. Und wir projizieren unsere Vorstellungen über Recht und Unrecht, die sich für das menschliche Zusammenleben bewährt haben, auf die

Natur und tun gerade so, als wäre der Tod der schlimmste Feind des Lebens. „Tiere haben ein Recht auf Leben", lautet das Credo der Veganer und Tierrechtler. Das klingt zunächst plausibel, doch dann frage ich mich, wovon sich all die Raubtiere, Raubvögel und Raubfische ernähren sollen, wenn es ihnen nicht mehr gestattet sein soll, anderen Tieren das Leben zu nehmen, um das eigene zu erhalten. Ist es nicht völlig unlogisch und heuchlerisch, den Fleischverzehr aus vermeintlich ethischen Gründen abzulehnen und gleichzeitig dem millionenfachen Gemetzel in der Natur tatenlos zuzusehen? Man kann doch nicht ein Recht auf Leben proklamieren und gleichzeitig mit zweierlei Maß messen: Weshalb sollten all die Tiere, die in der Obhut des Menschen leben, es generell besser haben als ihre wilden Artgenossen? Das ist nicht nachvollziehbar. Der Mensch ist nur ein jämmerlicher Wicht im Universum und er sollte sich nicht anmaßen, die Natur zu „vermenschlichen", denn wo kämen wir da hin? Dann würden alle Tiere verhungern, die vom Fleisch anderer Tiere leben, und alle Pflanzenfresser würden sich unkontrolliert vermehren, bis sie eines Tages wegen Überweidung der Grünflächen ebenfalls zugrunde gegangen sein würden. Es muss also immer ein Gleichgewicht herrschen zwischen den verschiedenen Spezies, zwischen Pflanzen, Tieren und Menschen, andernfalls würde das Biotop Erde kollabieren. Wobei die Spezies Mensch ihre ökologische Tragfähigkeit längst überschritten hat, nur merken wir es nicht, solange wir noch über genügend Rohstoffe für die Herstellung synthetischer Düngemittel verfügen.

Und deshalb kann es de facto auch kein universelles Recht auf Leben geben. Dieser Begriff ist eine rein menschliche Erfindung, eine Wertenorm unserer Kultur, welche nur innerhalb menschlicher Gemeinschaften einen Sinn ergibt. Mit der Lebenswirklichkeit auf dem Planeten Erde ist sie jedoch absolut nicht kompatibel, denn die Natur misst mit anderen Maßstäben: Sie kennt keine Unterscheidung zwischen Gut und Böse. Alles ist miteinander verwoben und der Mensch ist nur Teil eines größeren Ganzen.

Über Ethik, Tod und Töten

Was für einen Sinn macht es dann, sich vegetarisch zu ernähren? Ändert es irgendetwas am Lauf der Welt, wenn für mein Leben weniger Tiere sterben müssen? Mitnichten. Oder bekommt ein Veganer am Ende seines Lebens vom lieben Gott eine Ehrenurkunde, nur weil er besonders viel Tierleid vermieden hat? Ganz sicher nicht. Denn das ist ein Kriterium, das an sich keine Relevanz hat. Der Fehler, den die Veganer und Tierrechtler machen, ist, dass sie menschliche Attribute einfach auf die Natur übertragen, das ist ihr Kardinalfehler. Denn der Tod ist auch ohne Tierhaltung eine hässliche Fratze der Natur, vor der man nicht einfach davonlaufen kann.

Abgesehen davon muss der Fleischkonsum nicht zwangsläufig mit Tierquälerei einhergehen: Wenn man schon mal im Fernsehen mit ansehen konnte, wie ein Löwe eine Gazelle zerfleischt – und zwar wenn sie noch bei vollem Bewusstsein ist – dann wirkt der Bolzenschuss des Metzgers noch fast harmlos dagegen. Der Mensch empfindet Ekel und Abscheu beim Töten – das ist es, was uns über das Tier erhebt. Dennoch können wir auf das Töten nicht gänzlich verzichten, ohne nicht die eigene Gesundheit zu untergraben. Wenn es per se schlecht wäre, andere Lebewesen zu töten, damit wir etwas zu essen haben, dann hätte sich unser Schöpfer etwas Besseres einfallen lassen müssen: Die gesamte Natur basiert nämlich auf diesem Prinzip, wobei echte Pflanzenfresser eine hoch spezialisierte Minderheit sind, zu der der Mensch definitiv nicht gehört. Genauso wie die Tiere in der Natur anderen Tieren als Nahrungsgrundlage dienen, können sie das auch für den Menschen tun. Daran ist grundsätzlich nichts Verwerfliches, andernfalls wäre die Natur ein Fehlkonstrukt.

Selbstverständlich ist das keine Entschuldigung für die tierquälerische Massentierhaltung, die ein Frevel sondergleichen ist. Aber die Rückschlüsse, die die Veganer daraus ziehen – nämlich gleich alle tierischen Produkte kategorisch abzulehnen –, die sind falsch. Nach der gleichen Logik dürften wir auch keine Kleider mehr tragen, nur weil das Überangebot an billiger Kleidung in unseren Kaufhäusern unter unmenschlichen Bedingungen in der Dritten Welt produziert wird.

Anstatt das Kind mit dem Bade auszuschütten, indem man gar keine tierischen Produkte mehr verzehrt, wäre es sinnvoller, diejenigen Bauern zu unterstützen, die sich für eine artgerechte Tierhaltung einsetzen! Der Kunde ist König – das ist doch eine alte Binsenweisheit, warum also seine Macht als Verbraucher nicht gezielt einsetzen? Von Veganern hört man immer wieder das Argument, dass 98 Prozent der Tiere aus Massentierhaltung stammen, ja und? Das ist kein Grund, um nicht selber den ersten Schritt zur Veränderung zu machen, sprich dort einzukaufen, wo es den Tieren besser geht. Das erfordert halt ein bisschen Engagement und Zeitaufwand, aber das geht Veganern verständlicherweise gegen den Strich: Veganer instrumentalisieren die katastrophalen Zustände in der Massentierhaltung, um ihre eigene Ernährungsideologie darauf aufzubauen. Dabei ist es alles andere als eine kluge Entscheidung, einfach den Schwanz einzuziehen und sich aus dem Staub zu machen, nur weil die Tierhaltung auf Abwegen ist.

Respektvoll mit Tieren umzugehen und sie gleichzeitig für Nahrungszwecke zu töten, ist durchaus machbar und muss kein Widerspruch sein. Wie man beides unter einen Hut bringt, das hätten wir von den Indianern oder Inuit lernen können. Dieser vermeintliche Widerspruch existiert nur in den Köpfen der Vegetarier und Veganer, er ist nicht viel mehr als eine Selbstblockade und eine Abwendung von der irdischen Realität. Denn das Leben hat halt nicht nur seine schönen Seiten.

Manch einem Veganer würde es nicht schaden, mal eine therapeutische Arbeit in Angriff zu nehmen. Das Thema dieser Arbeit sollte lauten: „Wie freunde ich mich mit dem Tod an?" Für Lierre Keith, eine Ex-Veganerin, war es ein unglaublich schmerzlicher Lernprozess, den sie durchmachen musste, weil sie nach 20 Jahren ihren mit viel Herzblut gelebten Veganismus aus gesundheitlichen Gründen wieder aufgeben musste. Sie schreibt: „Ich hatte meine ganze Identität darauf aufgebaut, den Tod als ethisches Tabu anzusehen, einen moralischen Horror, der Körper und Seele instinktiv erschauern lässt. Doch eine Option ‚Tod-frei' bietet uns das Leben gar nicht an." [10]

Und er ist so oder so grausam, auch wenn er nicht durch äußere Gewalteinwirkung verursacht wird. Oder wer möchte schon freiwillig aus dem Leben scheiden? Die meisten Leute sicher nicht. Auf jeden Fall ist es eine Illusion, zu glauben, dass es weniger grausam wäre, wenn eine Kuh, die auf einem Gnadenhof lebt, an ihrem Lebensende von Maden zerfressen wird, als wenn ein Metzger sie fachgerecht zerlegt. Tiere vor dem Schlachter zu bewahren ist gut gemeint, aber nicht zu Ende gedacht. Denn dann bräuchte es nicht nur Gnadenhöfe, sondern auch Altersheime für Tiere. Und wer pflegt dann all die Bullen und Kühe, wenn sie mal alt und gebrechlich geworden sind?

Nur weil wir einen freien Geist haben und uns in unserem Denken Dinge so zurechtlegen können, wie sie uns angenehm erscheinen, können wir uns nicht einfach gegen die Schöpfungsordnung stellen. Ein Katze kann ja auch nicht sagen, dass sie von nun an aus „ethischen Gründen" keine Mäuse mehr isst. Die Intelligenz des Menschen kann ihm auch zum Verhängnis werden, nämlich dann, wenn sie in Hochmut ausartet. Und dieser ist leider eine Eigenart, die viele Vegetarier und Veganer an den Tag legen, erkennbar an solchen bizarren Aussagen wie „Igitt, ich esse doch keine Leichenteile". Früher war der Mensch in Sachen Ernährung noch von Demut ergriffen, weil er wusste, dass Tiere sterben müssen, damit wir leben können. Zumal keinem Tier geholfen ist, wenn es erst an Altersschwäche „friedlich" einschlummert. Das bilden sich die Vegetarier und Veganer nur ein, weil sie einfach davon ausgehen, dass ihre Wertmaßstäbe universellen Charakter hätten und man ihnen die ganze Natur unterordnen könne. Ein aussichtsloses Unterfangen, würde ich sagen. Anstatt sich gegen das Leben zu stemmen, sollten wir lernen, es anzunehmen, so wie es ist: Ein Lebewesen muss immer dem anderen weichen – das ist das Wesen der Natur. So gesehen ist der Vegetarismus nichts anderes als eine extreme Form der Lebens- und Schöpfungsverneinung.

Der Witz ist doch, dass Vegetarier auch Tiere essen, ohne sich dessen bewusst zu sein: In jedem Garten, in dem Gemüse angebaut wird, sterben täglich unzählige Käfer, Schnecken, Regenwürmer, Mäuse und andere hochempfindsame Lebewesen einen meist qualvollen Tod. Mit Hilfe ihrer sterblichen Überreste entsteht ein wertvoller Humus, der wiederum die Pflanzen ernährt. Was für einen Sinn macht es dann, nur noch pflanzliche Nahrung zu sich zu nehmen? Wem ist damit gedient? Sicher nicht den Tieren, denn diese müssen so oder so sterben.

Besser wäre es, Tiere direkt zu töten und uns von ihrem Fleisch zu ernähren. Damit sparen wir uns nicht nur den Umweg über die Pflanzen, sondern das wäre auch ethisch viel korrekter und aufrichtiger, anstatt so zu tun, als könne man sich den Gesetzen der Natur entziehen. Nur ein Vegetarier oder Veganer, der keine Ahnung mehr hat von den Kreisläufen der Natur, kann auf die irrwitzige Idee kommen, dass sein Leben weniger mit Schuld beladen ist, wenn er sich nur noch von Pflanzen ernährt. Zumal der Ackerbau ohnehin ein gewaltiger Eingriff in die Natur ist mit erheblichen Kollateralschäden: Bedenken Sie mal, wie viele wild lebende Tiere ihren Lebensraum verlieren, nur damit der Veganer sein „friedvolles" Gemüse und Soja anbauen kann – alle diese Tiere zählen nicht? Ganz zu schweigen von den vielen unschuldigen Geschöpfen, die durch die Bodenbearbeitung oder den Einsatz von Erntemaschinen ihr Leben lassen müssen. Allein in einem Quadratmeter Mutterboden leben bis zu 1000 verschiedene Tierarten, deren Qualen und Leiden niemand interessieren.

„In Wahrheit gleicht die Landwirtschaft einem großen Krieg, einer ethnischen Säuberung. Einheimische pflanzliche und tierische Siedler werden ausradiert und zurückgedrängt, damit die Invasoren das Land übernehmen können", schreibt eine Ex-Veganerin auf ihrem Blog. [11]

Der Ackerbau ist also schon unter rein ethischen Gesichtspunkten keinen Deut besser als die Tierhaltung. Oder weshalb sollte das Leben einer Kuh schützenswerter sein als das Leben der Regenwürmer, die beim Garten-Umgraben von dem Spaten eines Veganers regelrecht massakriert werden? Die Grenzziehung der Vegetarier und Veganer zwischen angeblich schützenswerten und vermeintlich nicht schützenswerten Tieren ist rein willkürlich und damit offenbart sich die ganze Verlogenheit und Scheinheiligkeit ihrer Ideologie. Deshalb macht es auch keinen Sinn, der Bevölkerung mit drohendem Zeigefinger vorzurechnen, wie viele Hühner, Schweine, Gänse und Kühe ein Mensch im Laufe seines Lebens verzehrt. Denn diese Zahlen sind nur eine Bagatelle im ewigen Kreislauf von Fressen und Gefressenwerden, von Sterben und Geborenwerden.

Betrachtet man die Natur etwas genauer, dann kommt man nicht um die Erkenntnis herum, dass das Leben auf diesem Planeten wie eine einzige Metamorphose ist, also eine permanente Umwandlung von einem Lebewesen in ein anderes: Aus einer Stechmücke wird eine Schwalbe, aus einer Schwalbe wird eine Katze, aus einer Katze wird, wenn sie mal gestorben ist, wieder eine Pflanze und diese nährt wiederum eine Kuh, deren Blut die Stechmücken ernährt. Oder ein anderes Beispiel: Aus Gras wird eine Kuh, aus einer Kuh wird ein Mensch und der Mensch wird wieder zur Erde, wenn er gestorben ist. Von dieser Erde leben dann wieder die Pflanzen, die Kühe und schließlich auch der Mensch. Wo ist also das Problem? Ich habe mir dieses System nicht ausgedacht. Weshalb sollte ich dann diese Metamorphose genau an der Stelle unterbrechen, wo es um meine eigene Ernährung geht? Das ist nicht nur wider die Natur, sondern meinem Körper tut das auch nicht gut, weil er nun mal nicht über die Fähigkeit verfügt, Gras in Körpersubstanz zu verwandeln. Konsequenterweise dürften Veganer sich nicht mal beerdigen lassen, denn mit ihren sterblichen Überresten tragen sie nur dazu bei, dieses durch und durch grausame System am Leben zu erhalten.

Da es ohne Tiere ohnehin keine Pflanzen gäbe (außer auf den Feldern von Monsanto & Co.), ist die vielfach postulierte ethische Überlegenheit einer rein pflanzlichen Ernährung nichts weiter als eine Illusion. „Die moralischen Vegetarier glauben – und sie glauben es von ganzem Herzen und aus gutem Grund – dass es um Leben oder Tod geht. Doch vor diese Wahl stellt die Natur keinen von uns. Wir alle – Apfelbäume und Silberlachse, Regenwürmer und Trauerseeschwalben – sind erst Jäger und dann Opfer. ,Leben oder Tod?' ist nicht die Frage, die uns retten wird." [12]

Haben Sie schon mal nachgerechnet, wie viele Samen ein Baum abwirft, nur damit aus zwei oder drei Samen später wieder ein Baum erwächst? Frösche legen je nach Froschart bis zu 8000 Eier, wovon nur ein winzig kleiner Bruchteil sich zu einem ausgewachsenen Frosch entwickelt. Und was passiert mit den restlichen Eiern? Sie dienen anderen Tieren als Nahrungsgrundlage. Man könnte noch endlos solche Beispiele anführen, aber die entscheidende Frage lautet: Weshalb sollte der Mensch an dieser Nahrungsfülle nicht partizipieren? Die Natur geht äußerst verschwenderisch mit dem Leben um – weshalb dann die Knausrigkeit des Veganismus? Diese ist genau das Gegenteil von dem, was die Natur für uns vorgesehen hat. Dass der Vegetarismus und seine extremen Auswüchse wie die vegane Ernährung dennoch immer weitere Kreise ziehen, ist letztendlich auch ein Nebeneffekt einer hochindustrialisierten Gesellschaft, die sich von einem Leben im Einklang mit der Natur immer weiter entfernt. Von daher gesehen ist es kein Wunder, dass der Veganer-Wahnsinn vor allem in den Großstädten grassiert, denn die Städter haben am wenigsten einen Bezug zur Natur. Symptomatisch dafür ist auch das Hantieren mit falschen Begriffen: Nach Auffassung der Veganer ist der Verzehr von Fleisch und anderen tierischen Produkten nichts weiter als eine perfide Form von Ausbeutung. Aber erzählen Sie doch mal einer Katze, sie würde Mäuse ausbeuten, wenn sie nach tagelangem Hunger wieder eine gefangen hat! Oder einem Storchenpaar, das mit einem Frosch seine Jungen füttert. Weshalb sollte es dann Ausbeutung sein, wenn ich meinen Hunger mit Fleisch stille? Wo ist da der Unterschied? Angeblich besteht er darin, dass der Mensch im Gegensatz zu den Tieren frei entscheiden kann, welche Nahrung er zu sich nimmt. Das ist jedoch nur eine scheinbare Wahlfreiheit, da es für den Menschen kein anderes Nahrungsmittel gibt, das auch nur annähernd so wertvoll ist wie Fleisch! Der Begriff Ausbeutung ist also völlig fehlplatziert, wenn es um Ernährungsfragen geht: Wenn überhaupt etwas ausgebeutet werden kann, dann sind dies Bodenschätze, weil sie irgendwann zur Neige gehen. Wer hingegen mit Fleisch, Milch und Eiern seinen Hunger stillt, beutet keine Tiere aus, solange man dafür sorgt, dass es immer genügend Nachwuchs gibt und die Tiere ein angenehmes Leben haben.

Wer Fleisch isst, kann sogar einen Beitrag dafür leisten, dass seltene, vom Aussterben bedrohte Haustierrassen erhalten bleiben. Das klingt zunächst paradox, aber was wären all die Hühner, Gänse, Schweine, Ziegen und Kühe ohne den Menschen? Sie würden einfach vom Erdboden verschwinden, wenn wir aufhören würden, sie zu essen. Und damit wäre das Leben auf diesem Planeten um einiges ärmer. Die Tierhaltung ist für alle Beteiligten, also für Mensch, Tier und Natur, eine Win-win-Situation, sofern sie sich an den Prinzipien einer ökologischen und nachhaltigen Landwirtschaft orientiert.

Deshalb macht es auch keinen Sinn, die Milchtierhaltung per se zu verteufeln, wie es seitens der Veganer gerne gemacht wird, so als ob die Bauern böse Monster wären, die nur darauf aus sind, ihre Kühe zu „Melkmaschinen" zu degradieren. Denn eine Kuh profitiert schließlich auch davon: Sie bekommt immer genügend zu fressen, der Bauer kümmert sich um ihr Wohlergehen und im Gegensatz zu den in freier Wildbahn lebenden Pflanzenfressern muss sie nicht in ständiger Angst leben, im nächsten Augenblick von einem Raubtier angefallen zu werden. Die Tierhaltung wäre also auch für die Tiere gar nicht mal so schlecht, wenn sie nicht durch ökonomische Zwänge pervertiert werden würde. Man denke nur an die Verstümmelung der Kühe durch Enthornung oder an die künstliche Besamung. Letzteres wird von Veganern gerne als „zwangsgeschwängert" tituliert. Doch was ist überhaupt noch natürlich, was der moderne Mensch macht? Nicht mehr viel, würde ich sagen. Ein „Zurück zur Natur" kann es nur geben, wenn man den Hebel an der richtigen Stelle ansetzt, nämlich bei unserer kranken Ökonomie, nicht jedoch, wenn die Tierhaltung gänzlich in Frage gestellt wird.

Die Vorstellung, dass Eier essen Mord wäre, wie uns die veganen Moralapostel verkünden, nur weil dafür männliche Küken getötet werden müssen, ist ein weiteres anschauliches Beispiel dafür, wie weltfremd der Veganismus ist: Bei Hühnern beträgt das Geschlechterverhältnis 1:20, das bedeutet, auf einen Hahn kommen 20 Hennen – das hat sich nicht der Mensch ausgedacht, sondern das wurde von der Natur so festgelegt. Selbst wenn Hühner in völliger Freiheit leben, dann stehen sie vor genau dem gleichen Problem wie der Mensch, wenn er Hühner hält: Wohin mit all den männliche Küken? Denn es kommen ja immer gleich viel männliche und weibliche Küken zur Welt. Die Hühner lösen das Problem auf ihre Weise, indem sie die überflüssigen Junghähne in den nächstbesten Wald vertreiben. Dort sind diese allerdings nicht überlebensfähig und landen mit Sicherheit in einem Raubtier-Magen, z. B. von einem Fuchs.

Neuerdings gibt es Bemühungen, um das millionenfache Schreddern männlicher Küken zu vermeiden, wie etwa durch die Bruderhahn-Initiative, was an sich eine lobenswerte Sache ist. Dennoch können auch diese Küken dem Tod nicht entrinnen: Sie werden halt zuerst gemästet und dann geschlachtet.

Man kann es also drehen und wenden, wie man will: Der Tod ist ein inhärenter Bestandteil der Natur. Genauso wie es den Tag nicht ohne die Nacht geben kann, kann es auch kein Leben geben ohne den Tod. Wer etwas anderes behauptet, hat die Natur nicht verstanden.

Eine gefährliche Ideologie

Letztendlich sind alle Ansichten der Vegetarier – nicht nur hinsichtlich Nachhaltigkeit, Ökologie und Ethik – das Resultat aus fehlerhaften Informationen, stark vereinfachten Rückschlüssen und mangelnder Bereitschaft, größere Zusammenhänge zu erfassen. Wir haben verlernt, ganzheitlich und in Kreisläufen zu denken – der Vegetarismus ist nur eine Facette dieser Entwicklung. Und ein totalitäres Gedankengebäude, wie es nun mal für den Veganismus charakteristisch ist, birgt immer die Gefahr in sich, dass rücksichtslos alles niedergewalzt wird, was das eigene Weltbild gefährden könnte. Der Veganismus ist schon von seinem Wesen her aggressiv, auch wenn manche Veganer das abstreiten und so tun, als ob jeder über seine Nahrungsauswahl frei entscheiden könne. Denn wer sich als ein besonders „edler" Vegetarier ausgibt, der es geschafft hat, jeglicher tierischer Nahrung zu entsagen, impliziert damit automatisch, dass alle anderen, egal ob „Noch-Fleischesser" oder „Nur-Vegetarier", schlechtere Menschen sind, denen man moralisch haushoch überlegen ist. Und damit ist auch schon der Weg geebnet für den Auftritt äußerst aggressiver Veganer: Jede Ideologie bringt militante Anhänger hervor – das haben Ideologien so an sich. Zum Fleischessen bedarf es hingegen keinerlei Ideologie, denn das ist die natürlichste Sache der Welt. Nur der Verzicht, die Askese erfordert einen ideologischen Background, sonst würde man sich das nicht antun. „Anhänger unkonventioneller Ernährungslehren, die streng nach Prinzipien leben und viel mehr Gedanken und

Zeit an ihre Ernährung verwenden als die Mehrzahl ihrer Mitbürger, betrachten jede andere Lehre mindestens als verhängnisvollen Irrtum. Sie kennen keine Konzessionen und bemühen sich, ihre Lehren auszubreiten und neue Anhänger zu gewinnen. So ist auch jeder von den Ideen des Vegetarismus erfüllte Vegetarier ein potentieller Missionar." [13]

Kritikfähigkeit scheint für Veganer ohnehin ein Fremdwort zu sein, wozu auch? Wer meint, mit dem Veganismus die perfekte Lösung für Mensch, Tier und Natur gefunden zu haben, fühlt sich über jegliche Zweifel erhaben. Zu dieser Beobachtung passt auch die, dass auf den meisten von Veganern betriebenen Internetseiten das Zensieren und die Sperrung von Profilen schon fast zur Normalität geworden ist. Ich bin aus Foren schon so oft rausgeflogen oder darin aufs Übelste beleidigt worden, dass ich dachte, da müsse man doch mal andere Geschütze auffahren, um dieser Veganer-Seuche Herr zu werden. Eine Veganerin schreibt: „Ich vertrete meine Meinung, wenn ich sie auch niemandem auf die Nase binden möchte, der weiterhin die Augen verschlossen halten will. Die Menschen haben Angst. Angst davor, zuviel [sic!] zu wissen." Damit meint sie natürlich den Fleischesser und den gewöhnlichen Vegetarier, die immer noch so unverfroren sind, sich an tierischer Nahrung zu versündigen. Aber für Veganer ist ihre Aussage über Angst noch weitaus mehr zutreffend, denn sonst würden sie nicht so hemmungslos zensieren! Auf jeden Fall passt diese krasse Meinungsunterdrückung seitens der Veganer ganz und gar nicht zu dem von ihnen proklamierten „Friedensreich" auf Erden, man fühlt sich eher in eine Diktatur zurückversetzt. Und von der Meinungsunterdrückung bis zur Verfolgung Andersdenkender ist es nur noch ein kleiner Schritt, das hat uns doch die Geschichte gezeigt.

Wird dem Veganer-Irrsinn nicht Einhalt geboten, dann braucht man bald noch Polizeischutz, wenn man mal eine Bratwurst essen möchte. Und das ist keine Übertreibung: An der Universität Basel erdreistete sich unlängst ein Veganer, von der

Universitätsleitung zu verlangen, dass die gesamte Mensa fleisch-frei wird – das geht entschieden einen Schritt zu weit! Kommt es auf dem Ernährungssektor zu einer „Machtergreifung" einer Handvoll religiöser Fanatiker, die absolut keine Ahnung von Er-nährung haben, dann ist das Ende nicht mehr weit. Denn Vega-nismus ist eine Mischung aus scheinheiliger Moral, falsch ver-standenem Umweltschutz und medizinischem Aberglauben. Die breite Masse war schon immer empfänglich für scheinbar simple Lösungen, daran hat sich bis heute leider nicht viel geändert.

Der Mensch ist von Natur aus ein Pflanzenesser.

—

Die Frage, was denn die artgerechte Ernährung des Menschen sei, hat schon einigen Wissenschaftlern Kopfzerbrechen bereitet und viele haben sich geirrt. So ist man beispielsweise lange Zeit von einem viel zu hohen Pflanzen- bzw. Kohlenhydrat-Anteil in der Ernährung der Jäger und Sammler ausgegangen. Doch dieser Mythos kam unlängst zu Fall, als Professor Dr. Loren Cordain einer erstaunten Fachwelt seine Analyse über die Ernährungsgewohnheiten von 229 Naturvölkern präsentierte, die bis in die Neuzeit als Jäger-und-Sammler-Gesellschaften unter steinzeitlichen Bedingungen lebten. Denn darin bringt er stichhaltige Belege, dass die Kost dieser Völker aus mindestens 65 Prozent tierischer Nahrung bestand. [14]

Ein Blick in die Geschichte

Zwar fand man auch indigene Völker, die relativ wenig tierische Nahrung zu sich nahmen und dennoch frei waren von den Zivilisationsgebrechen. Allerdings ist der Umkehrschluss, wonach tierische Nahrung für den Menschen nicht essentiell sei und man sie demnach gleich ganz weglassen könne, falsch. Es ist vielmehr so, dass mit steigendem Anteil an tierischer Nahrung auch die Lebensqualität und die Lebenserwartung steigen. Das war nicht nur bei uns in Europa der Fall, sondern beispielsweise auch in Japan: Bis zum Zweiten Weltkrieg war die Lebenserwartung der Japaner sehr gering, erst nach dem Zweiten Weltkrieg, als die Japaner begannen, deutlich mehr Fleisch zu verzehren – weil der steigende Wohlstand es gestattete –, stieg auch ihre Lebenserwartung!

Zudem ist bekannt, dass indigene Völker, deren Kost sich größtenteils aus pflanzlicher Nahrung zusammensetzte, sehr kleinwüchsig waren, wie zum Beispiel der Stamm der Kikuyu in Zentralafrika, was eben ein Indiz dafür ist, dass eine pflanzenbasierte Ernährung höchstens eine Notlösung ist für einen Körper, der wie geschaffen ist für tierische Nahrung! Wenn eine pflanzenbasierte Ernährung für unsere Gesundheit wirklich vorteilhaft wäre, warum hat sie sich dann nicht weltweit durchgesetzt? Indigene Völker mit einem hohen Pflanzenanteil in ihrer Ernährung waren nur eine Randerscheinung in unserer stammesgeschichtlichen Entwicklung und das nicht ohne Grund: Sobald dem Menschen mehr tierische Nahrung zur Verfügung stand, hat er davon auch Gebrauch gemacht, aber nicht aus purer Gaumenfreude, wie es uns die Veganer suggerieren, sondern weil unser Körper danach verlangt! Unsere steinzeitlichen Vorfahren hätten sicher nicht die Gefahren der Jagd mit primitiven Waffen auf sich genommen, wenn sie sich nur von Beeren und Wurzeln hätten ernähren können. Immerhin ist Fleisch seit fast drei Millionen Jahren ein fester Bestandteil im Speiseplan der Menschheit – wenn wir reine Pflanzenesser wären, dann müsste diese lange Zeitspanne eine Art Betriebsunfall unserer Geschichte sein.

Man hat lange geglaubt, dass die Australopithecinen, die vor ca. drei bis vier Millionen Jahren lebten und unsere direkten Vorfahren sind, sich von Pflanzen und Früchten ernährten.

Doch es gibt Belege dafür, dass sie bereits tierische Nahrung zu sich nahmen. Anthropologen haben das anhand des stabilen Kohlenstoffisotops ^{13}C nachgewiesen. Zudem fand man Bearbeitungsspuren an fossilen Tierknochen aus dieser Zeit, die darauf hindeuten, dass sich die Australopithecinen über die Beutereste von Raubtieren hermachten. Auf diese Weise konnten sie ihren Fleischbedarf decken, obwohl sie noch nicht über entsprechende Waffen verfügten, um größere Tiere zu erlegen. Oder sie ernährten sich von kleinen Tierchen wie etwa Ameisen oder Heuschrecken, derer man ja auch ohne Waffen habhaft werden konnte. Bereits 1,8 Millionen Jahre vor unserer Zeitrechnung überwog das Jagen und Sammeln zur Nahrungsbeschaffung unserer Vorfahren.

Zu Beginn dieser Epoche trat der Homo erectus in Erscheinung, den man mit Recht als ersten Menschen bezeichnen kann, denn er war die erste hominine Art, die das Feuer benutzte und einen aufrechten Gang hatte. Sein Fleischkonsum stieg unaufhörlich und erreichte mit dem Auftreten des Neandertalers einen Höhepunkt, was ja auch Sinn macht, denn während der Eiszeiten, in denen der Neandertaler lebte, gab es praktisch nichts anderes mehr zu essen. Bemerkenswert ist, dass das Gehirn des Neandertalers bereits in etwa die gleiche Größe hatte wie das Gehirn des Homo sapiens. Dass der Neandertaler plötzlich innerhalb kürzester Zeit wieder verschwand, ist für die Wissenschaft nach wie vor ein Rätsel. Auf jeden Fall lag es nicht an seinem hohen Fleischkonsum, wie manche Veganer behaupten, denn sonst wäre er an einem schleichenden, viele Generationen dauernden Siechtum qualvoll zugrunde gegangen. Und das hätte mit Sicherheit deutliche Spuren hinterlassen.

Noch während der letzten Eiszeit, die etwa 100.000 Jahre dauerte, ernährte sich der Mensch hauptsächlich von tierischer Nahrung, was er offensichtlich ohne größere Schäden überstand. Rechnet man die anderen Eiszeiten, die davor stattfanden, noch mit ein, so kommt man auf unvorstellbar lange Zeiträume, in denen tierische Nahrung die Ernährungsgrundlage des Menschen war. Es dürfte demnach einleuchtend sein, dass unser Körper hervorragend daran angepasst ist. Doch nicht nur das: Es ist eigentlich naheliegend, dass diese lange Zeitspanne mit überwiegend tierischer Nahrung unsere Entwicklung weitaus mehr geprägt hat, als uns bewusst ist. Deshalb macht es auch überhaupt keinen Sinn zu versuchen, das Rad der Geschichte zurückzudrehen, so wie es in Veganer-Kreisen gerne gemacht wird, und zu sagen: Wenn sich unsere Urahnen vor, sagen wir mal fünf Millionen Jahren, vorwiegend von Blättern und Früchten ernährten, dann müssten wir das heute doch auch noch können. Denn diese Phase ist nicht zwangsläufig „naturgemäßer" als die darauf folgende Phase als Fleischesser, nur weil sie schon viel älter ist. Eine „vegane Phase" hat es in unserer Entwicklungsgeschichte ohnehin nie gegeben – diese ist ein Konstrukt der Neuzeit.

Trotzdem wird immer wieder argumentiert, dass der moderne Mensch infolge seiner veränderten Lebensgewohnheiten, wie motorisierter Verkehr, sitzende Tätigkeiten etc., einer anderen Nahrung bedürfe als seine steinzeitlichen Vorfahren. Aber ein Löwe wird ja auch nicht zum Vegetarier, wenn man ihn in einen Käfig sperrt, in dem er sich nicht annähernd so ausgiebig bewegen kann wie in freier Wildbahn, sondern er braucht immer noch die von Natur aus für ihn vorgesehene Nahrung. Weshalb sollte das beim Menschen anders sein?

Vergleich zwischen Mensch und Tier

Eines der populärsten Vegetarier-Argumente lautet, dass der Mensch kein Fleischesser sein könne, weil er nun mal nicht über ein Raubtiergebiss verfügt. Allerdings haben wir auch kein Pflanzenfresser-Gebiss. Oder haben Sie schon mal einen Vegetarier gesehen, der auf einer Weide steht und mit seinen Zähnen, seinen Lippen und seiner Zunge das Gras rupft, so wie es Kühe,

Schafe oder Pferde machen? Eben, niemand macht das, weil es doch recht unangenehm wäre, wegen ein paar lumpiger Grashalme sein Gesicht ständig in Bodennähe zu haben. Außerdem ist diese Art der Nahrungsbeschaffung für uns viel zu mühsam und nicht gerade effektiv, sodass wir wahrscheinlich bald verhungern würden.

Weshalb dann immer wieder der Hinweis, wir hätten kein Raubtiergebiss? Solche Gebiss-Vergleiche sind völlig unsinnig, weil unser Gebiss weder über die typischen Merkmale eines Fleischfressers verfügt noch über diejenigen eines Pflanzenfressers. Dieser Umstand hat manch einen Vegetarier zu der Annahme verleitet, dass der Mensch eben ein Früchteesser sein müsse. So stützt sich Wilhelm Brockhaus in seinem Buch „Das Recht der Tiere in der Zivilisation" auf die Zahnforscher Richard Lehne und Hans Lüttschwager, welche anhand der Form unserer Zähne und der Beschaffenheit unseres Gebisses zu der Schlussfolgerung kommen, dass Früchte, ergänzt durch Nüsse und Wurzeln, die naturgemäße Ernährung des Menschen seien. [15]

Dass das auch nicht richtig ist, dafür gibt es bereits einen lebenden Beweis: Helmut Wandmaker, ein bekannter Verfechter einer reinen Früchte- und Rohkosternährung, musste eines Tages wegen Proteinmangels ins Krankenhaus eingeliefert werden, wie er kleinlaut in seinem Buch „Willst Du gesund sein? Vergiss den Kochtopf" zugab. Daraufhin machte er immerhin das Zugeständnis, dass Fleisch in geringen Mengen in Ordnung wäre, solange man es nicht erhitze. [16] (Wandmaker ist inzwischen verstorben.)

Außerdem gab es Anfang des 20. Jahrhunderts eine Gemeinschaft von Künstlern und Lebensreformern auf dem Monte Verità im Tessin, die sich u. a. einer streng vegetarischen, rohköstlichen und obstlastigen Ernährung verschrieben hatten. Auch sie mussten ihre extrem einseitige Ernährung mit einem erheblichen körperlichen Verfall bezahlen, was mit ein Grund für ihr Scheitern war.

Wandmaker hatte Recht, dass er vor erhitzter Stärkenahrung (also Getreide und Kartoffeln) warnte, da diese unseren Körper verknöchert und schneller altern lässt. Allerdings ist er hinsichtlich des Fleischkonsums den gleichen Fehleinschätzungen verfallen, wie die meisten Anhänger einer streng vegetarischen Ernährung.

Des Rätsels Lösung ist also ganz einfach: Das Gebiss ist gar nicht das entscheidende Kriterium, für welche Nahrung unser Körper geschaffen ist. Ein wesentlicher Unterschied zwischen Tieren und Menschen ist nämlich der Umstand, dass sich unser Gebiss, unser Mund und unser ganzer Kauapparat stark zurückgebildet haben, vermutlich als Ausgleich für unser großes Gehirn. Das Gebiss dient ja eigentlich nur der Nahrungsaufnahme und Zerkleinerung, und da kann sich der Mensch abhelfen, indem er Werkzeuge benutzt. Pflanzenfressende Tiere haben nicht nur ein an sich überdimensioniertes Mundwerk, sondern im Grunde auch einen überdimensionierten Verdauungsapparat, weil ihr ganzer Lebenssinn eigentlich nur im Fressen und Verdauen besteht.

Die augenscheinlichste Schlussfolgerung aus den obigen Überlegungen ist die Auffassung, dass der Mensch eben ein Allesfresser sei. Tatsächlich können wir jegliche erdenkliche Nahrung zu uns nehmen. Die Frage ist nur: Welche Nahrung hat für unseren Körper den größten Nutzen?

Betrachtet man die Beschaffenheit unseres Verdauungstraktes, so fällt auf, dass dieser eindeutig für Fleisch ausgelegt ist. Um das zu belegen, genügt ein einfacher Vergleich zwischen dem Verdauungstrakt von Hunden, Schafen und Menschen: In einen Schaf-Magen passen 32 Liter Nahrung, während es beim Menschen – genauso wie beim Hund – nur zwei Liter sind. Sowohl beim Menschen als auch beim Hund ist der Magen drei Stunden nach einer Mahlzeit wieder leer, während er beim Schaf niemals leer wird. Der Mensch hat – ebenfalls genauso wie der Hund –

eine gut ausgebildete Gallenblase, was darauf hindeutet, dass unser Organismus für eine fettreiche Nahrung ausgelegt ist: Der Gallensaft hat die Aufgabe, das Nahrungsfett zu emulgieren, damit es leichter verdaulich wird. Er wird in der Leber produziert und in der Gallenblase zwischengelagert und eingedickt. Beim Schaf hingegen ist die Gallenblase nur rudimentär oder gar nicht vorhanden. Das Verhältnis zwischen Körperlänge und Länge des Verdauungstraktes beträgt beim Menschen 1:5, beim Hund 1:7 und beim Schaf 1:27. Ferner haben reine Pflanzenfresser in ihrem Verdauungstrakt einen gigantischen Gärbehälter, in dem mittels mikrobieller Fermentation unverdauliche Zellulose in hochwertige Nährstoffe umgewandelt wird: Bei Hasen ist das der Blinddarm, bei Pferden der Enddarm und bei Schafen und anderen Wiederkäuern der Pansen. Und beim Menschen? Ihm fehlt genauso wie dem Hund ein vergleichbares Organ, um größere Zellulose-Mengen effektiv zu nutzen. Dennoch behaupten manche Vegetarier, dass unser Dickdarm in der Lage wäre, Zellulose mittels Mikroorganismen abzubauen. Aber unabhängig davon, ob das nun stimmt oder nicht, ergeben sich daraus keinerlei Vorteile, denn die eigentliche Resorption der Nährstoffe findet beim Menschen größtenteils bereits im Dünndarm statt und nicht erst im Dickdarm!

Darüber hinaus hat unser Magen ein saures Milieu, mit einem ähnlichen pH-Wert wie bei einem Hund. Der Magen pflanzenfressender Tiere hingegen hat einen neutralen pH-Wert. [17]

Das alles macht verständlich, weshalb es nicht egal ist, welche Nahrung wir zu uns nehmen. Schließlich sind unsere Verdauungsorgane nicht nur zur Zierde da, sondern sie wollen auch etwas zu tun haben! Unser Magen produziert beispielsweise pro Tag rund zwei Liter sauren Magensaft. Und wohin damit, wenn wir überhaupt kein Fleisch mehr essen? Und andere Organe, die zur Verdauung nicht wirklich gebraucht werden, sollte man nicht mit Unmengen an Ballaststoffen und Zellulose überstrapazieren. Wer sich also hauptsächlich von Salat, Gemüse und Obst ernährt, sollte sich nicht wundern, wenn er irgendwann z. B. Magenprobleme bekommt, wie sie unter langjährigen Vegetariern auffallend häufig vorkommen. Aber anstatt dass man der Sache mal auf den Grund geht, werden solche Beschwerden meistens mit psychosomatischen Deutungen abgetan, oder man behilft sich damit, an den Symptomen herumzudoktern. Mein eigener Magen war in einem derart miserablen Zustand, dass ich kaum noch in der Lage war, irgendwie eine normale Mahlzeit zu mir zu nehmen. Die Wende kam erst, als ich entdeckte, wie gierig mein Magen nach Fleisch ist. Ja, Sie haben richtig gelesen: Mein Magen ist gierig nach Fleisch – nicht mein Gaumen, wie Veganer nicht müde werden zu behaupten, wenn sie verächtlich über Fleischesser herziehen.

Solche Fakten werden gerne mit dem Totschlagargument abgetan, dass der Mensch sich eben „weiterentwickeln" müsse. Aber eine Kuh entwickelt sich ja auch nicht weiter, wenn man ihre natürliche Nahrung durch ein artfremdes Futter ersetzt. Davon wird sie höchstens krank, genauso wie der Mensch, wenn er Fleisch einfach durch Müsli, Nudeln und Gemüse ersetzt.

Auch Hunde sind nicht für eine vegetarische Ernährung geschaffen: Versuchen Sie doch mal, einen Hund komplett fleischlos zu ernähren, wie es einige Vegetarier bereits gemacht haben. Damit erreichen Sie nur, dass er die gleichen degenerativen Erkrankungen bekommt wie sein vegetarisch lebendes Herrchen, wie zum Beispiel Augenleiden, Nierenerkrankungen oder Verschleißerscheinungen an den Gelenken. Dr. med. Ernst Walter Henrich, ein glühender Verfechter des Veganismus, ernährte seinen Hund sogar vegan. Allerdings musste dieser an den Augen operiert werden, was für einen Hund sehr außergewöhnlich ist. Mir persönlich ist ein Fall von einem vegetarisch ernährten Hund bekannt, der an Nierenversagen eingegangen ist. Und Nierenversagen ist ganz sicher keine Alterserscheinung, sondern eindeutig die Folge einer Fehlernährung!

Häufig wird damit argumentiert, dass es von der Konstitution des Menschen abhängig wäre, ob er eher pflanzliche oder tierische Nahrung benötigt. Aber nach dem oben Gesagten dürfte klar sein, dass es den Vegetarier-Menschentyp nicht geben kann. Eine vegetarische Ernährung ist immer suboptimal, weil der Mensch einfach nicht über das Verdauungssystem eines Pflanzenfressers verfügt.

Das merken natürlich nicht alle Vegetarier, besonders nicht diejenigen, die dank ihrer omnivoren Vorgeschichte noch über ein robustes Erbgut und ein intaktes Verdauungssystem verfügen. Davon profitieren sie ein Leben lang, nur sind sie sich dessen nicht bewusst. Deshalb kann ihnen gar nicht auffallen, wie ungünstig eine vegetarische Ernährung sich letztendlich auf ihre Gesundheit auswirkt. Das bekommt dann erst die zweite oder dritte Vegetarier-Generation zu spüren, nur ist diese dann in der unglücklichen Lage, dass niemand aus ihren gesundheitlichen Problemen die richtigen Schlüsse zieht.

Ob eine vegetarische Ernährung wirklich gesund ist oder nicht, das können Vegetarier ohnehin am wenigsten beurteilen. Der Grund ist der, dass sie einfach davon ausgehen, dass es zu dem üblichen Ernährungs-Schema – sprich sich entweder vegetarisch bzw. vegan zu ernähren oder einer traditionellen Hausmannskost mit viel Zucker, Marmelade und Weißbrot zu frönen – keine weitere Alternative gibt. Das ist jedoch falsch, denn es gibt noch eine vierte Variante, nämlich eine Art Paleo-Diät, bei der man sich wie unsere steinzeitlichen Vorfahren hauptsächlich von tierischen Produkten ernährt. Viele Vegetarier, die behaupten, dass es ihnen mit ihrer Ernährung gut gehe, können sich gar nicht vorstellen, dass es ihnen mit einer Paleo-Diät noch wesentlich besser gehen könnte, weil sie diese nie ausprobiert haben! Ich habe sie ausprobiert und meine Erfahrung hat mir gezeigt, dass unser Körper wie geschaffen ist für tierische Nahrung, solange man nicht den Fehler begeht und das wertvolle tierische Fett weglässt.

Nichtsdestotrotz verweisen Veganer gerne auf pflanzenfressende Tiere, wie zum Beispiel Elefanten, um ihre Ernährungsweise zu rechtfertigen, mit der Begründung, wenn sich solche stattlichen Tiere nur von Pflanzen ernähren können, dann könnten wir das auch. Was sie jedoch übersehen: Tiere beschäftigen sich hauptsächlich mit Nahrungssuche, Nahrungsaufnahme und Nahrungsverwertung. Gorillas und Elefanten beispielsweise machen 15 Stunden am Tag nichts anderes, als zu fressen. Ein toller Lebensinhalt, finden Sie nicht auch? Wenn eine Kuh sich endlich satt gefressen hat, dann liegt sie stundenlang wiederkäuend auf der Weide. Und ein Löwe hält einen dreitägigen Verdauungsschlaf, nachdem er seine Beute verschlungen hat. Beim Hasen ist es sogar so, dass er seinen eigenen Kot fressen muss, weil er über ein recht ineffizientes Verdauungssystem verfügt.

Beim Menschen ist das ganz anders. Andernfalls wäre es nie zu seiner kulturellen Entwicklung gekommen. Tieren fehlt dafür nicht nur das entsprechende Gehirn, sondern sie haben dazu schlicht keine Zeit. Und was meine Wenigkeit angeht, so muss ich gestehen, dass ich nach Höherem strebe, als den ganzen Tag Blätter zupfend im Wald zu stehen!

Was Menschen und Tiere am meisten voneinander unterscheidet, ist die Tatsache, dass der Mensch den Großteil seiner Nahrung zuerst veredelt, bevor er sie verzehrt. Das geschieht nicht ohne Grund, denn dadurch wird unser Körper von der reinen Verdauungstätigkeit entlastet, sodass Ressourcen frei werden und wir uns anderen Dingen widmen können!

Die Bürde der Futterverwertung, die bei den Tieren mehr oder weniger ihr ganzer Lebensinhalt ist, wurde dem Menschen ein Stück weit abgenommen, indem ein Teil des Verdauungsprozesses nach außen verlagert wurde. Das ist der Grund, weshalb der Mensch z. B. das Getreide nicht roh verzehrt, sondern Brot daraus backt. Oder es wird geröstet, wie es die Tibeter machen. Erst dadurch wird es für uns genießbar. Ähnlich verhält es sich beim Fleisch: Es wird in der Regel nicht roh verzehrt, sondern gegrillt oder gebraten, wodurch es für uns leichter verdaulich wird. Die Entdeckung des Feuers hat also unser Leben grundlegend revolutioniert. Beim Erhitzen von Fleisch passiert chemisch gesehen nämlich genau das Gleiche, wie wenn Eiweiß im Magen durch die Magensäure denaturiert wird. Deshalb kann sich der Mensch problemlos von Fleisch ernähren, ohne dass sein Verdauungssystem dadurch überstrapaziert wird. Immerhin ist bekannt, dass bereits der Peking-Mensch vor 350.000 Jahren sehr bewusst vom Feuer Gebrauch machte, aber eben nicht nur, um es als Licht- und Wärmequelle zu nutzen oder um seine Waffen darin zu schmieden, sondern auch zur Nahrungszubereitung.

Ein weiterer Grund also, weshalb es wenig Sinn macht, sich in Ernährungsfragen Tiere zum Vorbild zu nehmen: Der Mensch nimmt in jeder Hinsicht eine Sonderstellung ein, nicht nur was seine Intelligenz und seinen Körperbau angeht, sondern auch hinsichtlich der Art und Weise, wie er sich ernährt. Fleisch ist für uns weit mehr als nur die Summe seiner Nährstoffe. Es ist dank dem Feuer die perfekte Nahrung schlechthin und ganz sicher kein unnützes „Genussmittel", wie von Veganern gerne kolportiert wird.

Wer dennoch meint, er müsse sich an der Ernährung nichtmenschlicher Primaten orientieren, die sich ja hauptsächlich von Früchten und Blättern ernähren, der sollte sich mal fragen: Warum sind Schimpansen, Gorillas und Orang-Utans in ihrer geistigen und körperlichen Entwicklung vom Menschen so weit abgeschlagen?

Was ist es, das den Menschen zum Menschen gemacht hat? Sicher nicht Obst und Gemüse, denn sonst wären wir heute noch Affen, die den ganzen Tag durch den Urwald turnen und ihre Zeit damit vergeuden, nach essbaren Früchten und Blättern zu suchen. Hätten nichtmenschliche Primaten die gleiche Körpergröße wie wir, dann wäre ihr Gehirn gerade mal halb so groß wie beim Menschen. Umgekehrt ist unser Verdauungstrakt um 60 Prozent kleiner als bei unseren nahen Verwandten im Tierreich. Beides sind Indizien, die darauf hindeuten, dass wir auf eine kompakte und energiereiche Nahrung angewiesen sind, wie sie uns nur das Tier liefern kann!

Vegetarier-Studien haben erwiesen, dass es gesund ist, sich vegetarisch zu ernähren.

—

Das sieht auf den ersten Blick nur so aus. Bei genauerer Betrachtung fällt nämlich auf, dass bei den meisten Vegetarier-Studien hinsichtlich des Werdegangs eines Vegetariers nicht ausreichend differenziert wurde, aber genau der ist der entscheidende Faktor! Man kann die Gesundheit von Vegetariern nicht wirklich beurteilen, solange man außer Acht lässt, seit wie vielen Jahren sie bereits vegetarisch leben, in welchem Alter sie damit begannen und wie sich ihre Eltern ernährten. Das Gleiche gilt natürlich auch für Veganer.

Außerdem sollte man bedenken, dass Vegetarier-Familien nie völlig abgeschottet und homogen vor sich hinleben, denn es stoßen immer wieder ehemalige Nicht-Vegetarier hinzu und heiraten ein. Mit ihrem „frischen Blut", das sie in die Familien bringen, sorgen sie dafür, dass sich die gesundheitlichen Nachteile einer pflanzenbasierten Ernährung nicht so rasch bemerkbar machen. Mir ist auch noch keine Vegetarier-Studie begegnet, bei der alle Probanden bereits von Geburt an vegetarisch oder gar vegan aufwuchsen, geschweige denn differenziert wurden nach erster, zweiter oder dritter Generation. Eine derartige Studie wäre jedoch unerlässlich, bevor sich die halbe Welt zum Vegetarismus oder gar Veganismus bekehrt. Gesundheitliche Schäden machen sich nämlich erst bei den Nachfolgegenerationen so richtig bemerkbar.

Wann gibt es endlich eine Studie, in der die Bilanz gezogen wird: Was ist aus all den Vegetarier- und Veganer-Kindern der ersten und zweiten Generation geworden? Hatten sie ein leichtes Leben oder war es geprägt durch ewiges Herumdoktern wegen allerlei chronischer Beschwerden? Interessant wäre auch zu erfahren, wie alt sie geworden sind. Eine solche Studie ist längst überfällig. Die meisten populären Vegetarier-Studien stammen aus einer Zeit, als der Vegetarismus gerade erst begann, gesellschaftsfähig zu werden. Deshalb kann man davon ausgehen, dass die Probanden dieser Vegetarier-Studien in aller Regel eine nichtvegetarische Vorgeschichte hatten, sprich mit der üblichen Gemischtkost aufwuchsen. Folglich sind die Ergebnisse dieser Studien mehr als fragwürdig.

„Echte" versus „unechte" Vegetarier

Über das Für und Wider einer vegetarischen Ernährung zu diskutieren ist ziemlich müßig, solange man sich nicht die Mühe macht, zwischen „echten" und „unechten" Vegetariern zu unterscheiden: Ein echter Vegetarier wuchs bereits von Geburt an vegetarisch auf, während ein unechter eine omnivore Vorgeschichte hat. Für Veganer gilt das Gleiche. Man kann davon ausgehen, dass praktisch alle berühmten und bekannten Vegetarier „unechte" Vegetarier waren. Nur um mal ein paar Namen zu nennen: Leo Tolstoi, Albert Schweitzer, Werner Zimmermann und George Bernard Shaw sind allesamt nicht vegetarisch aufgewachsen. Bei den Veganern fällt die Bilanz noch schlechter aus: Veganer wie Attila Hildmann, Björn Moschinski, Dr. Ruediger Dahlke oder Dr. Ellsworth Wareham sind weder vegetarisch noch vegan aufgewachsen.

Und wo sind die „echten" Vegetarier und Veganer? Die gibt es tatsächlich, aber von ihnen steht niemand im Rampenlicht oder zieht fahnenschwingend durch die Straßen, um für die hehren Ziele des Vegetarismus Werbung zu machen, weil ihre angeschlagene Gesundheit das in aller Regel gar nicht mehr zulässt. Es mag vielleicht auch Ausnahmen geben, sie sind aber nur dann möglich, wenn die Eltern noch keine lebenslangen Vegetarier oder Veganer waren! Man muss also schon genau hinschauen, insbesondere was die mütterliche Seite angeht: Eine Frau, die bereits von Kindesbeinen an vegetarisch oder vegan aufwuchs, bringt eher kränkliche, überempfindliche Kinder zur Welt – das ist nicht von der Hand zu weisen. Belege dafür findet man genug, wenn man die Gelegenheit hat, sich in den Vegetarier-Familien umzuschauen.

Man sollte mal eine Gegenüberstellung machen zwischen „echten" und „unechten" Veganern – etwa gleichen Alters –, um den „unechten" Veganern klarzumachen, wie groß das menschliche Leid ist, das ihre Ernährung bei unseren Nachkommen verursacht. Ich kenne sogar zwei solche Fälle. Beide Männer stammen aus der gleichen Familie und ihre Mutter ist eine „echte" Vegetarierin: Der eine sieht mittlerweile sehr schlecht aus, weil er viel zu schnell gealtert ist, und der andere musste schon als junger Erwachsener seine Schreiner-Lehre abbrechen, weil sein Rücken diese nicht mitmachte. Das ist doch traurig, finden Sie nicht auch?

Ist Ihnen schon mal ein Veganer begegnet, so ca. 50 bis 60 Jahre alt, der bereits von Geburt an vegan aufgewachsen ist? Eben, das ist doch das Problem – niemand kennt solche Leute, schon gar nicht die glühenden Verfechter des Veganismus. Auch wäre es an der Zeit, dass ein „echter" veganer Starkoch die Bühne betritt, mit einer lupenreinen, zu 100 Prozent veganen Vorgeschichte, am besten noch mit einer Mutter, die zumindest schon vegetarisch aufwuchs – nur das wäre für mich authentisch!

Alle eifrigen Protagonisten des Veganismus täten gut daran, etwas mehr Demut an den Tag zu legen, denn sie haben ihren Körper in aller Regel mit Fleisch, Milch und Eiern aufgebaut. Von dieser Substanz, die sie sich während ihrer Kindheit und Jugendzeit angegessen haben, zehren sie ein Leben lang, nur sind sie sich dessen nicht bewusst. Wenn sie dann plötzlich hergehen und alles Tierische aus ihrem Essen verbannen, so wird gleichzeitig diese Vorgeschichte einfach ausgeblendet. Über die Kurzsichtigkeit der Veganer in dieser Hinsicht kann man sich nur wundern. Man braucht z. B. nur mal die körperliche Statur von Brendan Brazier, dem bekannten, vegan lebenden Top-Triathleten etwas genauer unter die Lupe zu nehmen, dann fällt auf: Er hat eindeutig den Körperbau eines ehemaligen Fleischessers. Und solche Leute werden uns dann als gesunde Veganer verkauft – das ist doch Betrug und Augenwischerei. Oder betrachten Sie doch mal die Statur von Dr. Ellsworth Wareham: Ein Kind, das bereits von Geburt an vegan aufwächst, wird niemals so einen stattlichen Körperbau bekommen, wie er ihn hat – da können Sie Gift darauf nehmen!

Und wie im Außen, so im Innen: Bei einer derart kräftigen Statur kann man davon ausgehen, dass Dr. Wareham auch über ein gut entwickeltes, robustes Verdauungssystem verfügt – mit einem solchen kann man essen, was man will. Für Menschen mit einem schwachen Verdauungssystem hingegen wäre eine vegane Kost die reinste Vergewaltigung. Besonders unpassend finde ich das stolze Gehabe der Veganer, ständig hervorzuheben, seit wie vielen Jahren sie sich bereits vegan ernähren. Das hört sich für mich so an, als hätten sie eine sportliche Höchstleistung vollbracht. Im Grunde ist das aber eher ein Indiz dafür, wie hart die

Entbehrungen sind, die sich ein Veganer mit seiner kargen Kost selber auferlegt. Und dabei sind ein paar Jahre noch ein lächerlich kurzer Zeitraum für eine Ernährungsweise, die es bis dato noch nie in der Menschheitsgeschichte gab. Nur weil eine Handvoll Veganer behauptet, dass es ihnen mit ihrer Ernährung gut geht, ist das noch lange kein Beweis, dass eine vegane Kost auf die Dauer gesund und machbar ist. Dazu bräuchte es ganze Volksgruppen, die diese über Jahrhunderte hinweg praktizieren.

Ich empfinde es als total unfair, wenn Menschen erst zum Vegetarier oder Veganer werden, wenn sie bereits erwachsen sind – und das ist die große Mehrheit – und dann auch noch große Töne spucken, wie gut es ihnen angeblich mit ihrer neuen Ernährung geht. Solche Leute können sich nämlich gar nicht in die Lage eines Kindes hineinversetzen, das furchtbar leiden muss, wenn es falsch ernährt wird. Im Zweifelsfall sollte man sich zuallererst die Vorgeschichte dieser Leute anschauen, dann weiß man nämlich, warum es ihnen trotz ihrer Ernährungsumstellung noch so gut geht!

Es sollte doch wohl einleuchtend sein, dass es etwas völlig anderes ist, wenn ein Erwachsener, dessen körperliche Entwicklung längst abgeschlossen ist, seine Ernährung auf vegan umstellt, als bei einem Kind, das sich noch im Wachstum befindet. Wenn beispielsweise jemand erst mit Ende 50 zum Veganer wird, so wie es bei Dr. Ruediger Dahlke der Fall war, und dann auch noch freudestrahlend verkündet, „es geht", so ist das nicht viel mehr als eine leichtfertige Täuschung sich selbst und dem Publikum gegenüber. Denn in einem derart fortgeschrittenen Alter kann man eigentlich essen, was man will – das hat nicht ähnlich dramatische Auswirkungen wie bei einem Kind. Dann kann man sich vielleicht sogar nur von „Licht" ernähren, wie es manche Menschen bereits gemacht haben – aber mit „Licht" alleine lassen sich ganz sicher keine gesunden Kinder heranziehen. Als Erwachsener kann man auch mal getrost eine längere Fastenperiode einlegen und sich dabei hervorragend fühlen – für Kinder ist das jedoch nicht gerade eine adäquate Methode, um ihre körperliche Entwicklung zu fördern. Streng genommen handelt es sich bei der veganen Ernährung um eine Art Obst-und Gemüse-Fasten. Das kann man sicher mal eine Zeit lang machen – aber ein Leben lang und über mehrere Generationen hinweg? Die wichtigste Zeit im Leben ist die Schwangerschaft, die Kindheit und die Jugendzeit – da werden die Grundlagen für das spätere Erwachsenenleben gelegt. Werden in dieser Zeit Fehler gemacht, so sind sie später kaum noch auszugleichen. Naturvölker waren sich dieser Tatsache noch sehr bewusst. Deshalb gaben sie ihren schwangeren Frauen immer extra Fisch-Portionen oder andere, besonders wertvolle tierische Nahrung.

Bei Veganern haben wir jedoch genau die umgekehrte Situation: Sie probieren, mit einer äußerst minimalistischen Ernährung ihre Kinder großzuziehen. Diese Versuche sind gelinde gesagt Menschenversuche mit ungewissem Ausgang. Und wenn sie ihren Kindern etwas Gutes tun wollen, dann geben sie ihnen Unmengen an Obst und Gemüse – alles Dinge, die die Kinder für ihre körperliche Entwicklung nicht wirklich brauchen. Aber hochwertiges, leicht verwertbares Eiweiß und gesunde, tierische Fette – die eigentlich das Wichtigste sind – werden den armen Kindern aus ideologischen Gründen oder auf Grund von fehlerhaften Informationen vorenthalten.

Miserable Studienergebnisse und ein Positionspapier ohne Relevanz

Aber selbst wenn man die oben genannten Einwände außer Acht lässt, so sind die Ergebnisse bekannter Vegetarier-Studien alles andere als berauschend. Und das, obwohl meistens nur „unechte" Vegetarier als Probanden zur Verfügung standen. Wie wird es dann erst, wenn es mal eine Vegetarier-Studie gibt, mit lauter „echten" Vegetariern? Mir schwant nichts Gutes. Allein das vermurkste Leben meiner Eltern, meiner Geschwister und mein eigenes, hartes Los, inklusive das mehr oder weniger trostlose Vor-sich-hin-Vegetieren meines durch und durch vegetarisch oder vegan lebenden Verwandten- und Bekanntenkreises, gäben genügend Stoff für eine Studie, an deren Ende nur eine ausdrückliche Warnung vor dem Vegetarismus stehen kann!

In Großbritannien hat sich der Vegetarismus schon sehr früh etabliert. Deshalb lohnt es sich, mal einen Blick auf die Vegetarier-Studien zu werfen, die dort gemacht wurden. Drei große Studien sind hier erwähnenswert: die „Health Food Shopper Study", die „Oxford Vegetarian Study" und die „EPIC-Oxford Study". Diese Studien erbrachten folgende Resultate: Die Health Food Shopper Study ergab nach einem Beobachtungszeitraum von 17 Jahren keinen nennenswerten Unterschied in der Gesamtsterblichkeit zwischen Vegetariern und Nicht-Vegetariern. Wie ist das möglich? Wenn die vegetarische Ernährung wirklich so vorteilhaft für die Gesundheit wäre, dann müssten Vegetarier hinsichtlich der Gesamtsterblichkeit deutlich besser abschneiden! Aber auch die Oxford Vegetarian Study ergab keine niedrigere Gesamtsterblichkeit der Vegetarier. Bei Todesfällen nach psychiatrischen und neurologischen Erkrankungen zeigte sich jedoch ein deutlicher Unterschied: Diese waren bei Vegetariern um den Faktor 2,5 erhöht. Die EPIC-Oxford Study mit 56.000 Probanden ergab ebenfalls keinen Unterschied in der Gesamtsterblichkeit zwischen Vegetariern- und Nicht-Vegetariern. Bei Vegetariern war jedoch die Sterblichkeit nach Krebserkrankungen und Schlaganfällen leicht erhöht. [18] Eine Studie von Burr und Sweetnam aus dem Jahre 1982 ergab sogar, dass Vegetarier eine viel höhere Gesamtsterblichkeit aufwiesen als Nicht-Vegetarier, obwohl ihre Rate an Herzerkrankungen etwas niedriger war. [19]

Im Übrigen sollte man die Ergebnisse der bekannten Siebenten-Tags-Adventisten-Studien äußerst skeptisch betrachten. Denn schließlich leben viele Anhänger dieser Glaubensgemeinschaft nicht nur vegetarisch, sondern sie bemühen sich generell um eine gesunde und einfache Lebensführung. Es sind also gleich mehrere Faktoren, die hier zum Tragen kommen. Außerdem lieferten diese Studien zum Teil auch sehr schlechte Ergebnisse, wie zum Beispiel, dass die Abnahme an Brust- und Lungenkrebs durch eine Zunahme bösartiger Tumore der Prostata, der Gebärmutter oder des Gehirns wieder mehr als wettgemacht wurden. [20]

Des Weiteren gibt es eine 21-jährige Follow-up-Vegetarier-Studie am Deutschen Krebsforschungszentrum, deren Ergebnis zu denken geben sollte: Sie ergab, dass Vegetarier eine niedrigere Lebenserwartung haben als Gemischtköstler. [21]

Natürlich lässt sich ein hartgesottener Vegetarier mit solchen schlechten Studienergebnissen nicht von seinem Weg abbringen. „Lieber sterbe ich ein paar Jahre früher, als dass ich für das Leid der Tiere verantwortlich bin", hört man dann häufig als Ausrede. Oder man verweist auf Indien und argumentiert damit, dass die vegetarische Ernährung nicht so falsch sein kann, da sie in Indien weit verbreitet ist. Allerdings ist die Lebenserwartung in Indien nicht sonderlich hoch und es wäre zu einfach, diesen Umstand nur den schlechten hygienischen Verhältnissen und einer mangelnden medizinischen Versorgung zuzuschreiben. Es könnte nämlich durchaus sein, dass die vegetarische Ernährung für die miserable gesundheitliche Verfassung vieler Inder mit verantwortlich ist. Oder anders formuliert: Wäre die vegetarische Ernährung wirklich so gesund, wie es immer noch behauptet wird, dann müssten alle Vegetarier in Indien kerngesund sein und steinalt werden – trotz widriger Lebensumstände! Aber das Gegenteil ist der Fall: Vegetarisch lebende Hindus haben nur eine niedrige Lebenserwartung, was eindeutig daran liegt, dass ihre Nahrung zu wenig tierische Produkte enthält. Dazu passt auch die Beobachtung, dass sie häufig unter einem Vitamin-B_{12}-Mangel leiden und dass die koronare Herzkrankheit in Indien weit verbreitet ist. [22]

Britischen Ärzten fiel schon um das Jahr 1900 auf, dass unter den vegetarisch lebenden Hindus Diabetes wesentlich häufiger auftrat, als unter Christen und Moslems, die ja keine Vegetarier sind. So fand man unter den männlichen Bengalen die höchste Diabetes-Rate, nämlich beachtliche 10 Prozent. Dabei bestand ihre Ernährung größtenteils aus Reis, Mehl und Hülsenfrüchten, welche in den Augen der Vegetarier zu der Kategorie gesunder Lebensmittel gehören.

Zum Vergleich: Unter den 67.000 britischen Beamten und Soldaten, die damals in Indien lebten und ebenfalls keine Vegetarier waren, litten nur 0,1 Prozent unter Diabetes – der Unterschied ist also beträchtlich. [23]

Der letzte vermeintliche Joker, der den Vegetariern und Veganern noch bleibt, ist das Positionspapier der Academy of Nutrition and Dietetics (AND), der Nachfolgeorganisation der American Dietetic Association (ADA). Dieses Positionspapier wird gerade von Veganern gerne zitiert, wenn es darum geht, ihre Ernährungsweise zu rechtfertigen. Allerdings hat dieses Positionspapier herzlich wenig mit einer seriöser Wissenschaft zu tun, sondern es ist vielmehr Ausdruck ganz persönlicher Überzeugungen seiner Autoren in Sachen Ernährung: Reed Mangels, die Autorin der 2009 erschienenen Neuauflage dieses Positionspapiers, ist nämlich nicht nur Diätassistentin, sondern auch eine bekannte Aktivistin des Veganismus. Der Co-Autor dieser Neuauflage, Winston Craig, ist ein vegetarisch lebender Siebenten-Tags-Adventist. Bei dem älteren, im Jahre 2003 erschienenen Positionspapier der ADA sieht es nicht viel besser aus: Alle drei Autoren dieser Ausgabe sind ethisch motivierte Veganer! [24]

Diese auffällige Häufung an Veganern und Vegetariern unter den Autoren der ADA machte Tasha, eine Ex-Veganerin, äußerst stutzig. Daraufhin nahm sie sämtliche Positionspapiere der ADA bezüglich vegetarischer Ernährung unter die Lupe und machte die erstaunliche Entdeckung, dass – bis auf eine Ausnahme – alle

Autoren dieser Positionspapiere bis zurück in das Jahr 1988 entweder Vegetarier oder Veganer waren. Als Tasha bei der ADA nachfragte, warum das so sei, bekam sie die lapidare Antwort, dass man Vegetarier und Veganer als Autoren bevorzuge, weil diese sich mit ihrer Ernährung am besten auskennen würden. Das muss man sich mal vor Augen halten: Um ihre Ernährung zu rechtfertigen, bemühen Veganer ein Positionspapier, das von Personen aus ihren eigenen Reihen verfasst wurde! Dass darunter die Objektivität leidet, das sollte eigentlich einleuchtend sein, da ein ethisch motivierter Veganer nicht unbefangen an die Sache herangehen kann.

Aber es gibt noch einen anderen Grund, weshalb das Positionspapier der AND über vegetarische Ernährungsformen sein Papier nicht wert ist: Zahlreiche Lebensmittelkonzerne beglücken die AND mit horrenden Spendengeldern, darunter so bekannte Namen wie Monsanto, Procter and Gamble, Coca Cola, Weight Watchers, Kellogg's etc. Es ist sogar so, dass diese Spendengelder zum Teil zweckgebunden dazu verwendet werden, die Positionspapiere der AND zu finanzieren. Bei den von der AND herausgegebenen Positionspapieren (nicht nur hinsichtlich einer vegetarischen und veganen Ernährung) handelt es sich also in Wirklichkeit um Auftragsarbeiten seitens der Lebensmittelkonzerne.

So ist es kein Wunder, dass darin der gleiche Unsinn verbreitet wird, wie man ihn auch von den Mainstream-Medien unablässig vorgesetzt bekommt, zum Beispiel dass gesättigte Fette krank machen würden oder dass eine cholesterinarme Ernährung vorteilhaft für die Gesundheit wäre. [25]

Falls Sie das noch nicht bemerkt haben sollten: Eine vegetarische oder vegane Ernährung deckt sich ganz mit den Wirtschaftsinteressen der Lebensmittelkonzerne, wie etwa dem Verkauf von Sojaprodukten, Margarine, fettarmen Light-Produkten, Nahrungsergänzungsmitteln, veganem Designer Food, Frühstückscerealien etc.

Abschließend noch ein paar Details zu der „Aussteigerin" Tasha: Sie wuchs in Saudi Arabien auf und ging später nach Amerika und England, um dort ihren Schulabschluss zu machen und um zu studieren. Tasha ist eine bekannte Frauenrechtlerin und setzt sich u. a. für das Recht auf Nahrung ein. So war es naheliegend, dass sie 2007 zu einer engagierten Veganerin wurde. Allerdings ging es mit ihrer Gesundheit rapide bergab, sie fühlte sich bald nur noch schwach und elend und kein Arzt konnte ihr helfen.

Als sie notgedrungen nach drei Jahren wieder zu einer omnivoren Mischkost überging, dauerte es keine zwei Monate, bis sie sich wieder so kräftig und energiegeladen fühlte wie vor ihrer veganen Zeit. Also ist der Ausspruch „Fleisch gibt Kraft" gar nicht so verkehrt. Nur warum das so ist, das können Veganer nicht verstehen, weil sie in ihrem Denken zu sehr auf Vitamine und Nährstoffe fixiert sind. Vitamine und Nährstoffe – egal ob pflanzlichen oder tierischen Ursprungs – geben keine Kraft, und wenn man sich noch so viel davon einverleibt.

Was unserem Körper Kraft gibt, das ist eine gute Mischung aus Eiweiß und Fett – und daran hapert es in der veganen Küche am meisten. 2010 distanzierte sich Tasha aus gesundheitlichen Gründen öffentlich vom Veganismus. Mehr dazu findet man auf ihrer Homepage „Let Them Eat Meat". Daraufhin wurde sie mit den übelsten Verleumdungen überschüttet. Hacker versuchten ihre Internet-Seiten lahmzulegen und sie bekam sogar Morddrohungen. Morddrohungen von Veganern? Da sieht man, wie verlogen es ist, was diese Leute machen.

Machen Sie sich doch mal die Mühe und betrachten Sie auf der Homepage von Tasha die Bilder von Winston Craig und Reed Mangels, was das für armselige Kreaturen sind: vorzeitig gealtert, deformiert und degeneriert. Und solche Leute wollen mir etwas über gesunde Ernährung erzählen? Wie peinlich, kann ich da nur sagen. Beachtenswert ist auch das Foto von Tasha: Sie ist eine außerordentlich hübsche und gut aussehende

Frau – da könnte sich manch eine Veganerin eine Scheibe abschneiden. Das äußere Erscheinungsbild eines Menschen sagt
eben viel mehr über seine gesundheitliche Verfassung aus als irgendwelche ominösen Blutwerte. Fleisch essen macht schön und
hält jung, man sieht es bei Tasha!

Vegetarier sind gesünder als Gemischtköstler.

Das ist nicht viel mehr als eine trügerische Selbsttäuschung. Und wenn dem so wäre, dann läge das ohnehin nicht an ihrem Fleischverzicht, sondern vielmehr daran, dass Vegetarier generell achtsamer mit ihrem Leben umgehen. Dazu gehört zum Beispiel, dass sie weniger rauchen, keinen Alkohol trinken und sich mehr bewegen. Hinzu kommt, dass Vegetarier gerne meditieren oder Yoga machen, was sich sicherlich auch vorteilhaft auf ihre Gesundheit auswirkt. Wie will man also beweisen, dass ihr Fleischverzicht mehr zu ihrem Wohlbefinden beiträgt als ihr allgemeiner Lebensstil? Es könnte nämlich durchaus auch umgekehrt sein: Die gesundheitlichen Nachteile einer fleischfreien Kost können durch die zahlreichen Aktivitäten der Vegetarier, die sie ihrem Wohlergehen widmen, geschickt kaschiert werden. Oder anders formuliert: Vielleicht beschäftigen sich Vegetarier auch deshalb so intensiv mit gesundheitlichen Fragen, weil es ihnen in Wirklichkeit nicht sonderlich gut geht?

Nahrung als Heilmittel

Blättert man sich durch die einschlägigen Zeitschriften, die in Vegetarier-Kreisen so gelesen werden, dann fällt auf: Das Thema Heilung nimmt dort einen breiten Raum ein. Das passt irgendwie nicht so richtig zum Bild des gesunden, robusten Vegetariers. Alle sind mehr oder weniger auf der Suche nach dem ultimativen „Wundermittel", das sie wieder auf die Beine bringt oder zumindest ihre Belastbarkeit im Alltag erhöht. Alternative Heilmethoden wie z. B. Energie-Heilung, spirituelles Heilen, Leberreinigung oder das Lösen von Energieblockaden sind in Vegetarier-Kreisen ein regelrechter Boom geworden, was doch ein Indiz dafür ist, dass es um die gesundheitliche Verfassung der Vegetarier nicht so gut bestellt ist, wie es immer noch behauptet wird. Andernfalls würden sie sich nämlich mehr mit anderen Themen beschäftigen.

Dass die gesundheitlichen Probleme vieler Vegetarier auch von ihrer Ernährungsweise verursacht sein könnten – auf diese Idee kommt keiner, da die ständige pro-vegetarische Propaganda diese Möglichkeit erst gar nicht zulässt. Und wenn man sich schon mit dem Thema Heilung beschäftigt, warum nicht auch mal die Möglichkeit in Betracht ziehen, seine Nahrung gezielt therapeutisch einzusetzen? Aber eben nicht nur einzelne Vitamine oder Nährstoffe, wie es heute leider zur Unsitte geworden ist, sondern die Nahrung in ihrer Gesamtheit!

„Lasst eure Nahrung eure Heilmittel sein", hieß es mal vor langer Zeit. Aber wie soll das gehen, wenn diese sich hauptsächlich aus Zellulose und Kohlenhydraten zusammensetzt, so wie es bei der vegetarischen Kost der Fall ist? Zellulose kann unser Körper nicht verdauen und Kohlenhydrate haben keinerlei gesundheitlichen Wert. Besser geeignet wäre eine fett- und proteinreiche Nahrung, da sie am ehesten den Bedürfnissen unseres Körpers gerecht wird. Ich kann das aus eigener Erfahrung nur bestätigen. Für mich sind vegetarische Kostformen nicht nur lebensgefährlich, weil mein lädiertes Verdauungssystem diese gar nicht verwerten kann, sondern ich hätte niemals solche unglaublichen gesundheitlichen Fortschritte gemacht, wenn ich daran festgehalten hätte. Fleisch enthält eigentlich alles, was unser Körper braucht (bis auf Vitamin C). Gemüse, Obst, Salat, Kuchen, Kartoffeln, Cornflakes, Müsli und Nudeln – also das, was eine vegetarische Ernährung im Wesentlichen ausmacht – sind hingegen alles Dinge, die er nicht braucht.

Dass der Fleischverzehr aggressiv machen würde, also sozusagen unseren Charakter „verderben" würde, ist ohnehin eines der abenteuerlichsten Märchen in Sachen Ernährung: Angeblich werden im Gewebe der Tiere negative Emotionen gespeichert, welche wir dann mitessen. Aber haben Sie schon mal beobachtet, wie grausam das Martyrium ist, das eine Maus durchmachen muss, nachdem sie von einer Katze gefangen wurde? Sie wird ja in aller Regel nicht sofort gefressen, sondern die Katze macht sich einen Spaß daraus, ihr Opfer regelrecht zu Tode zu quälen. Das kann unter Umständen sehr lange dauern, eine Viertelstunde ist da keine Seltenheit. Zeit genug, dass eine Maus mit ihren Angst- und Stresshormonen ihren eigenen Körper vergiftet, oder etwa doch nicht? Denn ist Ihnen schon mal eine aggressive Katze über den Weg gelaufen? Ehrlich gesagt – mir nicht. Im Gegenteil: Wenn eine Katze aus unserem Dorf sich schnurrend an meine Hosenbeine schmiegt, dann hat man nicht den Eindruck, dass es sich dabei um ein Raubtier handeln könnte, so sanftmütig ist ihr Wesen. Was mir allerdings schon häufiger begegnet ist, das sind äußerst aggressive Veganer: Man braucht ja nur ein bisschen seinen Mund aufzumachen und sich skeptisch über den Veganismus zu äußern, dann dauert es meistens nicht lange, bis sie ausfällig werden und einem an den Kragen gehen. Wenn also etwas aggressiv macht, dann ist es die vegane Ernährung, was sich auch ganz leicht wissenschaftlich belegen lässt (siehe Kapitel 8 und 12).

Kranke Vegetarier

Interessanterweise bekommen Vegetarier die gleichen Krankheiten, unter denen auch die Gemischtköstler leiden. Der Unterschied ist nur, dass sie dafür andere Ursachen verantwortlich machen. Das geht zuweilen schon so weit, dass man die Schuld dem Karma zuschiebt, wenn ein Vegetarier vorzeitig ins Gras beißt. So nach dem Motto, dass es eben sein „Schicksal" war, wenn er verfrüht das Zeitliche segnet. Da wir aber gar nicht wissen können, wie nun tatsächlich die Bestimmung für unser Erdenleben aussieht, kann dieser Begriff leicht missbraucht werden, um im Nachhinein von unserer eigenen Verantwortung im Hier und Jetzt abzulenken.

Nach meiner Beobachtung treten klassische Zivilisationsleiden wie Herzinfarkt, Schlaganfall und Tumorerkrankungen unter langjährigen Veganern sogar besonders gehäuft auf, was eine Bestätigung meiner These ist, dass die vegane Ernährung im Grunde nur noch eine Steigerung ist von dem, was auch die Gemischtköstler falsch machen. Dafür spricht auch die Tatsache, dass weit verbreitete, degenerative Erkrankungen wie zum Beispiel Karies oder Osteoporose auch nicht vor Vegetariern und Veganern haltmachen – von einer gesundheitlichen Revolution also keine Spur!

Das Fatale am Vegetarismus ist, dass auf der einen Seite immer mehr Menschen zu einer vegetarischen oder gar veganen Ernährung übergehen und auf der anderen Seite seine Anhänger wegsterben wie die Fliegen, um es mal etwas überspitzt auszudrücken – und von keiner Institution, keiner Behörde wird das registriert, geschweige denn dass die Öffentlichkeit davon erfährt. Kommt es in einer Vegetarier- oder Veganer-Familie zu einer ernsthaften Erkrankung oder zu einem tragischen Todesfall, dann wird das ganz sicher nicht an die große Glocke gehängt, denn wer outet sich schon freiwillig, wenn er damit die Grundfeste seiner Ernährungsideologie erschüttert? Ganz sicher nicht die Anhänger einer religiösen Ernährungs-Sekte. Man findet sich einfach damit ab, denn das Wichtigste ist nun mal die Bewahrung des eigenen Weltbildes. Und anscheinend bin ich der Einzige, der sich über diese Täuschung der Öffentlichkeit empört. Außerdem fehlt Vegetariern und Veganern meistens das nötige Hintergrundwissen, um überhaupt zu verstehen, weshalb sie sich mit ihrem „Pflanzenesser-Wahn" ins eigene Fleisch schneiden.

Eine bleibende Erinnerung meiner Kindheit ist, dass meine Mutter ständig über Rückenschmerzen klagte und dass sie immer wieder von Migräne-Attacken heimgesucht wurde. Wie das mit ihrer vegetarischen Ernährung zusammenhängt, wird im Laufe meiner Ausführungen hoffentlich klar werden. Als meine Mutter Ende 50 war, konnte sie sich vor Rückenschmerzen kaum noch bewegen. Nun ist sie gerade mal 70 Jahre alt und hat geistig und körperlich so sehr abgebaut, dass man meinen könnte, sie wäre schon über 90. Und bei der Knochendichte hat sie einen der schlechtesten Werte, den man überhaupt haben kann. Wenn das keine Langzeitschäden des Vegetarismus sind, was denn dann? Schauen Sie sich doch mal ältere Damen an, die mit über 90 noch geistig und körperlich fit sind – keine von ihnen ist vegetarisch aufgewachsen!

Eine andere bleibende Erinnerung meiner Kindheit ist das Phänomen, dass sich mein Vater nach jeder Mahlzeit hinlegen musste, weil seine Lebenskräfte durch die vegetarische Ernährung zu sehr beeinträchtigt wurden. Damals habe ich diesen Zusammenhang natürlich noch nicht gesehen. Aber mein Vater tat mir immer leid, weil mein Instinkt mir schon früh sagte, dass da irgendetwas nicht stimmte. Und an seiner Ernährung hat sich bis heute leider nichts geändert. Er könnte es im Leben viel leichter haben, wenn er ernährungsmäßig nicht so falsch läge.

Ich selbst litt als Kind unter Rachitis, Knickfüßen und unter Knochenerweichung (Osteomalazie), die auch heute noch immer wieder auftritt, wenn ich inkonsequent werde, sprich meinen Körper mit zu viel Pflanzenkost malträtiere. Als junger Erwachsener musste ich mindestens zweimal pro Jahr zum Osteopathen gehen, damit er meine Halswirbel-Blockade, von der ich damals regelmäßig heimgesucht wurde, wieder löste. Das ist Gott sei Dank heute nicht mehr notwendig, aufgrund meiner fleischlastigen Paleo-Diät.

Allgemein kann man sagen, dass ich ein Kind war, das einfach immer älter wurde – von einer Pubertät mit einem ordentlichen Stimmbruch und „Mannwerdung" keine Spur, was eigentlich auch logisch ist: Aus Gemüse, Soja und Müsli entwickeln sich keine „echten" Männer, wie soll das denn gehen? Dazu braucht es Fleisch, Fleisch und noch mal Fleisch. Anfangs fand ich das noch lustig, weil ich immer viel jünger – eben sehr kindlich – aussah, als ich wirklich war. Bis ich endlich verstand, dass da etwas gehörig schiefläuft in meinem Leben, war ich schon Anfang 30 – und es war schon fast zu spät.

Es weiß eigentlich niemand, wie sehr ich in meinem Leben gelitten habe und wie groß meine Not war, weil bei mir einfach gar nichts ging. Wenn man beruflich nie über einen „Hilfsarbeiter-Status" hinauskommt, nur weil der Körper nicht mitmacht, ist das hart. Irgendwann hatte ich keine andere Wahl mehr, als auf die Notbremse zu treten und diesen ganzen Pflanzenesser-Irrsinn über Bord zu werfen.

Ob eine Ernährung wirklich gesund ist oder nicht, das zeigt sich also erst im Alter oder bei den Nachkommen. Das Problem ist nur, dass der Mensch kaum in der Lage ist, größere Zeiträume zu überblicken und aus langfristigen Entwicklungen die richtigen Schlüsse zu ziehen. Erschwerend kommt hinzu, dass von dem intuitiven Gespür unserer Vorfahren, was gesund ist und was nicht, nicht mehr viel übrig geblieben ist. Stattdessen hat sich in unserer intellektuellen, kopflastigen Gesellschaft ein Pseudowissen breitgemacht, das immer nur einzelne Aspekte herausgreift, während der Blick für das Ganze verloren ging.

Das zeigt sich dann auch in den Ernährungsempfehlungen, wie sie seitens der Vegetarier und Veganer verbreitet werden. Dort heißt es zum Beispiel immer wieder, dass Kalzium und Vitamin D gut für die Knochen sind. Das ist schon richtig, aber Kalzium und Vitamin D alleine machen noch keine gesunden Knochen. Es gibt noch andere, viel wichtigere Faktoren, von denen unsere Knochengesundheit abhängig ist – und die findet man in keiner Ernährungstabelle! Dazu gehören neben den gesättigten Fetten und dem Wachstumshormon (STH) bei Kindern auch die Sexualhormone, das Vitamin K_2 und eine proteinreiche Nahrung, vor allem diejenige, die viel Kollagen enthält. Denn die Knochenmatrix, also die Struktur, die unseren Knochen erst die richtige Form und Stabilität verleiht, besteht aus max. 65 Prozent anorganischen Substanzen wie etwa Kalziumkarbonat und zu 35 Prozent aus organischem Material. Letzteres besteht wiederum aus 90 Prozent Kollagen, den Rest machen andere Proteine aus.

Somit dürfte klar sein, dass eine fett-, kollagen- und proteinarme Ernährung, die ja fast gleichbedeutend ist mit einer vegetarischen oder veganen Ernährung, zwangsläufig zu einer Verschlechterung der Knochenqualität führen muss, und wenn man sich noch so viel Kalzium und Vitamin D einverleibt. Das bringt überhaupt nichts, wie übrigens zahlreiche Studien ergeben haben. Hinzu kommt, dass ein hoher Konsum an Kohlenhydraten zu einem Verlust an Knochensubstanz führt, sodass die Knochen mit der Zeit porös werden. Wie das genau zusammenhängt, erfahren Sie in Kapitel 6! Eine vegetarische Ernährung, basierend auf Gemüse, Kartoffeln, Nudeln, Getreide und Müsli ist also für die Knochengesundheit gleich in mehrfacher Hinsicht denkbar ungünstig.

Eine verhängnisvolle Fehlentwicklung

Die beängstigende Zunahme an degenerativen Knochenerkrankungen im Alter ist aber nur eine der negativen Seiten. Eine andere ist die zurückgebliebene Knochenentwicklung unserer Nachkommen, wie sie immer häufiger zu beobachten ist. Sie kann man u. a. daran erkennen, dass heutzutage immer mehr Kinder eine Zahnspange tragen müssen – und zwar sowohl unter Vegetariern als auch unter Gemischtköstlern. Wenn es aber bei Kindern vermehrt zu Fehlstellungen der Zähne kommt, weil in Folge mangelhafter Knochenausbildung zu wenig Platz für die Zähne im Kiefer vorhanden ist, dann sollte man sich nicht wundern, wenn es auch im Alter vermehrt zu Erkrankungen der Knochen und Gelenke kommt!

Dass diese Schlussfolgerung nicht an Haaren herbeigezogen ist, das hat mir meine eigene Erfahrung gezeigt: Als Kind musste ich jahrelang eine Zahnspange tragen, ohne dass das irgendwie einen nennenswerten Erfolg gehabt hätte. Erst seit ich meine Ernährung umgestellt habe, sprich mich hauptsächlich von Eiweiß und Fett ernähre, stelle ich mit Erstaunen fest, dass sogar meine Kieferknochen noch an Substanz gewinnen und größer werden, und das, obwohl ich längst erwachsen bin. Aber nicht nur mein Kiefer ist noch am Wachsen, sondern alles wächst, was noch wachsen kann. So hatte ich beispielsweise lange Zeit nur Schuhgröße 41, nun habe ich plötzlich Schuhgröße 44, was eben zeigt, wie schwerwiegend die Fehlernährung in meiner Kindheit war und wie gut es meinem Körper tut, wenn er endlich die Nahrung bekommt, für die er geschaffen ist!

Machen Sie sich doch mal die Mühe und betrachten Sie die Hände älterer Menschen, welche so 70 bis 90 Jahre alt sind, etwas genauer. Das kann man zum Beispiel beim Einkaufen gut machen: Wenn die alten Damen am Bezahlen sind, dann schauen Sie nicht auf das Geld in ihren Händen, sondern studieren Sie lieber die Größe, die Form und die Beschaffenheit ihrer Hände. Es fällt nämlich auf, dass ältere Damen (und Herren) regelrechte Pranken haben, mit kräftigen, gut ausgebildeten Knochen und riesengroßen Fingernägeln. Dann vergleichen Sie damit die Hände junger Erwachsener, zum Beispiel in einer Mensa: Man sieht immer häufiger nur noch schwach ausgebildete Hände und Finger.

Nun fragen Sie sich doch mal: Mit was ist diese ältere Generation groß geworden? Es mag vielleicht sein, dass es damals außer dem Sonntagsbraten nicht viel Fleisch zu essen gab, aber es wurden auch nicht Unmengen an übersüßten Müslis, gezuckerten Cornflakes und Kuchen verspeist, wie es heute schon fast zur Normalität geworden ist. Was damals noch wesentlich mehr verzehrt wurde als heutzutage, das sind fettreiche, tierische Produkte wie z. B. Butter, Eier, Speck, Salami und Leberwurst – daher die riesigen Pranken älterer Menschen. Die genauen Zusammenhänge werde ich in Kapitel 8 und in Kapitel 12 erläutern. Bei mir war die Entwicklung meiner Hände derart zurückgeblieben, dass mit zunehmendem Alter jegliche manuelle Tätigkeit zur Qual wurde, wobei man nicht gerade von „Alter" reden kann, wenn man gerade mal 30 Jahre alt ist.

Das Gleiche gilt für die Gesichtszüge: Vegetarier-Kinder, aber auch immer mehr „normal" ernährte Kinder und junge Erwachsene weisen immer häufiger sehr kindliche Gesichtszüge auf, erkennbar zum Beispiel an einer Stupsnase oder an einem eher rundlichen Gesicht, aber nicht, weil sich da eine „zarte Seele" inkarniert hat, wie es ihre Eltern vielleicht vermuten würden, sondern weil infolge einer Fehlernährung die Ausbildung des gesamten Skeletts nur noch unvollständig stattfindet.

Menschen mit markanten Gesichtszügen werden hingegen immer seltener. Man findet solche Leute eher noch in Osteuropa, in Rumänien oder Russland, besonders wenn sie auf dem Land aufgewachsen sind, weil dort die Ernährung noch nicht ganz so verdorben ist wie bei uns im Westen. Neulich lernte ich eine Studentin aus Russland kennen, aufgewachsen im tiefsten Sibirien, und ich war echt erstaunt darüber, was für ein schönes, breites und gut ausgebildetes Gebiss sie hatte – so etwas sieht man bei uns kaum noch. Lohnenswert wäre sicher auch mal die Betrachtung von Bildern aus der Zeit nach dem Zweiten Weltkrieg, zum Beispiel von Studenten: Achten Sie genau auf deren Statur, Gesichtszüge und Körperbau – dann sehen sie den Unterschied. Natürlich gibt es auch Ausnahmen, sprich je nach Konstitution, Erbanlagen und Vorgeschichte findet man auch heute noch stattliche junge Erwachsene mit gut ausgebildeten Knochen, aber es werden definitiv immer weniger. Dafür spricht auch die Tatsache, dass der Mensch mit der Einführung des Ackerbaus vor rund 12.000 Jahren gut 15 Zentimeter kleiner wurde als seine steinzeitlichen Vorfahren, die sich ja hauptsächlich von tierischer Nahrung ernährt hatten. [26]

Bereits Dr. Vogel hat sich in seinem erfolgreichen Naturheilkunde-Ratgeber „Der kleine Doktor" für die vegetarische Ernährung ausgesprochen. Dessen Erstausgabe erschien 1952 und wurde inzwischen millionenfach verkauft. Es ist eine Goldgrube für alle diejenigen, die sich für Kräuterheilkunde interessieren. Allerdings werden darin die gleichen Ernährungsmythen heruntergebetet, an die die Vegetarier bis heute glauben, nämlich, dass man mittels Vollkornprodukten und viel Obst und Gemüse seine Gesundheit erhalten könne. Zudem erwähnt Dr. Vogel so nebenbei, dass Vegetarier-Kinder im Vergleich zu „normal" ernährten Kindern eher kleinwüchsig sind, was ihn offenbar nicht sonderlich stört. Aber ist Kleinwüchsigkeit nicht auch ein Zeichen von Unterernährung? Und wenn durch eine vegetarische Ernährung bei den Nachkommen das Skelett kleiner wird, schrumpft dann nicht auch unser Gehirn?

Jeder, der sich ein bisschen mit Gartenbau auskennt, wird bestätigen können, dass Pflanzen auch nicht immer gleich wachsen: Je nach Sonneneinstrahlung, Bodenqualität und Düngung gedeihen sie mal besser, mal schlechter. Genauso ist es beim Menschen: Er gedeiht mit tierischer Nahrung einfach besser! Vegetarier-Kinder hingegen gedeihen nicht nur schlechter, sondern sie altern auch noch schneller. Das merkt man ihnen natürlich nicht an, solange sie noch jung sind und sich im Wachstum befinden. Das zeigt sich erst dann, wenn es auf die 40 oder 50 zugeht. Doch dann ist es meistens zu spät, um noch korrigierend einzugreifen, und viele können nicht verstehen, wo ihre gesundheitlichen Probleme plötzlich alle herkommen. Gehen sie doch mal in einen veganen Supermarkt und betrachten Sie in aller Ruhe das Klientel, das dort ein- und ausgeht: Nirgendwo trifft man auf so viele kleinwüchsige Menschen wie in einem veganen Supermarkt. Zudem sind die meisten von ihnen Brillenträger, was ja auch eine Art Degeneration ist. Oder haben Sie schon mal einen Gorilla mit Brille gesehen? Außerdem schlappern bei manchen schon die Hosen vor lauter Unterernährung, oder sie sind fett und kugelrund. Gut aussehende, stattliche Menschen muss man in einem veganen Supermarkt mit der Lupe suchen, und wenn man auf welche trifft, dann sind es mit Sicherheit keine „echten" Veganer, sondern Gelegenheitseinkäufer oder eben solche Halunken, die sich erst seit zwei oder drei Jahren vegan ernähren. Auffallend auch der eher farblose, gelbgraue Teint vieler Veganer, was deutlich zeigt, dass diese Leute komplett falsch ernährt sind. Es liegt also auf der Hand, dass man den Anteil an pflanzlicher Nahrung nicht beliebig ausdehnen kann, ohne nicht dafür gesundheitlich büßen zu müssen.

Ein beliebtes Vegetarier-Argument ist, zu sagen, dass es schon immer Vegetarier gab, die sehr alt wurden. Das ist schon richtig, aber es handelt sich hierbei ausnahmslos um Menschen, die bereits vor dem Zweiten Weltkrieg oder noch früher geboren wurden. Diese Menschen sind jedoch nicht wegen ihrer vegetarischen Ernährung so alt geworden – sondern trotz ihrer vegetarischen Ernährung! Denn diese Vorkriegs-Generation profitierte noch von einem robusten Erbgut, sodass sie quasi essen konnte, was sie wollte, ohne dass dramatische gesundheitliche Probleme auftraten. Außerdem gab es auch zahlreiche Nicht-Vegetarier, die Anfang des 20. Jahrhunderts zur Welt kamen und steinalt wurden, was zeigt, dass es eben keiner vegetarischen Ernährung bedarf, um ein hohes Alter zu erreichen!

Heutzutage wird es hingegen immer schwieriger, bei bester Gesundheit noch sehr alt zu werden – selbst dann, wenn man es mit einer vegetarischen Ernährung versucht. Der Grund ist der, dass wir mit einer schleichenden Degeneration konfrontiert sind, welche von Generation zu Generation immer weiter zunimmt. Und diese kann man nicht einfach den Umwelteinflüssen in die Schuhe schieben, denn sonst müsste auch bei wild lebenden Tieren ein ähnlich stark ausgeprägter gesundheitlicher Verfall zu verzeichnen sein, was er aber nicht ist. Dass die Ernährung für den zunehmenden Verfall der ausschlaggebende Faktor ist, das sollte eigentlich einleuchtend sein. Aber dass gerade die vegetarische Ernährung nicht nur ungeeignet ist, diese Degeneration aufzuhalten, sondern diese erst recht noch beschleunigt – das dürfte für viele neu sein. Warum sie das tut, werde ich später erläutern.

Wer viel Obst und Gemüse isst, lebt gesund.

—

Für mich ist unverständlich, wie aus einer simplen Ernährungsempfehlung ein regelrechter Kult entstehen konnte, zumal es wissenschaftlich gar nicht erwiesen ist, dass ein hoher Verzehr an Obst und Gemüse irgendwelche Vorteile mit sich bringt. Es werden einfach Hypothesen verbreitet und alle stürzen sich auf die Obst- und Gemüseregale, in der Hoffnung, möglichst viele von diesen „Wunderpflanzen" für sich zu ergattern. Und falls es in Wissenschaftskreisen zu einer Korrektur dieser Einschätzung kommt, dann erfährt die Öffentlichkeit nichts davon, denn womit soll man die Bevölkerung dann noch bei der Stange halten? Man bräuchte ja auch eine Alternative, was man ihr stattdessen empfehlen könnte, doch diese hat man nicht. Ich habe eine Alternative gefunden und werde in diesem Buch versuchen, sie Ihnen peu à peu schmackhaft zu machen.

Übertriebener Eifer

Unter Vegetariern hat die Vergötterung von Obst und Gemüse schon groteske Züge angenommen, so als hätte es irgendwelche magischen Heilkräfte. Vermutlich wird es nicht mehr lange dauern, bis sie dafür ihren ersten Gebetstempel errichten. Ich habe schon einen Vegetarier erlebt, wie er freudestrahlend eine Karotte in die Höhe hielt und mit Inbrunst verkündete: „Voller Vitamine!" Das mag ja sein, aber dass diese Nährstoffe für unseren Organismus vergleichsweise schwer assimilierbar sind, das steht auf einem anderen Blatt.

Früher hat der Mensch noch die Tiere verehrt, erkennbar an den Höhlenmalereien unserer Vorfahren, deren Motive oft prächtige Tieren waren. Diese Malereien wurden sicher nicht angefertigt, um sich daran einfach nur zu ergötzen, sondern weil unseren Vorfahren noch bewusst war, wie sehr unser Leben auf Gedeih und Verderb vom Tier abhängig ist. Daran hat sich bis heute nichts geändert, nur ist das Bewusstsein dafür verloren gegangen. Wie sehr sich doch die Zeiten ändern. Für meine Begriffe läuft da etwas gehörig aus dem Ruder.

Dr. med. Ernst Walter Henrich gibt auf seiner ProVegan-Homepage vor, dass seine Ansichten in Sachen Ernährung auf einer soliden wissenschaftlichen Basis stehen würden. Dann schreibt er allerdings, dass wir doch alle die Empfehlungen aus der Presse kennen, mehr Obst und Gemüse zu verzehren und weniger Fleisch. Aber seit wann kann man sich in Ernährungsfragen auf die Presse verlassen? Die Presse hatte schon immer die Tendenz, zweifelhafte Informationen so aufzubauschen, dass sie zu einem Renner werden – davon lebt ja die Presse. Man bräuchte nur mal eins und eins zusammenzählen, um zu erkennen, dass Ernährungsempfehlungen seitens der Massenmedien nicht viel taugen. Denn was hat der Fleischkonsum mit dem Verzehr von Obst und Gemüse zu tun? Antwort: nichts, aber auch rein gar nichts! Obst besteht hauptsächlich aus Wasser und Gemüse aus unverdaulicher Zellulose – folglich ist beides völlig ungeeignet, um Fleisch in irgendeiner Weise zu ersetzen. Wer dennoch propagiert, zugunsten von Obst und Gemüse weniger Fleisch zu verzehren, nimmt billigend in Kauf, dass wir Mangelerscheinungen bekommen.

Vor lauter Besessenheit, mit ihrem übertriebenen Obst- und Gemüseverzehr gegen mögliche Zivilisationsleiden vorzubeugen, merken Vegetarier gar nicht, dass ihnen dieser mehr Schaden als Nutzen bringt. Allein die Tatsache, dass unser Magen nicht beliebig viel Nahrung aufnehmen kann, sollte zu denken geben. Denn mit jedem Teller Gemüse, den wir uns einverleiben, fehlt es logischerweise an Eiweiß und Fett, die beide für unseren Körper viel wichtiger sind. Nur weil man im Gemüse ein paar Stoffe gefunden hat, die angeblich vor diversen Krankheiten schützen sollen, kann man doch nicht hergehen und sich den ganzen Tag den Bauch mit Gemüse vollschlagen, was soll denn das? „Viel hilft viel" ist nicht immer die beste Strategie, besonders dann nicht, wenn es sich um an sich wertlose Nahrungsmittel wie Gemüse handelt. Aber das kommt halt von unserem stofflichen Denken, womit wir uns den Blick verbauen für andere Faktoren, die viel wichtiger sind.

Und hinsichtlich des Obstkonsums wäre es ratsam, mal ein bisschen zu differenzieren: Die meisten Obstsorten, die wir heute im Supermarkt oder auch im Bioladen kaufen können, sind von Menschenhand gemachtes Obst. Dieses hat jedoch den Nachteil, dass sein Zuckergehalt im Vergleich zu den ursprünglichen, wilden Obstsorten viel zu hoch ist. Man denke nur mal an Bananen oder Erdbeeren, mit denen unsere armen Kinder ständig vollgestopft werden. Essen sie doch mal im Vergleich dazu eine wilde Erdbeere oder eine wilde Banane – dann schmecken Sie den Unterschied!

Fruchtzucker macht krank

Bei der Züchtung unserer neuzeitlichen Obstsorten wurde auf alles Mögliche geachtet wie etwa auf Größe und makelloses Aussehen – nur nicht auf den Zuckergehalt. Dieser erhöhte sich dramatisch, während vermeintlich unliebsame Eigenschaften, wie z. B. Bitterstoffe, einfach weggezüchtet wurden. Aber gerade Fruchtzucker (Fruktose) ist von allen Zuckerarten mit Abstand am schädlichsten, weil er u. a. die Eigenschaft hat, die Blutfettwerte zu erhöhen, wie Prof. John Yudkin bereits 1972 nachgewiesen hat. [27]

Der Grund ist der, dass Fruchtzucker nicht auf die gleiche Weise verstoffwechselt wird wie Traubenzucker (Glukose), weil er nicht auf Insulin anspricht. Folglich bleibt unserem Körper nichts anderes übrig, als ihn über die Leber zu verarbeiten und wieder auszuscheiden. Dadurch erhöhen sich die Blutfettwerte und als Abfallprodukt entsteht sogar Harnsäure. Es sind also nicht die tierischen Produkte, die die Blutfettwerte ansteigen lassen und unseren Organismus mit Harnsäure belasten, wie Vegetarier fälschlicherweise glauben, sondern es ist gerade das von ihnen hochgelobte, meist viel zu süße Obst.

Fruchtzucker kann sogar die Blutgefäße schädigen, weil er viel schneller mit Proteinen reagiert als Traubenzucker – deshalb muss er von unserem Körper so rasch wie möglich ausgeschieden werden. Das führt jedoch zu einer enormen Belastung der Leber: Eine hohe Fruchtzucker-Aufnahme mit der Nahrung ist in ihrer Schädlichkeit für die Leber mit einem hohen Alkoholkonsum vergleichbar! Sie kann sogar zu einer nicht-alkoholischen Fettleber führen – vielleicht daher der eher gelbliche Teint vieler langjähriger Vegetarier und Veganer? Außerdem erhöht sich durch sie die Insulin-Resistenz. Laut Professor Richard J. Johnson indizieren folgende Krankheiten einen hohen Konsum an Fruchtzucker: Leberleiden, Nierenleiden und Typ-2-Diabetes. [28] Professor Lustig hat gezeigt, dass alle Merkmale des Metabolischen Syndroms, sprich Fettleibigkeit, Typ-2-Diabetes, schlechte Blutfettwerte, Bluthochdruck und Herz- und Kreislauferkrankungen, von Zucker verursacht werden, wobei, wie schon gesagt, Fruchtzucker noch viel schädlicher ist als Traubenzucker. [29]

Abgesehen von Honig oder Ahornsirup sind Früchte die einzige natürliche Quelle von Fruchtzucker – daher auch der Name. Ansonsten kommt Fruchtzucker vor allem im Haushaltszucker oder Maissirup vor, den man auch als Fruktose-Glukose-Sirup bezeichnet. Trotzdem sind Vegetarier gesundheitlich kaum besser dran, wenn sie raffinierten Haushaltszucker meiden, anstelle eines mit Maissirup gesüßten Erfrischungsgetränks lieber ein paar süße Datteln verzehren oder einen Fruchtsaft trinken. Denn egal, woher der Fruchtzucker stammt – er bringt unseren Körper nur unnötig in Schwierigkeiten, wenn man zu viel davon verzehrt.

Fruchtzucker wirkt auch als Appetitanreger, weil er die Eigenschaft hat, die Wirkung des Hormons Leptin, welches für das Sättigungsgefühl zuständig ist, zu unterdrücken. Daher ist Fruchtzucker in der Nahrungsmittelindustrie ein beliebter Zusatz, weil sich damit die Umsätze steigern lassen. Noch vor 100 Jahren lag die Fruchtzucker-Aufnahme mit der Nahrung nur bei rund 15 Gramm pro Tag, heute sind es bei einem Durchschnitts-Amerikaner bereits 72 Gramm!

Wer viel Fruchtzucker zu sich nimmt, der kann auch eine miese Stimmung einheimsen. Der Grund ist der, dass unser Darm nicht beliebig viel Fruchtzucker aufnehmen kann. Gelangt zu viel Fruchtzucker in den Darm, so führt das dazu, dass die Aminosäure Tryptophan verloren geht, weil diese sich an Fruchtzucker heftet. Die Aminosäure Tryptophan wird jedoch gebraucht, um das Glückshormon Serotonin herzustellen. [30] Da die vegetarische Ernährung sowieso eher arm ist an Tryptophan, sollte man sich nicht wundern, wenn eifrige Obst-Esser unter den Vegetariern sich stimmungsmäßig mehr schlecht als recht durch den Tag quälen. Fruktose kann auch die Glukoneogenese hemmen, also die Gewinnung von Glukose im Körper. Da Vegetarier und Veganer durch ihre meist kohlenhydratlastige Ernährung häufiger von Unterzuckerungsphasen heimgesucht werden, verbauen sie sich mit ihrer übertriebenen Obst-Esserei die Möglichkeit der körpereigenen Energieversorgung. Damit sind Erschöpfungszustände und eine verminderte körperliche Belastbarkeit vorprogrammiert. Es gibt also gute Gründe, dass man besser nicht so viel Obst verzehrt. Zumindest sollte man eher wilde Früchte bevorzugen oder diejenigen Sorten, die nicht so süß sind.

Historischer Rückblick

Noch in der Renaissance galt Gemüse als nicht besonders nahrhaft und im 13. Jahrhundert war es sogar üblich, dass Ärzte vor einem zu hohen Obst- und Gemüsekonsum warnten. [31] Es scheint ganz so, als wären die Menschen damals in Sachen Ernährung noch etwas vernünftiger gewesen. Selbst die Inuit hielten pflanzliche Nahrung für nicht besonders wertvoll. Sie aßen höchstes einige Beeren, die sie in Tran konservierten, oder ein paar Wurzeln, wenn es mal nichts anderes zu essen gab. Ansonsten ernährten sie sich hauptsächlich von tierischer Nahrung – und das bei allerbester Gesundheit. Das sind Fakten, die Vegetarier nicht gerne hören. Und wenn man sie damit konfrontiert, dann werden unhaltbare Mythen verbreitet, wie zum Beispiel, dass Inuit ziemlich kranke Menschen waren und nicht besonders alt wurden. Aber woher will das ein Vegetarier so genau wissen? Selbst die Inuit-Studien, die sie hierzu gerne ins Feld führen, sind nicht besonders aussagekräftig, wie etwa die Höygaard-Expedition aus dem Jahre 1936/37. Denn sie stammen meistens aus einer Zeit, in der die Inuit ihre traditionelle Ernährung bereits mit einer zivilisatorischen Beikost ergänzten, was ihnen absolut nicht bekam. Um die gesundheitliche Verfassung der Inuit-Populationen zweifelsfrei beurteilen zu können, muss man also auf der Zeitachse noch weiter zurückgehen und die Lebens- und Ernährungsgewohnheiten studieren, die sie hatten, als sie noch völlig autark und abgeschieden von der Zivilisation lebten.

Der bekannteste Forscher, der das getan hat, war Vilhjálmur Stefánsson, ein Harvard-Anthropologe, Ernährungswissenschaftler und Ethnologe mit isländischen Wurzeln. Von 1904 bis 1918 bereiste er die Siedlungsgebiete der kanadischen Inuit. In dieser Zeit passte er sich völlig an das Leben der Inuit an, sprich er nahm die gleiche Nahrung zu sich, trug die gleiche Kleidung etc. Dabei fiel ihm auf, dass die Inuit frei waren von jeglichen Zivilisationsleiden: Es gab bei ihnen weder Krebserkrankungen noch Herzinfarkte oder Schlaganfälle. Auch kannten sie weder hohen Blutdruck noch Frauenleiden, und die Geburten verliefen stets komplikationslos. Außerdem gab es unter ihnen keine Fettleibigen, obwohl sie sich beim Essen keinerlei Beschränkung auferlegten. Weshalb sollte also ein Volk, das offensichtlich vor Gesundheit nur so strotzte, nicht besonders alt geworden sein? Das passt nicht zusammen. Wenn ein Inuit vorzeitig verstarb, dann höchstens, wenn er bei der Jagd verunglückte. Stefánsson hat mehrere Bücher über seine Beobachtungen, die er bei den Inuit gemacht hat, geschrieben. In seinem Buch „Cancer: Disease of Civilization", das 1960 kurz vor seinem Tod erschien, hat er dokumentiert, dass viele Inuit über 100 Jahre alt wurden. [32]

Dass die Inuit praktisch frei waren von irgendwelchen körperlichen Gebrechen, das hat nichts mit Zauberei zu tun, auch nicht mit genetischer Veranlagung oder mit Umwelteinflüssen, sondern es ist in erster Linie auf ihre Ernährung zurückzuführen! Dafür spricht auch die Tatsache, dass alle Forscher und Abenteurer, die sich sehr früh in die unwirtlichen Regionen der Arktis wagten und sich der Ernährungsweise der Inuit vollständig anpassten, stets über sehr positive Auswirkungen auf ihre Gesundheit berichteten. Ihre Nahrung bestand wie bei den Inuit überwiegend aus Karibufleisch, ergänzt mit rund 30 Prozent Fisch, 10 Prozent Robbenfleisch sowie einem kleinen Anteil an Eiern, Vögeln, Hasen und Fleisch von Eisbären, wie Stefánsson berichtet. [33]

Dass sich so eine fleischlastige Ernährung positiv auf die Gesundheit auswirkt, dafür gibt es eine ganz einfache Erklärung: Die Inuit aßen nicht nur mageres Muskelfleisch, wie es unter der zivilisierten Bevölkerung zur Unsitte geworden ist, sondern sie verspeisten immer das ganze Tier und bevorzugten insbesondere seine fett- und nährstoffreichen Innereien. Auch gab es bei Ihnen weder Getreide noch Zucker oder anderer „Errungenschaften" unserer Zivilisation.

Auf jeden Fall lehrt uns das Beispiel der Inuit, dass die maßlose Obst- und Gemüse-Völlerei der Vegetarier und Veganer der falsche Ansatz ist. Wobei die Inuit nicht alleine sind: Es gab noch andere Völker, die sich hauptsächlich von tierischer Nahrung ernährten, wie zum Beispiel die Massai und die Samburu, zwei Hirtenvölker aus Kenia, oder die Nomaden in der Mongolei, und das ebenfalls bei allerbester Gesundheit.

Zweifelhafte Studien, fragwürdige Ernährungsempfehlungen

Grundlage für die Empfehlung, viel Obst und Gemüse zu verzehren, ist ein Bericht des World Cancer Research Fund (WCRF) und des American Institute for Cancer Research (AICR) aus dem Jahre 1997. Darin wird behauptet, dass ein hoher Anteil an Obst und Gemüse vor bestimmten Krebserkrankungen schützen würde. Auch wird geschlussfolgert, je höher der Konsum von Obst und Gemüse sei, desto niedriger sei das Risiko für Bluthochdruck, Fettleibigkeit und koronare Herzkrankheit. [34] Diese Empfehlung wurde von der Deutschen Gesellschaft für Ernährung (DGE) sozusagen eins zu eins übernommen (Stichwort „Nimm 5 am Tag"), obwohl ihr Nutzen mehr als fragwürdig ist.

Die Verantwortlichen beider Organisationen berufen sich lediglich auf die statistische Auswertung von 217 Studien. Allerdings ist es nicht möglich, mittels einer Statistik einen ursächlichen Zusammenhang nachzuweisen, da Statistiken immer nur Korrelationen aufzeigen – also das zeitgleiche Auftreten unterschiedlicher Phänomene – und diese können nach Gutdünken interpretiert werden. So kann ein geschickter Statistiker sein Zahlenmaterial jederzeit so aufbereiten, dass es das vorherrschende Meinungsbild untermauert. Und was anderes wird ihm wahrscheinlich nicht in den Sinn kommen, da die Ansicht, dass ein hoher Konsum an Obst und Gemüse vorteilhaft für die Gesundheit sei, schon fast so alt ist wie die Ernährungswissenschaft. Sie kam im Zuge der Entdeckung der Vitamine auf und als man herausfand, dass Obst und Gemüse nun mal gute Quellen dafür sind. Von diesem Zeitpunkt an galten Obst und Gemüse gemeinhin als gesund, zumal das von den Medien so oft wiederholt wurde, dass es inzwischen jeder glaubt.

Eine aktuelle Studie der Internationalen Agentur für Krebsforschung (IARC) bestätigt hingegen die Vermutung, dass ein hoher Obst- und Gemüsekonsum kein probates Mittel ist, um Krebserkrankungen vorzubeugen. Diese sehr anspruchsvolle EPIC-Langzeitstudie kam zu folgendem Ergebnis: Eine Steigerung des Obst- und Gemüsekonsums um 200 Gramm pro Tag ergab lediglich ein um vier Prozent niedrigeres Krebsrisiko. Dieser Wert ist jedoch viel zu gering, um statistisch relevant zu sein. Zudem verflüchtigt sich dieser vermeintliche Zusammenhang vollständig, wenn man die Daten der zehn Länder, die an dieser Studie teilnahmen, separat auswertet. So ist es nicht erstaunlich, dass die Autoren dieser Studie zu der Schlussfolgerung gelangten, dass die geringfügige Abnahme an Krebserkrankungen auch andere Ursachen haben könne als einen erhöhten Konsum von Obst und Gemüse. Dazu findet man in der Ärztezeitung vom Mai 2007 eine unmissverständliche Aussage: „Auf die Frage, was denn für ihn die am meisten überraschende Erkenntnis der EPIC-Studie sei, reagierte Professor Heiner Boeing vom Deutschen Institut für Ernährungsforschung (DIfE) in Potsdam sehr zögerlich. Schließlich kommt doch eine Antwort: Dass sich mit einem hohen Obst- und Gemüsekonsum das Krebsrisiko nicht reduzieren lässt, habe ihn schon sehr überrascht." [35]

Auch die Behauptung, dass mittels Obst und Gemüse Bluthochdruck und koronarer Herzkrankheit vorgebeugt werden könne, ist nichts weiter als ein unhaltbarer Mythos. Er basiert – wie fast alles in der Ernährungswissenschaft – hauptsächlich auf epidemiologischen Studien mit sehr geringer Aussagekraft. Bei diesen wird das Ernährungsverhalten ausgesuchter Bevölkerungsgruppen erforscht, oftmals nur mit Fragebögen, welche dann statistisch ausgewertet werden.

Würde ich an einer solchen epidemiologischen Studie teilnehmen, dann würde man sicher argumentieren, dass mein Fall statistisch nicht relevant sei, was ja an sich korrekt ist. Trotzdem habe ich keinen Bluthochdruck und meinem Herz geht es blendend, seit ich mich hauptsächlich von tierischer Nahrung ernähre und fast kein Obst und Gemüse esse. Daran kann man sehen, wie unbrauchbar Statistiken sind, wenn es um Ernährungsfragen geht!

Und dass es eine wesentlich effektivere und gesündere Methode gibt, Übergewicht und Fettleibigkeit zu bekämpfen, als sich mit Obst und Gemüse vollzustopfen, darauf werde ich später noch ausführlich eingehen.

Im November 2014 erschien in der Leipziger Volkszeitung eine Sonderbeilage, die sich der Volkskrankheit Arthrose widmete. Darin wurde – wie nicht anders zu erwarten – die Empfehlung ausgesprochen, viel Obst und Gemüse zu verzehren, um der Entstehung von Arthrose vorzubeugen. Doch auf welche Weise soll das helfen? Über den genauen Wirkungsmechanismus schweigen sich die Ärzte in diesem Artikel aus, weil sie ihn selber nicht kennen. Es kommt mir manchmal so vor, als ob die Obst- und Gemüseverherrlichung unserer Gesellschaft schon so weit fortgeschritten ist, dass nicht mal mehr die Ärzte klar denken können. Auch wenn das manche Ärzte und Gesundheitsapostel nicht gerne hören: Um Arthrose vorzubeugen oder zu heilen, muss man fett- und kollagenreiche tierische Produkte essen – und daran mangelt es in der modernen Ernährung am meisten. Denn nur das tierische Kollagen ist in der Lage, unsere Gelenksknorpel wieder aufzubauen und zu regenerieren, wenn sie einmal abgenutzt sind. Und ohne Fett können die aufgenommenen Nährstoffe nicht richtig verwertet werden – und je mehr Fett, desto besser die Verwertung!

Aber auch die für gesundheitliche Belange zuständigen Behörden und Ämter sind offensichtlich schon lange dem Obst- und Gemüse-Wahn verfallen: Unlängst war ich zu Gast in einer Jugendherberge in Rudolstadt. Dort hing im Speisesaal ein großes Plakat einer Kampagne, um Schulkinder zu einem „gesunden" Frühstück zu animieren. Was mir bei der Betrachtung dieses Plakates sofort ins Auge fiel: Es gab nicht ein einziges Kind auf diesem Bild, das ein Butterbrot mit Leberwurst in der Hand hielt oder zum Beispiel ein Stück Salami. Alle abgebildeten Kinder hatten entweder ein Stück Obst oder Gemüse in der Hand – sonst nichts! Das ist doch eine unerhörte Massenverblödung, die hier stattfindet. Denn wie soll sich ein kindlicher Organismus entwickeln können, wenn man ihm schon zum Frühstück lauter wertloses Grünzeug zu essen gibt? Der Nährwert von Obst und Gemüse ist nahezu null – arme Kinder, kann man da nur sagen!

Über Kalorien-Angst, Nährstoffgehalt und Vitamine

Dass ein hoher Konsum an Obst und Gemüse vorteilhaft für die Gesundheit sei, diese Ansicht verdanken wir auch einer falschen Definition hinsichtlich des Nährstoffgehalts unserer Nahrung. Und zwar handelt es sich hierbei um den Begriff der Nährstoffdichte. Was ist darunter zu verstehen? Brendan Brazier erläutert ihn in seinem Buch „Vegan in Topform – Das Kochbuch" folgendermaßen: „Die Nährstoffdichte eines Nahrungsmittels lässt sich leicht bestimmen, indem man den durchschnittlichen Nährstoffgehalt eines Nahrungsmittels durch die Anzahl seiner Kalorien teilt". [36] Als ich das las, dachte ich, das ist doch nicht zu fassen. Natürlich ist das nicht seine Definition, das kann man überall im Internet nachlesen. Aber weshalb sollte man den Nährstoffgehalt unserer Nahrung mit ihrem Kaloriengehalt in Beziehung setzen? Das ergibt überhaupt keinen Sinn. Man hat hier zwei Dinge verknüpft, die überhaupt nichts miteinander zu tun haben: Ein Stück Fleisch enthält ja nicht zwangsläufig zu wenige Nährstoffe, nur weil sein Kaloriengehalt deutlich über dem von Gemüse liegt!

Dieser falschen Definition der Nährstoffdichte haben wir es mit zu verdanken, dass tierische Lebensmittel in Verruf gerieten und kalorienarme, pflanzliche Nahrung mittlerweile so hoch im Kurs steht. Auch die Zahlen, die Brendan Brazier in seinem Kochbuch stolz seinen Lesern präsentiert, wonach zum Beispiel die Nährstoffdichte für Grünkohl einen Wert von 1000 ergibt, während Fleisch angeblich nur einen Wert von 20 haben soll, sind vollkommen falsch: Einen Quotienten zu bilden aus dem Nährstoffgehalt eines Nahrungsmittels und seines Kaloriengehalts ist genauso absurd wie z. B. den Nährstoffgehalt einer Wassermelone durch ihren Wassergehalt zu dividieren. Denn der relative Gehalt an Nährstoffen bleibt unverändert, unabhängig davon, wie viel Wasser nun eine Wassermelone enthält!

Herr Brazier täte gut daran, anstelle des Kaloriengehalts mal eine andere Variable für seine Berechnungen zu verwenden: nämlich den Gehalt an Zellulose! Denn im Gegensatz zu kalorienreichem Fleisch ist Zellulose für unseren Körper nichts weiter als ein nutzloser Ballast. Dann käme Brazier nämlich mit seinen Berechnungen genau auf das umgekehrte Zahlenverhältnis, sprich: Fleisch ist hinsichtlich seiner Nährstoffdichte mindestens 50-mal wertvoller als Grünkohl! Braziers Schlussfolgerung, wonach man mit Rindfleisch die 50-fache Menge an Kalorien zu sich nehmen muss, um die gleiche Nährstoffmenge zu erhalten, die ein Grünkohl enthält, ist also gleich in zweifacher Hinsicht falsch: Erstens ist Grünkohl bezüglich seiner Nährstoffzusammensetzung dem Fleisch niemals ebenbürtig – und wenn man noch so viel davon verzehrt – und zweites ist eine hohe Kalorienaufnahme nicht zwangsläufig schlecht – auch da irrt sich Herr Brazier! Was ist, wenn eine hohe Kalorienaufnahme sogar, wie ich noch zeigen werde, vorteilhaft für die Gesundheit ist, solange man nicht den „falschen" Treibstoff verwendet? Dann sind alle seine Berechnungen erst recht für die Katz.

Die Definition der Nährstoffdichte, so wie sie von Herrn Brazier verwendet wird, wäre wahrscheinlich nie zustande gekommen, wenn nicht unsere ganze Gesellschaft in permanenter Angst leben würde, beim Essen zu viele Kalorien zu sich zu nehmen. Aber woher kommt diese Kalorien-Angst? Sie ist noch ein Relikt aus der Zeit der industriellen Revolution. Kennzeichnend für diese Epoche war nicht nur eine unglaubliche technologische Entwicklung, sondern auch ein materialistisch-mechanistisches Weltbild, welches leider bis zum heutigen Tag unser gesamtes Denken bestimmt.

Und so merken die Menschen gar nicht, wie unsinnig diese Kalorien-Angst ist: Eine kalorienreiche Ernährung muss nicht zwangsläufig schlecht sein, da wir drei unterschiedliche Kalorienträger zur Verfügung haben – nämlich Eiweiß, Fett und Kohlenhydrate –, die sich jeweils völlig anders im Stoffwechsel verhalten. Das krampfhafte Kalorienzählen kann man sich also getrost sparen, denn unser Körper ist doch kein Ottomotor, in dem Kalorien einfach nur verbrannt werden!

Die Gleichung, wonach die Kalorienaufnahme dem Kalorienverbrauch entsprechen muss – sprich die rein kalorische Denkweise – hat herzlich wenig mit den Gegebenheiten eines lebenden Organismus zu tun. Sie wurde einfach aus der Technik entlehnt und war damals sicherlich hilfreich für die Konstruktion von Dampfmaschinen und Verbrennungsmotoren. Aber um zu verstehen, weshalb immer mehr Menschen mit Übergewicht zu kämpfen haben, ist dieses primitive Input-Output-Modell völlig ungeeignet. Mehr dazu in Kapitel 15!

Das Gleiche gilt für die Entdeckung der Vitamine, die ja auch in diese Zeit fällt. Ihr haben wir es zu verdanken, dass Krankheiten wie Beriberi oder Skorbut geheilt werden konnten. Allerdings ist die Euphorie über den vermeintlichen Heilwert einer vitaminreichen Nahrung, von der alle Ernährungsfachleute seit dieser Zeit befangen sind, völlig unangemessen: Genauso wie die pauschale Kalorien-Phobie keinen Sinn ergibt, ist eine vitaminreiche Ernährung kein Allheilmittel gegen jedes Gebrechen. Denn unser Organismus ist doch keine Maschine, in der nur die richtige Menge an Nährstoffen und Vitaminen eingefüllt werden muss, damit alles in Butter ist. Und wer meint, mit einer Extraportion an Obst und Gemüse sei er auf jeden Fall auf der sicheren Seite, irrt sich gewaltig: Der Vitamin-Bedarf unseres Körpers ist nämlich alles andere als eine feststehende Größe, sondern er ist erheblichen Schwankungen unterworfen. Was für einen Sinn macht es dann, Unmengen an Obst und Gemüse zu sich zu nehmen, solange wir keine Ahnung haben, wodurch diese Schwankungen hervorgerufen werden?

Auch hier zeigt sich unser falsches Denken, das sich zu sehr an einem monokausalen Dosis-Wirkungs-Prinzip orientiert, so nach dem Motto: Vitamin C ist gesund, also ist noch mehr Vitamin C besonders gesund. Zumal im Stoffwechsel die Ascorbinsäure in Oxalsäure umgewandelt wird, wenn die Vitamin-C-Aufnahme zu hoch ist. Aus der Oxalsäure können dann Nierensteine entstehen. Vitamin C soll ja das Wundermittel par excellence sein, das bei fast jeder Erkrankung eingesetzt werden kann, es hilft sogar gegen Skorbut. Doch damit ist noch lange nicht erwiesen, dass die Seefahrer früher an Skorbut erkrankten, weil sie zu wenig

Obst dabei hatten! Dafür gibt es nämlich noch eine andere, viel plausiblerer Erklärung: Bekanntlich ist das Vitamin-C-Molekül ähnlich aufgebaut wie Glukose und andere Zuckerbausteine. Und es benötigt das gleiche Transportsystem wie Glukose, um in die Zellen zu gelangen. Zucker und Vitamin C konkurrieren also um das gleiche Transportsystem, wobei Zucker bevorzugt behandelt wird. Folglich ist die Vitamin-C-Aufnahme der Zellen direkt gekoppelt an die Zuckeraufnahme mit der Nahrung, sprich: Je höher die Zucker-Aufnahme, desto schlechter die Vitamin-C-Versorgung. Mit steigendem Blutzucker bzw. Insulinspiegel muss entsprechend mehr Vitamin C zugeführt werden, um diesen Mangel wieder auszugleichen. Und je höher der Blutzucker, desto mehr Vitamin C wird auch über die Nieren ausgeschieden. Also insgesamt eine eindeutige Sachlage: Nicht ein Mangel an Vitamin-C-reichem Obst war primär dafür verantwortlich, dass die Seefahrer früher an Skorbut erkrankten, sondern der Umstand, dass sie mit gezuckertem Schiffszwieback durchgefüttert wurden!

Daraus ergibt sich logischerweise, dass es wesentlich intelligenter wäre, auf eine geringe Kohlenhydrat- bzw. Zucker-Zufuhr zu achten, anstatt sich bergeweise Obst einzuverleiben. Die Inuit erkrankten schließlich auch nicht an Skorbut, obwohl ihre Nahrung relativ wenig Vitamin C enthielt. Bei den B-Vitaminen haben wir eine ähnliche Situation: Mit steigender Kohlenhydrat-Aufnahme erhöht sich auch der Bedarf an B-Vitaminen. [37]

Man könnte noch unzählige solche Beispiele anführen, aber es zeigen schon diese wenigen, wie aberwitzig das akribische Auflisten des Nährstoffgehalts einzelner Nahrungsmittel ist, wie es gerade in Veganer-Kreisen zur Unsitte geworden ist. Denn der tatsächliche Nährstoffbedarf hat nur eine untergeordnete Bedeutung. Viel wichtiger ist die Frage, wie man es bewerkstelligen kann, dass unser Stoffwechsel am effektivsten arbeitet. Und das ist definitiv nur mit einer kohlenhydratarmen und fettreichen Ernährung realisierbar!

Nach der Rückkehr von seiner Arktis-Expedition begab sich Stefánsson 1928 in das Bellevue Hospital in New York zu einem einjährigen medizinischen Experiment. Sein damaliger Reisegefährte, ein dänischer Entdecker namens Karsten Anderson, nahm ebenfalls daran teil. Ziel war es, die Auswirkungen einer rein animalischen Ernährung auf ihre gesundheitliche Verfassung zu überprüfen. Das Experiment wurde von einem Dutzend namhafter Ernährungswissenschaftler, Ärzte und Anthropologen überwacht.

Schon im Vorfeld dieses Versuches gab es ein heilloses Geschrei seitens einiger Fachleute, die meinten, ohne Obst und Gemüse müsse es zwangsläufig zu Mangelerscheinungen kommen. Doch das Erstaunliche an diesem Experiment war, dass gar nichts passierte, wie es Eugene Du Bois, einer der Studienleiter, auf den Punkt brachte.[38] Die Probanden erfreuten sich am Ende dieses Experiments sogar einer ausgezeichneten Gesundheit. Beide hatten etwas an Gewicht verloren, obwohl sie keinen Sport getrieben hatten. Der Blutdruck bei Stefánsson war unverändert niedrig, während er bei Anderson von 140/80 auf einen Wert von 120/80 gefallen war. Auch fand man keinerlei Anzeichen eines Vitamin- oder Mineralstoff-Mangels, geschweige denn eine Beeinträchtigung ihrer Nierenfunktion. Dabei hatte es ihre Kost in sich: Sie aßen fast ein Kilogramm Fleisch pro Tag (zwei Pfund), was etwa 2.600 Kalorien entspricht. Diese entfielen zu 79 Prozent auf tierisches Fett, zu 19 Prozent auf Eiweiß und zu zwei Prozent auf Kohlenhydrate, weil diese im Fleisch nur in geringen Mengen enthalten sind. [39]

Damit dürfte das Ernährungskonzept einer sogenannten ausgewogenen Ernährung, welches seit bald 100 Jahren durch die Köpfe der Ernährungswissenschaftler geistert, einen erheblichen Kratzer bekommen haben. Aber wie das halt so ist in Ernährungsfragen: Man versteift sich auf irgendwelche altertümlichen Vorstellungen, weil man ja sonst alles in Frage stellen müsste, was uns Tag für Tag als gesund verkauft wird.

Mit dem Begriff ausgewogen wird gemeinhin suggeriert, wir müssten möglichst viele unterschiedliche Nahrungsmittel zu uns nehmen, um gesund zu bleiben. Aber ist das nicht eine seltsame Definition? Weshalb sollte eine Ernährung, die bergeweise Obst, Gemüse und Getreide enthält, ausgewogener sein als eine Tafel, reich gedeckt mit den verschiedensten Fleischsorten und garniert mit in Tran konservierten Beeren, wie sie bei den Inuit üblich war?

Es scheint so, als hätte man hier die Prioritäten falsch gesetzt: Unser Organismus braucht vor allem hochwertiges, leicht verwertbares Eiweiß, um sich regenerieren und aufbauen zu können, jedoch keine Zellulose, sekundären Pflanzenstoffe und Kohlenhydrate. Auch braucht es gesättigte Fette, um die kleinen Kraftwerke in unseren Zellen, die sogenannten Mitochondrien, gesund zu erhalten. Und an beidem mangelt es in der vegetarischen Ernährung am meisten. Das ist eine mögliche Erklärung dafür, weshalb viele Vegetarier gesundheitlich nicht zu Potte kommen, obwohl sie sich mit Obst und Gemüse regelrecht vollstopfen.

Nicht dass mich jemand falsch versteht: Als gesunder Mensch kann man durchaus auch mal etwas Gemüse, Obst und Salat essen, nur werden diese Nahrungsmittel heutzutage völlig überbewertet. Und wer bereits krank ist, kommt mit Gemüse, Obst und Salaten nicht wieder auf die Beine. Auch das Entgiften und Entschlacken, wie es gerade in Vegetarier-Kreisen Mode geworden ist, kann höchstens eine unterstützende Begleitmaßnahme sein, denn viel wichtiger ist die Frage: Was nährt meinen Körper und was baut ihn auf? Das sind in erster Linie Proteine, Kollagen, Cholesterin und Fett, und all das finden wir in einer unglaublichen Fülle nur in tierischen Produkten. Außerdem kann man sich auch an Gewürze und Kräuter halten, wie etwa Thymian, Oregano, Curcuma, Paprika oder auch an Knoblauch und Zwiebeln – damit hat man mehr als genug sekundäre Pflanzenstoffe!

Und wenn wir uns schon mit Nährstoffen beschäftigen: Eine gute Hausmacher Leberwurst ist die reinste Vitamin-Bombe – da ist fast alles drin, was unser Körper braucht, wie etwa der komplette Vitamin-B-Komplex, Eisen, Zink, Folsäure, Kalium, Kalzium, Selen, die fettlöslichen Vitamine A, D, E und K_2 sowie hochwertiges Eiweiß, und das alles mit einer viel höheren Bioverfügbarkeit als bei pflanzlichen Quellen. Außerdem ist Leber eine gute Quelle für Coenzym Q_{10}, ein Antioxidans, das vor Herzerkrankungen schützt, und für Glutathion, eines der stärksten natürlichen Antioxidantien (100 Gramm rohe Leber enthalten 1.000 Milligramm Glutathion). Darüber hinaus enthält nur Fleisch, vor allem aber Innereien, höhere Konzentrationen der sogenannten Alpha-Liponsäure. Dabei handelt es sich um ein Antioxidans, das die herausragende Fähigkeit hat, andere Antioxidantien, insbesondere Vitamin C, Vitamin E, Coenzym Q_{10} und Glutathion zu regenerieren, also in ihre aktive Form zurückzuführen, sodass diese erneut den Kampf gegen freie Radikale aufnehmen können. Deshalb bezeichnet man die Alpha-Liponsäure auch als das Antioxidans der Antioxidantien. Im Stoffwechsel wird Alpha-Liponsäure zur Dihydro-Liponsäure umgebaut, die ein noch viel stärkeres Antioxidans ist.

Ferner ist bekannt, dass die Alpha-Liponsäure die Fettverbrennung verbessert, die Insulinempfindlichkeit erhöht, die Zellalterung verringert und neuroprotektive, antimutagene und antikarzinogene Eigenschaften hat. Zudem ist sie unersetzbar für die Energieproduktion innerhalb der Zellen. Da es bis heute nicht zweifelsfrei geklärt ist, ob und in welchem Umfang unser Körper die Alpha-Liponsäure selbst synthetisieren kann, täten wir gut daran, möglichst viel davon mit der Nahrung aufzunehmen! Das könnte mit ein Grund dafür sein, weshalb es zu Großmutters Zeiten noch üblich war, Kindern rohe Leberstücke zu geben – weil man wusste, wie gut diese für die Gesundheit sind. Aber vor lauter Obst- und Gemüseverherrlichung ist das alles in Vergessenheit geraten.

Eine ausgewogene Ernährung muss Kohlenhydrate enthalten.

Auch das ist ein unhaltbarer Mythos, den sich gerade die Vegetarier zu Eigen machten: Sie essen fleißig Kohlenhydrate und glauben, dass sie damit ihrem Körper etwas Gutes tun. Aber wenn Kohlenhydrate für unsere Ernährung wirklich so wertvoll sein sollten, weshalb gibt es dann nirgendwo verlässliche Informationen darüber, wie viele Kohlenhydrate der Mensch pro Tag zu sich nehmen muss, damit er keinen Mangel erleidet?

Körpereigene Energiegewinnung

Die Tatsache, dass der Mensch problemlos längere Perioden ohne Kohlenhydrataufnahme überstehen kann, ohne dass er an einem Energiemangel zugrunde geht, ist ein klarer Beweis, dass wir nicht zwingend auf eine Kohlenhydratzufuhr mit der Nahrung angewiesen sind. Denken Sie z. B. mal an das Fasten oder auch an das Schlafen in der Nacht. Wenn an der häufig behaupteten Zuckerabhängigkeit unseres Körpers – vor allem unseres

Gehirns – etwas dran wäre, dann müsste der Mensch in diesen Zeiten der Kohlenhydratabstinenz ernsthafte Komplikationen bekommen, vermutlich würde er sogar in ein Koma fallen, wenn er auch nur zwölf Stunden lang keine Kohlenhydrate zu sich nimmt. Denn schließlich wollen unsere Zellen beständig mit Energie versorgt werden. Kohlenhydrate aus der Nahrung sind jedoch nur für eine begrenzte Zeit als Energiequelle verfügbar, da das Hormon Insulin dafür sorgt, dass der Blutzucker sich rasch wieder auf ein normales Niveau einpendelt. Und woher dann den Zucker nehmen, um unsere Zellen mit Energie zu versorgen? Theoretisch könnte unser Körper nachts auf das in Leber und Muskulatur gespeicherte Glykogen zurückgreifen, was vielleicht auch in einem geringen Umfang geschieht. Allerdings haben Untersuchungen gezeigt, dass er diese Kohlenhydrat-Speicher so gut es geht schont und stattdessen lieber Eiweiß in Zucker verwandelt.

Diesen Vorgang bezeichnet man als Glukoneogenese. Dazu kann sowohl Eiweiß aus der Nahrung herangezogen werden als auch körpereigenes Eiweiß. Das ist ein ganz natürlicher Vorgang, der immer dann hochgefahren wird, wenn es z. B. darum geht, nachts die Energieversorgung unseres Körpers sicherzustellen. Gegenüber einer externen Kohlenhydrat-Zufuhr hat das sogar den Vorteil, dass nur so viel Zucker hergestellt wird, wie unser Körper tatsächlich benötigt. Dadurch kommt es nicht ständig zu gefährlichen Blutzuckerschwankungen, die bei einer externen Kohlenhydratzufuhr fast unvermeidlich sind.

Da wir nicht wissen können, wie hoch der tatsächliche Zuckerbedarf unseres Körpers ist, wäre es dann nicht viel klüger, überhaupt keine Kohlenhydrate zu verzehren? Schließlich kommt bei einer längeren Nahrungskarenz wie z. B. beim Fasten oder in Hungerzeiten nicht nur die Glukoneogenese zum Tragen, sondern es wird ebenfalls die Fettverbrennung aktiviert. Zudem werden dann von der Leber Ketone zur Energieversorgung bereitgestellt.

Es gibt also gleich drei alternative Energieversorgungs-Systeme. Warum also Kohlenhydrate zu sich nehmen, wenn es definitiv auch anders geht? Nicht umsonst heißt es in den US-amerikanischen Ernährungsempfehlungen, den Dietary Recommended Intakes (DRI): „Die untere Zufuhrgrenze für Nahrungskohlenhydrate, die mit dem Leben noch vereinbar ist, ist anscheinend null, vorausgesetzt, es werden ausreichende Mengen Eiweiß und Fett konsumiert." [40] Aber was ist, wenn dieser Mix aus Glukoneogenese, Fettverbrennung und Ketonkörpern nicht nur machbar ist, sondern auch noch weitere ungeahnte gesundheitliche Vorteile mit sich bringt? Dann ist eine Ernährung, deren Kalorienversorgung im Wesentlichen auf Kohlenhydraten basiert, denkbar ungünstig.

Letztendlich gibt es keine effektivere und bessere Strategie zur Erhaltung unserer Gesundheit, als Kohlenhydrate durch Fett zu ersetzen. Enthält die Nahrung zudem genügend Eiweiß, dann ist auch die Energieversorgung derjenigen Zellen gesichert, die nur Zucker verwerten können, wie beispielsweise die roten Blutkörperchen, ohne dass der Körper durch die Glukoneogenese Raubbau an seiner eigenen Substanz betreibt.

Die beiden Amerikaner Young und Scrimshaw haben mit ihren Versuchen gezeigt, dass die Glukoneogenese schon wenige Stunden nach der Abendmahlzeit einsetzt, die ganze Nacht über andauert und gegen Morgen hin an Intensität immer weiter zunimmt. [41] Tagsüber kann sich der Mensch mit Kohlenhydraten „durchmogeln", indem er alle zwei bis drei Stunden etwas Kohlenhydrate zu sich nimmt, aber nachts geht das nun mal nicht. Daher solle man ein besonderes Augenmerk der Abendmahlzeit schenken: Besteht diese hauptsächlich aus Kohlenhydraten, so wird der nächtlichen Verzuckerung von körpereigener Substanz erst recht Vorschub geleistet. Das klingt zunächst paradox, aber bekanntlich dauert es höchstens drei Stunden, bis die Kohlenhydrate aus dem Abendessen verstoffwechselt sind. Also braucht unser Körper anschließend eine andere Zuckerquelle. Diese schafft er sich, indem er die Glukoneogenese hochfährt. Das wäre an sich nicht schlimm, wenn man zum Abendessen genügend Eiweiß verzehren würde. Tut man das jedoch nicht, so holt sich unserer Körper das für die Glukoneogenese benötigte Eiweiß von überall her, wie z. B. aus den Knochen, den Gelenken, den Zähnen, der Haut, dem Bindegewebe, den Muskeln, dem Gehirn oder auch aus den Arterienwänden.

Dieser nächtliche Verlust an körpereigener Substanz ist ein ganz entscheidender Faktor, der für die Entstehung der Zivilisationsleiden, wie etwa Karies, Osteoporose, Arteriosklerose oder Demenz, mit verantwortlich ist. Im Verlaufe vieler Jahre kommt es durch ihn zu einem schleichenden gesundheitlichen Verfall, der mit keiner noch so gesunden Ernährung wieder wettgemacht werden kann. Das Einzige, was dagegen hilft, ist eine proteinreiche Abendmahlzeit! Nicht umsonst wird bei den Südländern die Hauptmahlzeit traditionell abends eingenommen, wobei auch ordentliche Mengen an Eiweiß auf den Tisch kommen. Und damit wird auch verständlich, wie unsinnig es ist, den Proteinbedarf unseres Körpers zu bestimmen, weil das eine Größe ist, die gar nicht feststeht: Je mehr Proteine unsere Nahrung enthält, desto vorteilhafter für die Gesundheit. Ein Zuviel an Protein kann es eigentlich nicht geben, da wir ja nicht beliebig viel essen können. Außer man verfällt der Unsitte, sich nur noch von magerem Muskelfleisch zu ernähren – das ist nämlich schwer verdaulich und belastet Nieren und Leber. Mit anderen Worten: Man braucht sich über die Protein-Aufnahme keine Gedanken zu machen, solange parallel zu ihr auch der Fettverzehr steigt! Das, was man so liest über den Proteinbedarf eines Erwachsenen, sind ja nur Schätzwerte, das sagt eigentlich schon alles: Man hat sich verschätzt, würde ich meinen.

Damit dürfte klar sein, dass eine vegetarische Ernährung weit entfernt ist von einer optimalen Ernährung des Menschen: Abgesehen davon, dass die Abendmahlzeit der Vegetarier meistens sehr spartanisch ausfällt – welche Vegetarier-Mahlzeit ist denn nicht spartanisch? – essen Vegetarier zu viele Kohlenhydrate, zu wenig Fett und obendrein enthält ihre Nahrung verhältnismäßig wenig hochwertiges Eiweiß. Da gerade auch beim vegetarisch lebenden „Kohlenhydrat-Esser" durch die Glukoneogenese in Zeiten von Nahrungskarenz ständig körpereigene Substanz in Zucker verwandelt wird, ist es kein Wunder, dass es bei langjährigen Vegetariern häufig an allen Ecken und Enden an der nötigen Körpersubstanz mangelt – nur können sie nicht verstehen, woher das kommt. Und dieser Prozess ist auch einer der Gründe, weshalb Kinder, die bereits von Geburt an vegetarisch aufwachsen, insgeheim viel schneller altern und nicht so prächtig gedeihen wie Kinder, die eine omnivore Mischkost bekommen, die ja tendenziell eher kohlenhydratarm und proteinreich ist.

Gesünder mit wenig Kohlenhydraten

Als wäre das nicht schon schlimm genug, gibt es noch einen weiteren Faktor, der nicht nur für die schlechte Gewebequalität vieler Vegetarier mit verantwortlich ist, sondern auch für die Kleinwüchsigkeit unter Vegetarier-Kindern: den Mangel am Wachstumshormon (STH). Es hat bei Kindern und Jugendlichen vorrangig die Aufgabe, für das Längenwachstum und für die Reifung der Knochen zu sorgen. Beim Erwachsenen hingegen ist das Wachstumshormon für die Regeneration sämtlicher Gewebe zuständig. Davon profitieren nicht nur die Haut und das Bindegewebe, sondern z. B. auch die Arterien- und Venenwände.

Kommt es zu einem Mangel an Wachstumshormonen, dann sind degenerative Erkrankungen, ein schwaches Immunsystem und vorzeitige Alterung vorprogrammiert. Aber wie entsteht ein Mangel an Wachstumshormonen? Schuld daran ist die permanente Überfütterung mit Kohlenhydraten. Denn Kohlenhydrate können nur in Abhängigkeit von Insulin verstoffwechselt werden und Wachstumshormone und Insulin sind ausgesprochene Antagonisten, d. h. mit jeder Insulinausschüttung gibt es weniger Wachstumshormone!

„Auf einem Seminar im National Institute of Health in Bethesda, Maryland, im Oktober 1997 hat ein bekannter Endokrinologe bestätigt, dass Mangel an Wachstumshormon mit Insulinresistenz und Hyperinsulinämie gekoppelt ist. Befragt, warum man dann nicht Mangel an Wachstumshormon mit Einsparung von Insulin (i.e. von Kohlenhydraten) behandelt, meinte er, eine solche Methode sei nicht bekannt [was eben nicht stimmt, Anmerkung des Autors]. Wie Dr. Wolfgang Lutz' Arbeiten zeigen, ist die Beschränkung der Kohlenhydrate das einzige, was zur Senkung der Insulinspiegel nötig ist. Mangel an Wachstumshormon wird jetzt immer häufiger auch bei Kleinkindern beobachtet; wenn sie viel Fruchtsäfte trinken, bleiben sie im Wachstum zurück [...]. Auch dies weist auf die Rolle der Kohlenhydrate für den Mangel an Wachstumshormon hin." [42]

Vegetarier täten also gut daran, sich mal mit dem Gedanken anzufreunden, dass der Mensch von Natur aus eigentlich kein „Kohlenhydrat-Esser" ist. Eine geringe Kohlenhydrataufnahme mit der Nahrung ist sicher vertretbar – aber was die Vegetarier machen mit ihrer übertriebenen Müsli-, Nudel-, Obst- und Kartoffelesserei, das ist jenseits von Gut und Böse. Von dem vielen Süßkram oder den vielen Kuchenstücken, denen sie nicht widerstehen können, ganz zu schweigen.

Da Kohlenhydrate kein wirklich lang anhaltendes Sättigungsgefühl hinterlassen, trifft man unter Vegetariern nicht selten auf das Phänomen, dass sie dauernd etwas zum Naschen brauchen, um durch den Tag zu kommen. Solche Naschereien bestehen dann häufig auch wieder aus Kohlenhydraten. So kommt der Vegetarier mit seinem Essverhalten vom Regen in die Traufe und merkt gar nicht, was er sich da antut. Dass es einen Zusammenhang gibt zwischen der Kohlenhydrat-Überfütterung des Menschen und seinem gesundheitlichen Verfall, das wurde bereits vor Jahren von dem genialen österreichischen Arzt Dr. Wolfgang Lutz nachgewiesen. Aber irgendwie will es keiner wissen, denn wer verzichtet schon freiwillig auf das leckere Eis und das Kuchenstück am Nachmittag? Und dann müsste man ja auch das gesamte Ernährungskonzept des Vegetarismus hinterfragen.

Kohlenhydrate sind nur dann unbedenklich, wenn die Gesamtkalorienaufnahme sehr gering ist, und bei entsprechender körperlicher Aktivität. Man denke z.B. an die sprichwörtliche Schale Reis, wie sie in der traditionellen asiatischen Küche Grundlage der Ernährung war, und an die harte Arbeit auf den Reisfeldern. Jede Abweichung davon, sei es eine höhere Kalorienaufnahme durch mehr Kohlenhydrate, und/oder eine zu geringe körperliche Aktivität, bringt unseren Körper zwangsläufig in Bedrängnis. Ein Kohlenhydrat-Esser ist grundsätzlich darauf angewiesen, körperlich aktiv zu sein, damit er gesund bleibt – unabhängig davon, wie viele Kohlenhydrate er verzehrt. Und je höher der Kohlenhydrat-Input, desto aktiver muss er sein. Denn er geht immer das Risiko ein, dass sich sein bevorzugter Treibstoff – nämlich Zucker – in den Zellen anstaut bzw. dass es zu erhöhten Blutzucker-Werten kommt, wenn er nicht regelmäßig die Kohlenhydrate, die er mit der Nahrung aufnimmt, auch wieder „abarbeitet". Warum also das beschwerliche und risikoreiche Leben eines asiatischen Reisbauern führen, wenn man es definitiv besser haben kann?

Werden Kohlenhydrate durch Eiweiß und Fett ersetzt, dann entfallen nämlich diese beiden limitierenden Faktoren: Erstens braucht man keine Rücksicht nehmen auf die Gesamtkalorienaufnahme, sprich man kann essen, so viel man will. Und zweitens muss man nicht unbedingt körperlich aktiv sein. Denn im Gegensatz zu Zucker kann sich Fett in den Zellen nicht anstauen – zumindest nicht die gesättigten Fette. Gewiss kann etwas Bewegung nie schaden, aber wer Kohlenhydrate strikt meidet, ist nicht darauf angewiesen, um gesund zu bleiben!

Um ihren hohen Kohlenhydratkonsum zu rechtfertigen, verweisen Vegetarier gerne auf pflanzenfressende Tiere. Diese fressen tatsächlich jede Menge Kohlenhydrate. Dabei handelt es sich um eine spezielle Form von Kohlenhydraten, welche den Pflanzen die nötige Struktur und Festigkeit verleihen. Man könnte sie auch als komplexe Kohlenhydrate bezeichnen, obwohl sie nicht identisch sind mit anderen komplexen Kohlenhydraten, wie sie in stärkereichen Lebensmitteln wie Kartoffeln und Getreide vorkommen.

Frisst ein pflanzenfressendes Tier solche Kohlenhydrate, dann passiert in seinem Körper jedoch etwas völlig anderes als beim Menschen, wenn er stärkereiche Lebensmittel verzehrt: Der Zucker gelangt bei diesen Tieren nur zu einem geringen Teil direkt ins Blut. Der meiste Zucker wird von Bakterien fermentiert und in nahrhafte, vor allem gesättigte Fette verwandelt. Das geschieht z. B. bei der Kuh im Pansen und bei Gorillas und Pferden im Dickdarm. Da die Bakterien selber auch mit verdaut werden und somit hochwertiges Eiweiß liefern, ernähren sich pflanzenfressende Tiere in Wirklichkeit von Eiweiß und Fett – und nicht von Kohlenhydraten! So ist es nicht erstaunlich, dass Gorillas und Kühe ihren Kalorienbedarf zu etwa 70 Prozent aus Fett bestreiten, obwohl sie sich eigentlich fettarm ernähren. [43]

Warum sollte es also der Mensch diesen Tieren nicht gleichtun und ebenfalls rund 70 Prozent seines Kalorienbedarfs mit Fett abdecken? Im Unterschied zu den pflanzenfressenden Tieren muss der Mensch das Fett eben mit der Nahrung zu sich nehmen, weil sein Verdauungstrakt nicht über die entsprechenden Bakterien verfügt, um größere Mengen Kohlenhydrate in Fett zu verwandeln. Ein weiterer Unterschied: Beim Menschen gelangt der Zucker aus der Nahrung größtenteils direkt ins Blut – was viele Nachteile mit sich bringt – und wird erst anschließend teilweise in Fett verwandelt. Allerdings handelt es sich dabei um weniger gute Fette, wie die schädlichen Triglyceride und das unerwünschte Depotfett.

Komplexe Kohlenhydrate sind gesünder als raffinierter Zucker.

—

Das ist ebenfalls ein schwerwiegendes Missverständnis, dem wir es mit zu verdanken haben, dass die vegetarische Ernährung so populär wurde. Denn wer tierische Produkte ablehnt, der hat fast keine andere Wahl, als vermehrt solche Lebensmittel zu sich zu nehmen, die reichlich komplexe Kohlenhydrate enthalten, wie z. B. Nudeln, Reis, Hirse, Kartoffeln oder Müsli. Lebensmittel, die keine komplexen Kohlenhydrate enthalten, sind in der vegetarischen Küche äußerst rar, und Veganer sind in dieser Hinsicht noch schlechter dran. Um diesen Sachverhalt zu verschleiern, verbreiten Vegetarier gerne den Mythos, dass es einen Unterschied geben würde zwischen „gesunden" und „ungesunden" Kohlenhydraten. Manch einer versteigt sich sogar zu der Behauptung, dass komplexe Kohlenhydrate „vollwertig" wären, wie z. B. Dr. Ruediger Dahlke in seinem Veganer-Bestseller „Peace Food". [44] Doch warum sollen komplexe Kohlenhydrate gesünder sein als andere Zuckerarten?

Komplexe Kohlenhydrate, wie sie hauptsächlich in stärkehalti-gen Nahrungsmitteln vorkommen, sind im Grunde nichts ande-res als eine Aneinanderreihung von Zuckermolekülen. Diese werden im Darm zu Einfachzucker zerlegt und gelangen schließ-lich genauso ins Blut wie raffinierter Zucker auch. Wo ist also der Unterschied?

Man ist lange davon ausgegangen, dass der Blutzuckeranstieg nach einer Kohlenhydrat-Mahlzeit von der chemischen Struktur der Kohlenhydrate abhängig ist – daher die Glorifizierung kom-plexer Kohlenhydrate. Denn angeblich bewirken sie im Vergleich zu Mono- und Disacchariden nur einen geringen Anstieg der Blutglukosekonzentration. Dass das jedoch nicht stimmt, ist spä-testens seit den 80er-Jahren bekannt, als im Zuge der Diabetes-Forschung der Glykämische Index entwickelt wurde. Er ist ein Maßstab für den Blutzuckeranstieg nach der Aufnahme von 50 Gramm Kohlenhydraten aus unterschiedlichen Lebensmitteln. So fand man zum Beispiel heraus, dass Weißbrot, obwohl es ja aus komplexen Kohlenhydraten besteht, den Blutzucker stärker ansteigen lässt als Haushaltszucker. Andererseits garantiert ein hoher Ballaststoffgehalt nicht zwangsläufig einen geringen An-stieg des Blutzuckers. Denn beispielsweise hat ein Brot aus fein gemahlenem Vollkorn trotz seines hohen Ballastoffgehalts einen höheren glykämischen Index als ein Brot aus ganzen Getreide-körnern.

Damit dürfte klar sein, dass dieser ganze Rummel um ver-meintlich wertvolle komplexe Kohlenhydrate völlig an der Sache vorbeigeht. Man kann nämlich auch problemlos mit komplexen Kohlenhydraten sein Blut mit Zucker überfrachten! Wie stark sich die Blutglukosekonzentration nach einer Mahlzeit erhöht, hängt nicht nur von der Art der Zubereitung ab, vom Verarbei-tungsgrad der Lebensmittel und von ihrer Kombination unterein-ander, sondern vor allem auch von der Menge der aufgenommen-en Kohlenhydrate, nicht jedoch von ihrer chemischen Struktur. Wer sich also gerne einen Teller voll Kartoffelbrei oder Nudeln einverleibt, kommt damit ganz schnell auf eine viel höhere glykämische Last als jemand, der sich einen Teelöffel voll Zucker in den Kaffee schüttet!

Die Schwäche des glykämischen Index liegt vor allem darin, dass es sich hierbei um einen Laborparameter handelt, der für den Alltagsgebrauch nicht sehr hilfreich ist. So haben zum Beispiel gekochte Karotten den gleichen glykämischen Index wie Baguette. Trotzdem müsste man 1,6 Kilogramm Karotten verzehren, um den gleichen Blutzuckeranstieg hervorzurufen wie mit 104 Gramm Baguette. Aber wer macht das schon? Viel wahrscheinlicher ist, dass man sich zum Frühstück drei Baguettes einverleibt, was natürlich den Blutzucker extrem in die Höhe treibt. Um dieser Tatsache Rechnung zu tragen, wurde die glykämische Last als eine weitere Größe eingeführt. Sie ist wesentlich praktikabler, weil sie auch die Menge der aufgenommenen Nahrung berücksichtigt.

Nichtsdestotrotz kann der glykämische Index eine grobe Orientierungshilfe sein, um innerhalb einer bestimmten Lebensmittelgruppe (wie z. B. Getreide) eine Auswahl zu treffen: Geht man von einem Referenzwert von 100 als glykämischer Index bei Traubenzucker aus, so liegt der Wert für Croissant bei 96, für ein helles Brötchen bei 104, für einen Kräcker bei 80, für Nudeln bei 79, für Spaghetti bei 59, für Couscous bei 93, für Cornflakes bei 120, für Kartoffelbrei bei 100, für Mais-Chips bei 105 und für Reiswaffeln bei 117. Bei Datteln, die ja so gerne in Vegetarier-Kreisen verzehrt werden, liegt der Wert übrigens bei 141! [45] (Ich würde gar nichts davon essen.)

Komplexe Kohlenhydrate bzw. stärkehaltige Nahrungsmittel haben gegenüber raffiniertem Zucker den einzigen Vorteil, dass sie keinen Fruchtzucker enthalten. Haushaltszucker besteht ja bekanntlich zur Hälfte aus Fruchtzucker (Fruktose) und zur anderen Hälfte aus Traubenzucker (Glukose), wobei Fruchtzucker noch viel schädlicher ist als Traubenzucker. Etwaige Vorteile

einer strengen vegetarischen Kost, die hauptsächlich auf stärke-
haltigen Nahrungsmitteln basiert und raffinierten Zucker strikt
meidet, werden durch den bei Vegetariern üblicherweise hohen
Obstkonsum – das zumeist viel zu süß ist – wieder mehr als wettgemacht.

Völlig unverständlich ist auch, dass Agavendicksaft als alter-
natives Süßungsmittel bei Veganern so hoch im Kurs steht. Denn
was soll daran gesund sein? Er enthält bis zu 80 Prozent mehr
Fruchtzucker als Haushaltszucker, folglich ist er noch viel schädlicher.

Außerdem sollten man sich mal fragen: Warum überhaupt
süß essen? Was bringt das? Nichts außer Gaumenfreuden und
das Verlangen nach mehr, denn Zucker ist für unser Gehirn wie
eine Droge. Ich sage immer: Wir sind doch keine Bienen – Bienen können sich problemlos von Zucker ernähren. Für unseren
Stoffwechsel ergeben sich daraus jedoch keinerlei Vorteile. Wenn
ich mit ansehen muss, wie die Leute nachmittags in den Cafés
sitzen und genüsslich ihre gezuckerten Kuchenstücke verspeisen
(man gönnt sich ja sonst nichts) oder wie ganze Familien in den
Eiscafés abhängen und jede Menge Eiskugeln vertilgen, dann
frage ich mich: Was ist eigentlich in die Menschen gefahren?

Das ist der Luxus unserer Wohlstandsgesellschaft, der uns
krank macht. Denn vor 100 Jahren gab es ganz sicher nicht an jeder Ecke eine Eisdiele, geschweige denn so viele „Naturkostlä-
den", deren Umsatz mit gezuckerten Schleckereien von Tag zu
Tag immer größer wird. Wenn ich mir als Zwischenmahlzeit etwas gönne, dann esse ich eine Scheibe Butter oder ein Stück Salami – da hat mein Körper wenigstens etwas davon!

Pflanzliche Nahrung ist gesünder als tierische Nahrung.

—

Auch das ist eine seltsame Ansicht. Sie hat dazu geführt, dass immer mehr Menschen alle tierischen Produkte aus ihrem Speiseplan streichen, in der Hoffnung, auf diese Weise gegen die Zivilisationsleiden gefeit zu sein. Aber wo sind die Belege, dass Fleisch, Milchprodukte, Eier und Speck die Übeltäter sind, die uns krank machen? Ein Gemischtköstler verzehrt ja schließlich nicht nur Fleisch, sondern meistens auch literweise Cola und bergeweise Pommes. Wie will man also beweisen, dass das Fleisch die Menschen krank macht und nicht die Cola oder die im billigen Pflanzenfett frittierten Pommes? Im Eifer des Gefechts übersehen Veganer, dass sie nicht nur Fleisch weglassen, sondern auch vieles andere, was Gemischtköstler gerne essen und nicht gerade gesund ist.

Der Ackerbau und seine Folgen

Die Tatsache, dass Wissenschaftler noch nie eine typische Jäger- und Sammler-Krankheit ausfindig machen konnten, obwohl tierische Nahrung bereits seit Äonen auf dem Speiseplan der

117

Menschheit steht, sollte eigentlich zu denken geben. Erst mit der Einführung des Ackerbaus vor rund 12.000 Jahren traten die ersten degenerativen Erkrankungen auf. Wie ist das möglich? Der Grund ist der, dass erstmalig Getreide und somit auch Kohlenhydrate in einem größeren Umfang zu Ernährungszwecken zur Verfügung standen. Aus entwicklungsgeschichtlicher Sicht fehlt unserem Körper jedoch die Anpassung an größere Kohlenhydrat-Mengen in der Nahrung – daher die Degeneration des Menschen. Dr. Wolfgang Lutz sowie Prof. Dr. Dr. Jürgen Schole haben schon vor Jahren auf diesen Sachverhalt hingewiesen. Auch Prof. John Yudkin vertritt die Auffassung, dass es einen ursächlichen Zusammenhang gibt zwischen der Entdeckung der Kohlenhydrate zu Nahrungszwecken während der Zeit der Neolithischen Revolution und dem ersten Auftreten der Zivilisationsleiden. [46] Und mit Beginn der Industrialisierung vor rund 250 Jahren erfuhr der gesundheitliche Verfall der Menschheit noch eine weitere Beschleunigung, weil ab dieser Zeit auch Zucker und Süßigkeiten Einzug in die Haushalte hielten.

Dr. Loren Cordain weist darauf hin, dass der moderne Mensch mittlerweile rund 70 Prozent seiner Kalorien aus Nahrungsmitteln bezieht, welche vor ein paar tausend Jahren noch weitestgehend unbekannt waren – Tendenz steigend. [47] Dazu gehören vor allem Getreide und die daraus hergestellten Auszugsmehle, Zucker, Hülsenfrüchte und konzentrierte Pflanzenfette – also alles Produkte des Ackerbaus. Sie sind es, die unsere Gesundheit beeinträchtigen, nicht jedoch tierische Nahrung, denn an diese ist das menschliche Genom hervorragend angepasst.

Die Nachteile einer pflanzenbasierten Kost lassen sich auch nicht kompensieren, indem man sie so naturbelassen wie möglich verzehrt – so wie es in Vegetarier-Kreisen üblich ist, weil es an ihrer Grundproblematik überhaupt nichts ändert, im Gegenteil: Mit steigendem Anteil der Produkte des Ackerbaus geht es mit unserer Gesundheit immer weiter bergab. Man sieht es den Vegetariern doch an, denn sie verkörpern in aller Regel nicht die

Urgestalt eines gut aussehenden und kräftigen Menschentyps, dessen fabelhafte Gesundheit schon von Weitem ins Auge fällt.

Unsere steinzeitlichen Vorfahren kannten sicher noch keine Softdrinks, aber auch keine Kartoffeln, Cornflakes und Nudeln, keinen Reis, kein Müsli, Baguette und Vollkornbrot und keine Pizza. Alle diese kohlenhydratreichen Lebensmittel sollen eine gute Ausgangsbasis für eine gesunde Ernährung sein, so wird es uns zumindest unablässig eingebläut, doch mit welcher Begründung? Cordain schreibt: „Als die vorwiegend auf Fleisch aufbauende Kost der Jäger und Sammler durch eine auf Getreide beruhende Ernährung ersetzt wurde, waren die Folgen in allen Erdteilen gleich: Das Höhenwachstum entwickelte sich rückläufig, die Kindersterblichkeit nahm zu, die Lebenserwartung sank, Infektionskrankheiten traten häufiger auf, Eisenmangelkrankheiten nahmen zu, ebenso wie Knochenerweichung, Deformationen des Schädels und andere auf Mineralstoffmängel zurückzuführende Knochenerkrankungen." [48]

Getreide mauserte sich im Laufe weniger Generationen zu einem der bedeutendsten Grundnahrungsmittel: 56 Prozent aller Kalorien, die heute weltweit verzehrt werden, stammen aus Getreide. Bei der Proteinversorgung haben wir eine ähnliche Situation: Die Hälfte des weltweiten Proteinbedarfs wird über Getreide abgedeckt. Schon hieraus ergeben sich gewisse Nachteile und Risiken, da die meisten Getreidesorten nur über eine unzureichende Proteinzusammensetzung verfügen. Hinzu kommt eine fast zwangsläufig zu hohe Kohlenhydrataufnahme bei einer getreidelastigen Ernährung.

Und man kann, wie ich oben schon angesprochen habe, auch nicht sagen, dass Vollkorngetreide generell gesünder wäre als die daraus hergestellten Auszugsmehle, denn Untersuchungen haben gezeigt, dass Vollkorngetreide Rachitis und Knochenerweichung verursachen kann, selbst wenn kein Vitamin-D-Mangel vorliegt. So kam es zum Beispiel zur Zeit des Zweiten Weltkriegs in Irland zu einem gehäuften Auftreten von Rachitis bei Kindern, weil man aus Kostengründen auf das Ausmahlen des Getreides verzichtete. Diese Symptome gehen jedoch rasch wieder zurück, sobald wieder halbausgemahlene Mehle verwendet werden. [49]

Zu wenig Fett und fettlösliche Vitamine

Das Hauptproblem einer Ernährung, die im Wesentlichen auf Getreide, Gemüse und Hülsenfrüchten basiert – also den Produkten des Ackerbaus – ist jedoch eine viel zu geringe Fettaufnahme, diese hat verheerende Folgen: Eine fettarme Ernährung ist denkbar ungünstig, nicht nur, weil dadurch viel zu wenig gesättigte Fette aufgenommen werden (mehr dazu später), sondern weil es infolgedessen auch zu einem Mangel an fettlöslichen Vitaminen kommt, vor allem an Vitamin A, D und K_2. Von diesem Mangel sind praktisch mehr oder weniger alle zivilisierten Menschen betroffen, da die Referenzwerte insbesondere für Vitamin A und D viel zu niedrig angesetzt wurden. Der Grund ist der, dass tierische Fette die einzige nennenswerte Quelle für diese fettlöslichen Vitamine sind, und da man einfach davon ausgeht, dass eine fettarme Ernährung gesund ist, musste es hinsichtlich unseres Vitamin-A- und Vitamin-D-Bedarfs zwangsläufig zu einer Fehleinschätzung kommen.

Einer der Ersten, der auf diesen Sachverhalt hingewiesen hat, war Weston A. Price, ein Zahnarzt aus Cleveland, Ohio. Seine Arbeit ist ein Meilenstein in der Erforschung der Ursachen unserer Zivilisationsleiden. Nur wird sie gerne ignoriert, weil sie nun mal ganz und gar nicht in das Konzept einer vermeintlich ausgewogenen Ernährung passt, wie man es uns seit einiger Zeit vorgaukelt. Und falls ein Veganer meint, er müsse über Weston A. Price lästern, etwa im dem Stil „Wie kann so ein Provinz-Zahnarzt aus der Zeit des Ersten Weltkrieges überhaupt etwas von gesunder Ernährung verstanden haben?", dem kann ich nur entgegnen, dass Weston A. Price noch über die seltene Gabe einer ganzheitlichen Sichtweise verfügte, die den meisten Menschen heutzutage abhanden gekommen ist: Wir verzetteln uns immer mehr in Detailfragen, wie etwa nach dem Bedarf an einzelnen Nährstoffen, während der Blick fürs Ganze verloren geht. Veganer sind darin wahre Meister, vielleicht daher ihre Antipathie gegen Weston A. Price? Von Veganern hört man immer wieder, wie sie lauthals nach Studien schreien, die erweisen, dass man sich besser vegan ernähren sollte. Dabei braucht es solche Studien gar nicht. Meine Devise lautet: Selber denken und sein Gehirn einschalten, dann erübrigt sich manches von alleine!

Außerdem hatte Weston A. Price das Glück, dass er zu einer Zeit lebte, in der viele Völker weitab von der Zivilisation noch ihre traditionelle Ernährungsweise pflegten. Heute gibt es diese Völker nicht mehr, was es nicht gerade leichter macht zu verstehen, weshalb wir trotz intensiver Bemühungen unsere Zivilisationsleiden nicht loswerden. Wir drehen uns sozusagen im Kreis, weil alle wirklich gesunden Menschen so gut wie ausgestorben sind.

Damals, als Weston A. Price lebte, kam es innerhalb kürzester Zeit zu einer Überschwemmung unserer Nahrung mit industriell hergestellten Lebensmitteln, die bis dato noch weitestgehend unbekannt gewesen waren. So betrug z. B. 1913 der Pro-Kopf-Zuckerverbrauch eines Amerikaners bereits ca. 18 Kilogramm pro Jahr! Parallel dazu stieg die Anfälligkeit für Infektionskrankheiten, psychische Störungen und Karies traten vermehrt auf, ebenso wie Zahnfehlstellungen und schlecht ausgebildete Zahnbögen bei Kindern. Das machte Weston A. Price stutzig: Für ihn war es naheliegend, dass die Ursache des rasanten gesundheitlichen Verfalls der Bevölkerung in ihrem veränderten Ernährungsverhalten liegen muss. Auch war ihm klar, dass man das eine nicht vom anderen trennen kann, sprich: Wenn Kinder nur noch mangelhaft ausgebildete Kieferknochen aufweisen, dann sollte man sich nicht wundern, wenn sie auch anfälliger für Infektionskrankheiten und psychische Probleme sind.

Also begab sich Price zusammen mit seiner Frau auf eine zwölfjährige Reise um die halbe Welt, in der Hoffnung, noch auf Menschen zu stoßen, die über eine perfekte Gesundheit und ein tadelloses Gebiss verfügten. Und er fand sie tatsächlich, nämlich in den abgelegensten Tälern des Wallis, bei den Inuit, bei den Maori in Neuseeland, bei den Melanesiern und Polynesiern im Südpazifik, bei den Indianer-Stämmen in Nordamerika, bei den Aborigines in Australien, bei einigen afrikanischen Volksgruppen und in gälischen Dörfern auf den Äußeren Hebriden. Überall, wo er hinkam, stieß er auf das gleiche Bild: perfekte Zähne, aneinandergereiht wie Perlen auf einer Schnur, kräftig ausgebildete, sehr breite Schädel- und Kieferknochen, eine ausgezeichnete Statur, bemerkenswerte Charaktere und eine unglaubliche Widerstandsfähigkeit gegen Krankheiten. Und kränkliche, degenerierte Kinder mit schiefen Zähen, Karies und schmalen Gesichtern, sobald deren Eltern mit der Zivilisationskost in Berührung gekommen waren.

Price analysierte eingehend die Art und Weise, wie sich diese Volksgruppen ernährten, dazu nahm er auch Tausende Nahrungsmittelproben. Dabei fiel ihm u. a. auf, dass die Kost dieser Menschen mindestens zehnmal so viele fettlösliche Vitamine enthielt wie die übliche amerikanische Ernährung seiner Tage. Wobei es zu bedenken gilt, dass es zu dieser Zeit noch keine Hetzkampagne gegen tierische Fette gab, folglich ist der Unterschied zu der heutzutage üblichen fettarmen Kost in den USA noch wesentlich größer! Price fand bei allen untersuchten Volksgruppen immer gleiche, sehr typische Merkmale in ihrer Ernährung, die man folgendermaßen zusammenfassen kann: Keine dieser Volksgruppen ernährte sich vegetarisch, sie kannten weder Zucker noch denaturierte Fertignahrung und sie ernährten sich alle sehr fettreich, und zwar mittels fettreicher tierischer Produkte wie Eier, Innereien, Schalentiere, Fischeier, Schmalz,

Knochenmark und Butter – daher ihre gute gesundheitliche Verfassung! Letzteres dürfte der Hauptgrund sein, denn fettlösliche Vitamine sind der wichtigste Katalysator, damit unser Körper die mit der Nahrung aufgenommenen Nährstoffe überhaupt verwerten kann. Ohne sie gibt es keine Mineralabsorption und keine Proteinverwertung – und wenn man sich noch so „vollwertig" ernährt! Weston A. Price hat seine Forschungsergebnisse in dem Klassiker „Nutrition and Physical Degeneration" veröffentlicht. Von unschätzbarem Wert sind die darin enthaltenen Fotos vieler Eingeborener, von ihrem Antlitz, ihrem Körperbau, ihren Zähnen und Kiefern und von den Schädeln verstorbener Indianer. [50] Man muss schon auf beiden Augen blind sein, wenn man anhand dieser Bilder nicht erkennt, dass bei uns heutzutage etwas gehörig schiefläuft!

Zu viele Antinutritiva

Ein weiterer Nachteil pflanzlicher Nahrungsmittel ist ihr hoher Gehalt an Antinutritiva, das sind Substanzen, die die Verdauung und die Verwertbarkeit der Nährstoffe behindern. Pflanzen sind eben keine willenlosen Geschöpfe, die freiwillig ihr Leben lassen, damit sich andere den Bauch vollschlagen können. Und da Pflanzen nicht einfach wie Tiere weglaufen können, wenden sie eine andere Strategie an: Sie haben sich mit einem ganzen Arsenal an Antinutritiva bewaffnet, welche durchaus in der Lage sind, dem Leben eines Vegetariers erheblichen Schaden zuzufügen. Zumal mit steigendem Pflanzenanteil zwangsläufig mehr Antinutritiva aufgenommen werden.

Weshalb dann immer noch die Empfehlung, sich möglichst ballaststoffreich zu ernähren, also reichlich Vollkornprodukte und Gemüse in seinen Speiseplan zu integrieren? Sie stützt sich im Wesentlichen auf die Forschungsarbeit von Denis Burkitt und Hugh Trowell. Beide Wissenschaftler gingen einfach davon aus, es gäbe eine direkte Beziehung zwischen einer ballastoffarmen Ernährung und dem Auftreten von Magen-Darm-Erkrankungen, insbesondere von Dickdarmkrebs. Allerdings basiert ihre Ansicht – wie so üblich – nur auf epidemiologischen Daten. So ist nämlich bekannt, dass indigene Völker wie etwa die Massai, die Samburu oder auch die Indianer Nordamerikas trotz ihrer ballastoffarmen, fleischlastigen Kost nie unter irgendwelchen Magen-Darm-Problemen litten. Doch beide Forscher flüchteten sich in die unter Epidemiologen beliebte Ausrede, dass es nun mal nicht möglich sei, aus solchen ethnischen Minderheiten Rückschlüsse auf die Allgemeinbevölkerung zu ziehen. Aber warum eigentlich nicht? Professor Glatzel äußerte sich über den Wert einer ballastoffreichen Ernährung wie folgt: „Von überzeugenden Beweisen dafür, dass faserarme Kost in der Genese des Kolonkarzinoms eine ins Gewicht fallende Rolle spielt, kann keine Rede sein." [51] Also sollte man sich endlich mal Gedanken darüber machen, ob nicht der Schaden einer pflanzenbasierten, ballaststoffreichen Ernährung wesentlich größer ist als ihr Nutzen!

Die bekanntesten Antinutritiva sind die Phytate, welche die Resorption von Calcium, Magnesium, Eisen und Zink beeinträchtigen. Zwar gibt es verschiedene Verfahren, mit denen sich der Phytatgehalt der Nahrungsmittel reduzieren lässt, wie etwa Einweichen, Keimen oder Fermentieren, allerdings gelingt das nicht vollständig. So enthalten beispielsweise Sojaproteinisolate trotz eines aufwendigen Verarbeitungsprozesses immer noch rund zwei Prozent Phytat.

Aber auch Tannine, Lektine und Ballaststoffe, wie sie im Getreide enthalten sind, hemmen die Eisenaufnahme. Dabei ist Eisen aus pflanzlichen Quellen an sich schon minderwertig und schwer assimilierbar, weil es nur in seiner dreiwertigen Form vorliegt, unser Körper aber die zweiwertige Form benötigt. Zudem ist es zum Teil mit bestimmten Kohlenhydraten fest verbunden, was die Löslichkeit im Darm noch weiter verschlechtert.

Das sogenannte Hämeisen hingegen, wie es nur in tierischer Nahrung enthalten ist, ist für unseren Körper besonders gut verwertbar, weil es dafür in den Darmzellen spezielle Rezeptoren gibt. Diese Rezeptoren wären sicher nicht da, wenn unser Verdauungstrakt für eine rein pflanzliche Nahrung konzipiert wäre! Andererseits hat Zink aus Fleisch eine viermal höhere Bioverfügbarkeit als Zink aus Getreide. Außerdem enthält Vollkorngetreide wesentlich höhere Mengen ungesunder Ballaststoffe und Antinutritiva, weshalb der „Vollkorn-Fimmel", wie er gerade unter Vegetariern weit verbreitet ist, deren ohnehin meist prekäre gesundheitliche Situation noch weiter verschlechtert.

Ein Zinkmangel führt bei den Nachkommen zu Kleinwüchsigkeit und zu einer verminderten Ausbildung der Geschlechtsorgane. Beim Erwachsenen kommt es oft zu einem „spacey-feeling", also einem Gefühl des Abgehobenseins, wenn er zu wenig Zink bekommt. Und das wird dann von Vegetariern fälschlicherweise als „spirituelle Erleuchtung" interpretiert. Hinzu kommt, dass das Vitamin-B$_1$ im Körper seine biologische Wirksamkeit verliert, wenn ein Zinkmangel vorliegt. Dadurch kommt es zu Störungen im Citratzyklus, mit der Folge, dass der Zuckerabbau in den Zellen nicht mehr richtig stattfindet. Und das wiederum begünstigt die Entstehung von Adipositas, Diabetes mellitus Typ 2 und anderen Zivilisationsleiden. [52]

Ferner enthalten zahlreiche pflanzliche Nahrungsmittel Hemmstoffe, die die Wirksamkeit der Eiweiß abbauenden Enzyme herabsetzen. Davon ist vor allem das Pepsin des Magens betroffen, aber auch das Trypsin und das Chymotrypsin der Bauchspeicheldrüse. Alle drei Enzyme gehören zu den wichtigsten Enzymen unseres Verdauungstraktes. Deshalb sind Magen-Darm-Probleme und chronische Eiweißdefizite bei einer vegetarischen Ernährung fast unvermeidlich. Nur durch starkes Erhitzen können die Proteaseinhibitoren unschädlich gemacht werden. Allerdings gibt es darunter auch extrem hitzestabile Arten, wie etwa den Bowman-Birk-Inhibitor der Sojabohne. So ist es nicht erstaunlich, dass von den ursprünglich in Sojamilch und Sojaproteinisolaten enthaltenen Proteaseinhibitoren auch nach einer Hitzebehandlung immer noch rund 15 Prozent aktiv sind.

Die dadurch hervorgerufene verminderte Verdauungskapazität versucht die Bauchspeicheldrüse zu kompensieren, indem sie mittels des Hormons CCK die Produktion der Verdauungsenzyme ankurbelt. Schlussendlich führt das zu einer Hypertrophie des Pankreas. [53]

Zu den Proteaseinhibitoren gesellen sich noch die Lektine. Das sind komplexe Eiweißverbindungen, die der Mensch nicht verdauen kann. Je mehr Lektine unsere Nahrung enthält, desto mehr verschlechtert sich also die Eiweißbilanz. Lektine kommen in sämtlichen Samen vor, vor allem aber in Getreide, Reis, Soja, Erdnüssen und Hülsenfrüchten. Bei manchen Bohnenarten, wie etwa Kindneybohnen, Feuerbohnen oder Gartenbohnen, besteht der Eiweißanteil zu 50 Prozent aus Lektinen! Wie kann man da von einer „nachhaltigen" Ernährung sprechen, wenn Vegetarier Lebensmittel verzehren, die sie größtenteils gar nicht verdauen können?

Fakt ist, dass Vegetarier deutlich mehr Lektine mit der Nahrung zu sich nehmen als Gemischtköstler. Im Grunde ist jede Vegetarier-Mahlzeit eine „Lektin-Mahlzeit": Egal ob Vorspeise, Hauptgang oder Dessert – fast alle vegetarischen Nahrungsmittel enthalten Lektine, während sie bei einem Fleischesser nur in den Beilagen vorkommen. Logischerweise summieren sich die Schäden, die die Lektine im Körper anrichten können, vor allem bei Vegetariern. Lektine sind eigentlich nichts anderes als pflanzliche Pestizide, die eine mehr oder weniger starke toxische Wirkung haben. Das bekannteste und schädlichste Lektin ist das Weizen-Gluten. Veganer basteln sich daraus sogar Fleisch-Imitate, wie etwa „Entenbrust". Und das soll gesund sein? Da kann man doch gleich den Giftbecher nehmen.

Das Fatale an den Lektinen ist, dass ihre Auswirkungen nicht sofort spürbar sind, sondern dass sie auf eine ganz subtile Weise unsere Gesundheit über viele Jahre hinweg nach und nach untergraben. Die Schäden, die sie dabei anrichten können, sind immens: In erster Linie kommt es zu einer Beeinträchtigung der Darmfunktion, weil Lektine sich an die Darmwand binden. Dabei werden die Darmzotten geschädigt, die Darmflora verändert und es kommt zu einer erhöhten Durchlässigkeit für unerwünschte Stoffe. Im Darm sitzt die Gesundheit, lautet ein altes Sprichwort. Und wenn der Darm bereits kaputt ist, dann kommt man auch mit den tollsten Medikamenten und Nahrungsergänzungsmitteln nicht wieder auf die Beine. Ein geschädigter Darm ist vor allem Auslöser für zahlreiche Autoimmun-Erkrankungen, wie etwa Morbus Crohn, Zöliakie, Multiple Sklerose, Colitis Ulcerosa oder auch rheumatoide Arthritis.

Das liegt daran, dass Lektine, wenn sie mal die Darmwand passiert haben, das körpereigene Abwehrsystem auf den Plan rufen. Das ist vor allem auch beim Gluten der Fall, da dieses mit dem Protein in unseren Zellen eine große Ähnlichkeit aufweist. Dann attackiert das Immunsystem eben nicht nur die Lektine, sondern auch das körpereigene Gewebe. Diesen Prozess bezeichnet man als molekulare Mimikry, weil das Immunsystem schlicht nicht in der Lage ist, zwischen dem feindlichen Eindringling und dem eigenen Gewebe zu unterschieden. In Folge dessen kommt es auch zum sogenannten Leaky-gut-Syndrom, was nichts anderes ist als eine löchrige Darmwand mit einer viel zu großen Permeabilität, wie sie auch bei mir festgestellt wurde.

Lektine können auch zu einer gestörten Proteinsynthese führen, was fatale Folgen für unsere Gesundheit hat. Der Grund ist der, dass das Immunsystem, das durch die Lektine aktiviert wurde, auch das Enzym Transglutaminase angreift und unwirksam macht. Dieses Enzym sitzt in jeder Zelle unseres Körpers und wird gebraucht, um aufgenommene Proteine richtig einzubauen. Da dieses Enzym auch für die Wundheilung unersetzlich ist, kommt man mit einer vegetarischen, lektinlastigen Ernährung ganz schnell in einen verhängnisvollen Teufelskreis, an dessen Ende die ganze Palette der allseits bekannten entzündlichen Autoimmun-Erkrankungen auf uns wartet. Na dann prost Mahlzeit!

Davon merkt natürlich ein Vegetarier, der erst im Erwachsenenalter seine Ernährung umgestellt hat, herzlich wenig – wenn überhaupt. Aber Kinder, die von Geburt an vegetarisch aufwachsen, sind dafür umso häufiger von scheinbar mysteriösen Erkrankungen betroffen. Ich kenne zum Beispiel den Fall einer jungen Frau, die von Geburt an vegetarisch aufgewachsen war und mit Anfang 20 wegen Morbus Crohn bereits zum zweiten Mal am Darm operiert wurde. (Sie ist nicht mit mir verwandt.) Und all mein an die Mutter gerichtetes Flehen, doch auch mal die Ernährung ihrer Tochter zu hinterfragen, war vergebens. Man lässt sich lieber operieren oder geht zu irgendwelchen Schamanen (wie auch in diesem Fall), anstatt selber die Verantwortung in die Hand zu nehmen. Denn Morbus Crohn lässt sich relativ leicht in den Griff bekommen, wenn man sich konsequent kohlenhydratarm ernährt und lektinhaltige Nahrungsmittel strikt meidet. Auf jeden Fall ergab die bekannte Crohn-Studie-V unter Federführung von Prof. H. Lorenz-Meyer, dass alle 50 Teilnehmer diese Studie mit schwerer Crohn'scher Erkrankung bereits nach 90 Tagen Diät deutlich seltener einen Rückfall erlitten und nach 200 Tagen praktisch symptomfrei waren.

Zwar gibt es auch verschiedene Verfahren, um Lektine unschädlich zu machen, wie etwa Einweichen, Kochen oder Fermentieren. Dennoch ist es kaum möglich, sie zu 100 Prozent zu eliminieren. Beispielsweise können beim Fermentieren maximal 95 Prozent der Lektine zerstört werden, wobei die Betonung auf können liegt, sprich niedrigere Werte sind durchaus möglich. Wissenschaftler haben angeblich herausgefunden, dass Lektine beim fünfminütigen Kochen bei einer Temperatur von 121 Grad Celsius vollständig denaturiert werden. Die Frage ist nur, ob das für alle Lektine zutreffend ist. Denn sonst müsste jemand, der unter Zöliakie oder Gluten-Unverträglichkeit leidet, bedenkenlos alle Brote essen können, die Weizen, Dinkel, Roggen oder Gerste enthalten. Die Temperaturen, bei denen Brot gebacken wird, liegen nämlich deutlich höher und ein Brot ist meistens länger im Ofen als nur fünf Minuten! Außerdem gibt es auch Lektine, deren Aktivität erst durch das Kochen in Gang gesetzt wird, wie etwa die Lektine der Tomate. Auch beim Keimen kann sich die Lektin-Aktivität erhöhen, wie es z. B. bei den Alfalfa-Sprossen der Fall ist.

Mangel an Vitamin B_6 und B_{12}

Viele Getreidesorten enthalten eine spezielle Form von Vitamin B_6, dem sogenannten Pyridoxin-Glukosid, welches die negative Eigenschaft hat, die Bioverfügbarkeit anderer Formen von Vitamin B_6 (es gibt noch fünf weitere) aus anderen Quellen um 75 bis 80 Prozent zu reduzieren. Damit ist ein schleichender Vitamin-B_6-Mangel vorprogrammiert, zumal die Bioverfügbarkeit von Vitamin B_6 aus Getreide ohnehin sehr gering ist, während Vitamin B_6 aus tierischer Nahrung eine Bioverfügbarkeit von nahezu 100 Prozent aufweist. So ist es nicht erstaunlich, dass ein Vitamin-B_6-Mangel in Indien und Nepal unter denjenigen Bevölkerungsgruppen weit verbreitet ist, deren Ernährung im Wesentlichen auf Getreide und Hülsenfrüchten basiert. [54]

Ein Vitamin-B_6-Mangel wiederum führt ebenso wie ein Vitamin-B_{12}-Mangel zu erhöhten Homocystein-Werten im Blut und damit zu einem gesteigerten Risiko für Thrombosen und arterielle Gefäßkrankheiten. Deshalb ist es kein Wunder, dass Vegetarier durchweg erhöhte Homocysteinwerte aufweisen, wobei Veganer diesbezüglich absolute Spitzenreiter sind.

Ferner wird der Citratstoffwechsel empfindlich gestört, wenn zu wenig Vitamin B_{12} vorhanden ist. Dadurch kommt es zu Energiedefiziten, zu einem vermehrten Auftreten von Nahrungsmittelunverträglichkeiten und zu Schäden an den Mitochondrien.

Viel zu wenig bekannt ist auch die Bedeutung von Vitamin-B_6 für die Gesunderhaltung unseres Bindegewebes: Schon ein geringfügiger Vitamin-B_6-Mangel beeinträchtigt die Wirkung des Enzyms Lysyloxidase. Das führt dann dazu, dass der Körper nicht mehr in der Lage ist, ein gesundes Bindegewebe aufzubauen.

Ich hatte schon als Kind nicht nur zu niedrige Vitamin-B_6-Werte, sondern auch einen Eisen-, Zink- und Vitamin-B_{12}-Mangel, die alle auch jahrelang medikamentös behandelt wurden (B_{12} wurde mir sogar gespritzt). Und trotzdem ging es mir dadurch keinen Deut besser, was auch einleuchtend ist: Wer seinen Körper unablässig mit Unmengen an wertlosen Kohlenhydraten, Ballaststoffen und Antinutritiva malträtiert, kann sich noch so viele Extra-Nährstoffe einverleiben, das bringt überhaupt nichts.

Was das Vitamin B_{12} angeht, möchte ich an dieser Stelle nur erwähnen, dass ein bekannter Veganer unlängst in einem Vortrag die Behauptung aufstellte, dass der Mensch in der Lage sei, Vitamin B_{12} im Darm selbst zu synthetisieren. Aber unabhängig davon, ob das nun stimmt oder nicht, ergeben sich daraus keinerlei Vorteile, denn damit unser Körper das Vitamin B_{12} im Verdauungstrakt überhaupt aufnehmen kann, braucht es den Intrinsic-Faktor des Magens. Folglich muss B_{12} über die Nahrung bzw. über den Magen zugeführt werden, sonst wird es nicht resorbiert. Der Intrinsic-Faktor ist wiederum davon abhängig, dass im Magen genügend Magensäure gebildet wird, d. h. gibt es zu wenig Magensäure, dann fehlt es auch am Intrinsic-Faktor! Jetzt kann man sich eigentlich denken, dass ein Mensch, der regelmäßig Fleisch isst, über eine viel bessere Magensäure-Produktion verfügt als ein Veganer, der vor lauter Obst- und Gemüsevöllerei kaum noch proteinreiche Nahrung zu sich nimmt. Folglich ist der Veganismus allein schon hinsichtlich der Vitamin-B_{12}-Versorgung zum Scheitern verurteilt. Zumal viele langjährige Vegetarier und Veganer unter einer Magenlähmung leiden (Gastroparese), hervorgerufen durch einen zu hohen Konsum an Kohlenhydraten.[55] Und eine Magenlähmung bewirkt ebenfalls, dass zu wenig Magensäure gebildet wird. Das Fatale daran ist, dass Veganer sich häufig die falschen Blutwerte bestimmen lassen – nämlich nur das Hämoglobin – und sich dadurch in einer trügerischen Sicherheit wiegen. Denn selbst wenn die Hämoglobinwerte noch im grünen Bereich sind, kann bereits ein metabolischer B_{12}-Mangel vorliegen. Um einen B_{12}-Mangel mit Sicherheit auszuschließen, müsste man die MMA-Werte bestimmen lassen, also die Methylmalonsäure im Blut, was von Veganern jedoch nur selten gemacht wird.

Und dass eine lebenslange B_{12}-Supplementation ohnehin keine Lösung sein kann, dürfte wohl einleuchtend sein. Oder sollen wir etwa kleinen Kindern schon B_{12}-Tabletten verabreichen? Und ab welchem Alter denn? Wenn bereits ein B_{12}-Mangel eingetreten ist, ist es im Grunde schon zu spät – so weit dürfte es erst gar nicht kommen. Die abenteuerlichste Ausrede seitens der Veganer, um die B_{12}-Problematik ihrer Ernährung schönzureden, ist das Argument, dass Nutztieren heutzutage bereits B_{12} verabreicht wird, folglich könne es doch auch nicht so verkehrt sein, wenn der Mensch B_{12} supplementieren muss. Doch dieser Vergleich zeigt eigentlich nur, wie krank beides schon ist, nämlich sowohl die Fütterung der Tiere in der industriellen Massentierhaltung als auch die Ernährung vieler Menschen!

Krank durch Soja

Und was ist mit Soja? Es gibt wohl keine Pflanze, die auch nur annähernd so viele Antinutritiva und in solch hohen Konzentrationen enthält, wie es bei der Sojabohne der Fall ist. Soja ist eigentlich eine Giftpflanze, die man erst einem aufwendigen Verarbeitungsprozess unterziehen muss, um sie überhaupt genießbar zu machen. Und was dann noch übrig bleibt, taugt höchstens als Viehfutter.

„Aber die Asiaten essen doch seit Jahrhunderten Soja", wird jetzt vielleicht der eine oder andere Veganer einwenden. Die Frage ist nur: Stimmt das wirklich? Und falls doch, dann ganz sicher nicht in den Mengen, die heutzutage konsumiert werden: Wenn Soja wirklich ein altbewährtes Grundnahrungsmittel der Asiaten ist, warum wird es dann von den Chronisten praktisch kaum erwähnt? So berichtete zum Beispiel der niederländische Arzt Jacob Moleschott 1859 lediglich über den eigentümlichen Geschmack einer aus Sojabohnen hergestellten Flüssigkeit, die nichts anderes war als die allseits bekannte Sojasauce, ein in China seit Langem beliebtes Würzmittel. Das war es aber eigentlich schon. Tofu war nie ein Grundnahrungsmittel der breiten Masse, sondern er diente hauptsächlich den vegetarisch und zölibatär lebenden Mönchen in den Klöstern als „Medizin", um ihre Libido zu dämpfen. [56]

Selbst in der chinesischen Landwirtschaft scheint die Sojabohne lange Zeit nur ein Schattendasein gefristet zu haben, denn sonst hätte sie der Ostasienforscher Bernhard Laufer in seinem 1914 erschienenen Bericht mit Sicherheit erwähnt. Und wenn sie angebaut wurde, dann in erster Linie, um den Boden mit Stickstoff anzureichern, aber nicht als Nahrungspflanze. Nur in der Mandschurei wurde bereits im 18. Jahrhundert vermehrt Soja angebaut und exportiert, allerdings noch in vergleichsweise geringen Mengen. Erst gegen Ende des 19. Jahrhunderts blühte der Sojaexport so richtig auf, einer der Hauptabnehmer war damals Japan. Doch wozu brauchten die Japaner das viele Soja? Eben nicht zur Tofuproduktion, sondern hauptsächlich als Düngemittel für den Reisanbau, und als Rohstoff für die Herstellung von Seife und Viehfutter. Von Soja als Grundnahrungsmittel in den asiatischen Ländern kann also wahrhaftig nicht die Rede sein, zumindest nicht bis zu diesem Zeitpunkt. [57]

Erst mit dem Boom des Sojaanbaus in den USA Anfang des 20. Jahrhunderts und der damit einhergehenden „Verwestlichung" der asiatischen Esskultur bekam Soja in Asien die Bedeutung, die es heute hat. Asien ist also nicht die „Wiege des Soja-kultes", wie es die Veganer fälschlicherweise glauben, sondern Amerika! Demnach sollte man sehr vorsichtig sein mit der Schlussfolgerung, wenn die Asiaten bedenkenlos so viel Soja essen könnten, dann könnten wir das doch auch. Außerdem verwenden Asiaten Soja nur als Beilage, als Ergänzung zu Fleisch oder Fisch. Nie würde ein Asiate auf die Idee kommen, Fleisch durch Soja zu ersetzen, weil das gar nicht geht.

In Amerika diente die Sojabohne dank ihrer Stickstoff bindenden Wurzelknöllchen zunächst nur als Düngemittel oder als Rohstoff zur Herstellung von Pflanzenöl. Doch bald gewann die Sojapflanze auch für die chemische Industrie immer mehr an Bedeutung: „Henry Ford hatte das ehrgeizige Ziel, ein Auto nur aus Rohstoffen vom Acker zu bauen. [Ein „veganes" Auto sozusagen, wenn es dann auch noch mit Sojaöl betrieben wird, Anmerkung des Autors] Und er schaffte es tatsächlich, aus dem Grundstoff Soja ein nahezu unverwüstliches Plastik herzustellen. Alles mögliche [sic!] konnte daraus geformt werden, egal ob Toilettenschüsseln, Badewannen oder Autokarosserien." [58] In diesem Zusammenhang muss ich unweigerlich an eine Koch-Show eines veganen Starkochs denken, in der er texturiertes Sojaprotein in den höchsten Tönen lobte: Daraus ließen sich alle möglichen Gerichte zaubern, wenn man es nur richtig würze. Selbst Hackfleisch könne man damit imitieren, ohne dass es der Verbraucher merke. Doch texturiertes Sojaprotein ist eigentlich nichts anderes als eine synthetisch hergestellte Kunstfaser, Plastiknahrung sozusagen – und das soll gesund sein?

Henry Fords „Sojaauto" gelangte nur deshalb nicht zur Serienreife, weil Soja vom billigen Erdöl als Rohstoff verdrängt wurde. Also suchte man nach anderen Absatzmärkten für die Sojaabfälle, die bei der rasant wachsenden Sojaöl-Produktion anfielen. Man fand sie zunächst in der Tierhaltung, doch alsbald schickte man sich daran, aus Soja hergestellte Nahrungsmittel der Bevölkerung als eine „gesunde" und „nahrhafte" Alternative schmackhaft zu machen. So wurde u. a. damit argumentiert, dass Soja im Gegensatz zu Fleisch keine gesättigten Fette und kein Cholesterin enthalte und folglich viel gesünder sei. Selbst cholesterinsenkende Eigenschaften wurden und werden der Sojabohne nachgesagt. Dabei ist ein hoher Cholesterinspiegel alles andere als schädlich, wie ich noch zeigen werde!

Oder man erzählt uns heute, Soja wäre gut für die Knochen und würde gegen Wechseljahrbeschwerden helfen, ohne dass es dafür irgendwelche stichhaltigen wissenschaftlichen Belege gibt. Das Gleiche gilt für die Behauptung, Isoflavone aus Soja würden vor Brustkrebs schützen. Es ist vielmehr so, dass mit steigender Isoflavon-Aufnahme in konzentrierter Form auch das Risiko steigt, an Brustkrebs zu erkranken. [59] Dass Brustkrebs unter Asiatinnen seltener auftritt, ist noch kein Beweis für eine eventuelle Schutzwirkung von Soja, da sich die Ernährungs- und Lebensgewohnheiten der Asiaten von den unsrigen durch weitaus mehr unterscheiden als nur durch den Sojakonsum.

Wir sollten uns im Klaren darüber sein, dass die Sojaindustrie eine mächtige Lobby hat, die keine Kosten und Mühen scheut, um ihre Wunderbohne an den Mann bzw. an die Frau zu bringen. Dass dabei oftmals mit fragwürdigen Studien hantiert wird, dürfte einleuchtend sein. Außerdem gibt es enorme Verflechtungen zwischen der Sojaindustrie und der Wissenschaft, sodass es sehr schwierig ist, an neutrale Informationen heranzukommen. Da wechseln viele häufig munter hin und her, wie etwa Aedin Cassidy, der zuerst eine abenteuerliche Studie über eine vermeintlich krebsschützende Wirkung von Soja publizierte und dann von Unilever angeheuert wurde, neben DuPont, Cargill und Alpro Soya einer der Big Player im Soja-Business. Oder Mark Messina, ein Lobbyist der Sojaindustrie, der beim American Institute for Cancer Research (AICR) eine beratende Funktion innehatte. [60]

Kein Wissenschaftler würde auf die Idee kommen, Fleisch als ein gesundes Nahrungsmittel zu bewerben, das gegen eine ganze Palette von Krankheiten hilft, weil es einfach ein Naturprodukt ist, mit dem sich nicht so ein Reibach machen lässt wie mit einem industriell hergestellten Produkt.

Sojaprodukte, wie etwa Tofu, Sojamilch, Sojamehl, texturiertes Sojaprotein (TSP), also der Rohstoff für Fleischimitate wie Sojaburger und -hotdogs, und Sojaproteinisolat (SPI), mit dem in Amerika von der Säuglingsnahrung bis zum Müsliriegel so ziemlich jedes Nahrungsmittel „aufgewertet" wird, müssten eigentlich mit einem Warnhinweis versehen sein, ähnlich wie Zigaretten. Darauf sollte stehen: „Achtung: Soja macht unfruchtbar, dement, impotent und aggressiv. Es lässt das Gehirn schrumpfen und verursacht Wachstumsverzögerungen." Hauptverantwortlich dafür ist ihr hoher Gehalt an Isoflavonen, auch Phytoöstrogene genannt, welche an den Östrogenrezeptoren im Körper andocken. Dabei kann ihre Wirkung sowohl östrogen als auch antiöstrogen sein. Ein heilloses Durcheinander sozusagen. Je nach Alter, Geschlecht und betroffenem Gewebe können sich leichte Störungen einstellen, bis hin zu schwersten gesundheitlichen Schäden. Es kann sogar zur Fehlbildung bei den Genitalien Neugeborener kommen, wie etwa zu Hypospadien bei den Jungs, also dem Ausgang der Harnröhre unterhalb der Penisspitze. Wenn man bedenkt, dass in Amerika mittlerweile rund 70 Prozent aller Lebensmittel in irgendeiner Form Soja enthalten, dann sollte man sich über die dramatische Zunahme an Hypospadien in den Vereinigten Staaten, wie sie in jüngster Zeit zu verzeichnen ist, nicht wundern.

Oder es kommt zu strukturellen Veränderungen im Gehirn, was nicht weniger schlimm ist. Östrogene spielen nämlich eine wichtige Rolle für die Erhaltung der neuronalen Struktur im Gehirn. Bereits ab zwei Portionen Tofu pro Woche kommt es zu kognitiven Beeinträchtigungen und zu einer beschleunigten Gehirnalterung, wie eine Studie an 8.000 Probanden ergab. Auch das Risiko, an Alzheimer zu erkranken, war bei den Sojaessern doppelt so hoch. Außerdem entwickelten sie eine ausgeprägte Hirnatrophie. Eine Studie aus Indonesien kommt ebenfalls zu dem Schluss, dass mit dem Verzehr von Tofu das Risiko steigt, an Demenz zu erkranken. [61]

Phytoöstrogene können auch die Fortpflanzungsfähigkeit beeinträchtigen. Das ist bereits seit 1940 bekannt, als es bei Schafen zu der sogenannten Klee-Krankheit kam: Durch einen zu hohen Anteil an phytoöstrogenreichem Klee im Futter wurden die weiblichen Schafe unfruchtbar und die männlichen zeugungsunfähig. Das ist schon erstaunlich, da es sich nur um minimale Änderungen in der Futterzusammensetzung handelte. Wie wird es dann erst beim Menschen sein, wenn er tagein, tagaus Sojaprodukte zu sich nimmt? Mit nur einem Glas Sojamilch wird die gleiche Hormonmenge aufgenommen, wie sie in einer Anti-Baby-Pille enthalten ist. Selbst Tofu enthält pro Kilogramm Trockenmasse bis zu vier Gramm Phytoöstrogene. Dabei genügt bei Frauen schon eine geringfügige Isoflavon-Aufnahme von 45 Milligramm pro Tag über einen Zeitraum von einem Monat, dass sich ihr Menstruationszyklus um zwei Tage verlängert. Und irgendwann versiegt die Menstruation ganz vor lauter Sojaesserei, so wie es bei Lierre Keith der Fall war.

Bei Männern sinkt mit steigendem Sojaverzehr die Anzahl der Spermien. Versuche mit männlichen Ratten ergaben sogar, dass sie impotent wurden, wenn ihre Mütter während ihrer Trächtigkeit Soja zu fressen bekamen. Und bei Labortieren kam es zu einer Testosteronverarmung, wenn ihrem Futter Phytoöstrogene beigemischt wurden.

Genau das Gleiche passiert auch beim männlichen Nachwuchs der Vegetarier und Veganer, wenn er mit Soja großgezogen wird: Bei ihm ist häufig eine Verweiblichung zu beobachten, was sich nicht nur im Körperbau zeigt, sondern auch im Gemüt. Dann wird er getätschelt und gehätschelt, weil man meint, es handle sich um eine neue Generation besonders fein-fühliger Jungs – dabei ist er nur falsch ernährt. Männer können bis zu 76 Prozent niedrigere Testosteronwerte aufweisen, wenn ihre Nahrung mit Sojaprotein angereichert wird.

Werden männliche Javaneräffchen über einen längeren Zeit-raum mit Soja gefüttert, dann zeigen sie ein deutlich aggressive-res Verhalten. Zudem sondern sie sich von der Gruppe ab und verlieren das Interesse, sich mit ihren Artgenossen auseinander-zusetzen – vegane Eigenbrötler sozusagen. [62]

Das Schlimmste ist jedoch, was Soja den Kleinkindern und Säuglingen antut. Für sie sind Isoflavone aus Soja am schädlichs-ten, da sie noch nicht über eine ausreichende Hormonproduk-tion verfügen. Zudem nehmen sie im Vergleich zum Erwachse-nen pro Kilogramm Körpergewicht wesentlich mehr Nahrung auf. Gibt man ihnen Säuglingsnahrung auf Sojabasis, mit einem Gehalt von 32 bis 47 Milligramm an Isoflavonen, wie es den han-delsüblichen Soja-Formulas entspricht, dann finden sich in ih-rem Blut Isoflavon-Konzentrationen, die bis zu elfmal höher sind als jener Wert, der bei Erwachsenen bereits hormonell wirksam ist. [63] Eine chinesische Mutter würde ihrem Kind niemals Soja-milch geben, wenn sie es nicht stillen kann, sie wird schon wis-sen, warum. Und ich glaube nicht, dass Sojamilch für Kinder im Vorschulalter wesentlich bekömmlicher ist. Sojamilch ist eigent-lich für niemanden bekömmlich – nur fallen ihre negativen Wir-kungen bei einem Erwachsenen nicht so auf.

Auch die Schilddrüse wird durch Soja in Mitleidenschaft ge-zogen. Schuld daran sind die beiden Phytoöstrogene Genistein und Deizein der Sojabohne, welche schon in geringen Mengen die Synthese der Schilddrüsenhormone beeinträchtigen. Ein ho-her Sojaverzehr kann demnach zur Kropfbildung führen, wie Untersuchungen bei Nagetieren und Säuglingen gezeigt haben. Um dem gegenzusteuern, müsste die Jodaufnahme erhöht wer-den. Das könnte in der Weise geschehen, dass man zu Soja Fisch-suppe reicht, so wie es in Japan üblich ist.

Durch den Verzehr von Soja erhöht sich auch die Permeabilität der Darmwand, was zur Folge hat, dass unerwünschte Substanzen wie Antigene oder Mikroorganismen ungehindert ins Blut gelangen können. Verantwortlich dafür ist der hohe Gehalt der Sojabohne an Saponinen, das sind seifenähnliche Stoffe, mit denen sich die Sojabohne vor Fressfeinden zu schützen versucht. Diese Saponine sind nahezu unverwüstlich und überstehen die meisten Verfahren zur Aufbereitung von Soja. Immerhin kann die Sojabohne bis zu sechs Prozent Saponine enthalten! Nebenbei verringern die Saponine auch die Verwertbarkeit von Eiweiß und blockieren die Glukoseaufnahme im Dünndarm. Dass Soja eine wertvolle Eiweißquelle sei, ist ohnehin eine unhaltbare Mär: Proteine aus der Sojabohne können nur zu etwa 60 Prozent verwertet werden. Zum Vergleich: Das Milcheiweiß besitzt für unseren Organismus eine Verwertbarkeit von nahezu 90 Prozent.

„Jedes Böhnchen ein Tönchen", heißt es so schön im Volksmund. Und da ist die Sojabohne den anderen Bohnenarten mindestens ebenbürtig. Der Grund ist der, dass Soja eine spezielle Form von Kohlenhydraten enthält, die sogenannten Oligosacchariden, welche von unserem Organismus nicht verdaut werden können. Die bekanntesten Oligosaccharide sind Raffinose und Stachyose, von denen Soja bis zu fünf Prozent enthalten kann und die jeglicher Hitzebehandlung standhalten. Diese Oligosaccharide sind dann im Dickdarm ein gefundenes Fressen für bestimmte Bakterienarten, daher die Flatulenzen vieler Vegetarier.

Ein hoher Sojaverzehr begünstigt auch die Entstehung von Nierensteinen. Das gilt eigentlich für alle oxalsäurehaltigen Lebensmittel, zu denen etwa auch Rhabarber, Spinat oder Sellerie gehören, denn bekanntlich kann Oxalsäure mit Calcium Nierensteine bilden. Wobei die Sojabohne bezogen auf die Trockenmasse bis zu 3,5 Prozent Oxalsäure enthält, was ein beachtlicher Wert ist. [64]

Der Vollständigkeit halber sei noch erwähnt, dass Soja auch ein Allergen ist. Zwar sind Erwachsene noch relativ selten von einer Sojaallergie betroffen, dafür tritt sie bei Kindern umso häufiger auf. Das Fatale daran ist, dass es dann auch zu Kreuzallergien mit anderen Lebensmitteln kommen kann, wie etwa mit Kuhmilch, wobei Soja der Auslöser ist, nicht die Kuhmilch!

Soja galt in China ursprünglich als ungenießbar, wie man an dem überlieferten Piktogramm für Soja erkennen kann: Es zeigt nämlich nur die Wurzelstruktur der Pflanze, jedoch nicht die Halm- und Samenstruktur wie bei anderen essbaren Pflanzen. Erst mit der Entdeckung der Fermentation zur Zeit der Zhou-Dynastie (11.–3. Jh. v. Chr.) hielt Soja Einzug in die chinesische Küche, allerdings nur in Maßen und als würzende Zutat. Denn durch die Fermentation wird ein großer Teil der schädlichen Inhaltsstoffe der Sojabohne abgebaut. Das ist besonders wichtig für die Phytate, von denen die Sojabohne im Vergleich zu anderen Hülsenfrüchten und Getreidesorten mit Abstand am meisten enthält. (Sojasaat kann einen Phytatgehalt von bis zu fünf Prozent aufweisen.) Diese können nur mit Hilfe eines lang dauernden Fermentationsprozesses abgebaut werden, wie es beim Miso, Natto, Tempeh oder der Sojasauce der Fall ist. Das Gleiche gilt auch für die Phytoöstrogene. Von unfermentierten oder nur kurz fermentierten Sojaprodukten, wie z. B. Sojamilch oder Tofu, sollte man deshalb besser die Finger lassen.

Summa summarum spricht eigentlich alles gegen den Verzehr von Soja, zumindest in den Mengen, die unter Vegetariern und Veganern üblich sind. Nur weil etwas pflanzlich ist, ist es halt noch lange nicht gesund.

Unkritischer Umgang mit Studien

Bei pflanzlichen Nahrungsmitteln haben wir es also durchweg mit negativen Eigenschaften zu tun. Wie konnte es aber dennoch passieren, dass man uns eine vegetarische Ernährung als gesund verkauft hat? Immerhin enthalten tierische Lebensmittel keinerlei Antinutritiva oder hormonähnliche Substanzen – demnach müssten sie besonders gesund sein!

Zum einen liegt das daran, dass der Vegetarismus eigentlich eine Art Religion ist. Und wer sich tausend Gründe ausdenkt, weshalb der Fleischverzehr abzulehnen ist, der muss sich auch etwas einfallen lassen, um seinen übertriebenen Pflanzenkonsum zu rechtfertigen. Dass dabei oft elementares Ernährungswissen unter die Räder gerät oder erst gar nicht zur Kenntnis genommen wird, weil es nicht in das Konzept passt, das steht auf einem anderen Blatt. Also stößt man nicht selten auf skurrile Behauptungen, wie etwa, dass es genügen würde, auf eine „hohe Nährstoffdichte" zu achten, um gesund zu bleiben. Aber was nützt mir eine hohe Nährstoffdichte, wenn mein Körper das Gegessene gar nicht richtig verwerten kann? Bei Vegetariern und Veganern basiert die Ernährung überwiegend auf schwer verdaulichen Lebensmitteln wie Hülsenfrüchte, Getreide und Gemüse. Das kann lange gut gehen, wenn man noch über ein robustes Verdauungssystem verfügt. Für Menschen hingegen, die bereits einen lädierten Magen oder Darm haben, ist eine vegetarische Ernährung die Hölle auf Erden – ich weiß, wovon ich spreche.

Auch wenn Vegetarier das nicht gerne hören: Unser Körper ist wie geschaffen für tierische Nahrung. Zudem ist diese besonders leicht verdaulich, solange man nicht die Torheit begeht, das wertvolle Fett wegzulassen! Und dass tierische Nahrungsmittel auch ein enormes Heilungspotential besitzen – nicht nur für Magen- und Darmkranke – das kommt den Vegetariern einfach nicht in den Sinn. Vielmehr lassen sie keine Gelegenheit aus, um diese zu diskreditieren. Dazu verweisen sie gerne auf Studien, die angeblich erwiesen hätten, dass der Verzehr tierischer Produkte Erkrankungen wie Krebs, Herzkreislaufprobleme und Allergien begünstige. Aber stimmt das wirklich?

In ihrem Eifer, ihre Ernährungsideologie wissenschaftlich zu untermauern, schlucken Vegetarier blindlings jede x-beliebige Studie. Dabei übersehen sie, dass es hinsichtlich Studiendesign und Aussagekraft wissenschaftlicher Studien beträchtliche Unterschiede gibt. Betrachtet man die von Vegetariern immer wieder ins Feld geführten Studien etwas genauer, dann fällt auf, dass es sich dabei fast ausschließlich um epidemiologische Studien handelt. Das sind Studien, bei denen über einen bestimmten Zeitraum das Ernährungsverhalten verschiedener Bevölkerungsgruppen beobachtet wird, um daraus Rückschlüsse auf etwaige krankmachende Faktoren zu ziehen. Obwohl solche Studien eine Fülle an statistischen Daten liefern, haben sie dennoch nicht die geringste Aussagekraft, weil es immer mehrere Faktoren gibt, die nicht kontrolliert werden können. Dazu ein Beispiel: Ein Proband entschließt sich, weniger Fleisch zu verzehren. Im gleichen Zeitraum trinkt er viel Grünen Tee, was er jedoch früher nicht tat. Es sind also gleich zwei Faktoren, die sich geändert haben. Wie will man beweisen, dass der Fleischverzicht zur gesundheitlichen Verbesserung beitrug, aber nicht der Grüne Tee? Das ist mit solchen Studien nicht belegbar. Sie liefern nur Anhaltspunkte für etwaige Zusammenhänge, sogenannte Korrelationen, aber noch keinen Nachweis für einen ursächlichen Zusammenhang.

Den Fehler, den sowohl Laien als auch Wissenschaftler machen – denn Wissenschaftler sind ja auch nur Menschen – ist, dass sie Korrelation mit Kausalität verwechseln, wenn sie aus den Daten solcher Studien ihre Schlussfolgerung ziehen. Und das kann zu fatalen Fehlschlüssen führen. Man denke nur an den Geburtenrückgang, den wir seit einigen Jahren in Deutschland zu verzeichnen haben: Es wäre wissenschaftlich absolut korrekt, wenn man dafür die Abnahme der Storchenpopulation verantwortlich machen würde – denn zwischen beiden Entwicklungen besteht eine auffallend starke Korrelation. Trotzdem ist damit noch lange nicht erwiesen, dass die Störche die Kinder bringen!

Erschwerend kommt hinzu, dass die meisten Menschen schon eine vorgefasste Meinung haben, bevor sie sich mit dem Ergebnis einer Studie auseinandersetzen. Sie neigen also dazu, genau das herauszulesen, was ihnen in den Kram passt, während widersprüchliche Resultate großzügig ausgeblendet werden. Bestes Beispiel ist das populäre Buch von T. Colin Campbell (und Thomas M. Campbell) über die China Study, welches unter Vegetariern zuweilen schon wie ein Evangelium gehandhabt wird. Dabei ist dieses Buch nur eine persönliche Interpretation seiner Autoren über eine an sich solide epidemiologische Studie in China aus dem Jahre 1990. Und zwar eine sehr eigentümliche, denn unter den 8.000 statistisch signifikanten Rohdaten dieser Studie finden sich keinerlei Belege für Campbells Behauptung, man könne sich vor schweren Krankheiten schützen, indem man weitestgehend auf tierische Nahrung verzichte.

Es ist vielmehr so, dass die Originaldaten Campbells Thesen durchweg widerlegen! Aber wenn man selbst Veganer ist – so wie im Fall von Campbell – kann es nur zu einer Verdrehung von Tatsachen kommen. Campbell missbraucht die China Study, um den Anschein zu erwecken, die vegane Ernährung wäre wissenschaftlich gut fundiert, und leider fallen die meisten Leute auf diese Behauptung herein. [65]

So hat er beispielsweise geflissentlich ignoriert, dass die statistische Signifikanz zwischen Weizen und Krebserkrankungen bei dieser Studie wesentlich größer ist als zwischen Krebserkrankungen und Fleischkonsum! Denise Minger, eine Ex-Veganerin, machte sich die Mühe, die Originaldaten der China Study einer eingehenden Analyse zu unterziehen. Sie schreibt dazu auf ihrem Blog: „Als ich anfing, die Daten aus der China-Studie neu zu analysieren, hatte ich keineswegs die Absicht, Campbells hochgelobtes Buch zu kritisieren. Ich wollte nur selbst sehen, welche Daten Campbells Aussagen eigentlich belegen, allein schon um meiner [sic!] eigenen [sic!] Neugier Genüge zu tun. […] Während er sehr eingehend ermittelt hat, wie wichtig unverfälschte, möglichst naturbelassene Nahrung ist, wenn wir gesund werden und bleiben wollen, geht sein Fokus auf die Gleichsetzung tierischer Produkte mit Erkrankungen auf Kosten der Erforschung (oder auch nur der Erwägung) anderer Zusammenhänge zwischen Ernährung und Krankheit, die für die allgemeine Gesundheit und die Ernährungswissenschaft möglicherweise entscheidender, wichtiger und letztendlich zwingender sein könnten." [66]

Um eine Vorstellung davon zu bekommen, wie selektiv die Daten von Campbell interpretiert wurden, noch ein paar konkrete Zahlen von Denise Minger. Dabei handelt es sich um sogenannte Korrelationskoeffizienten, d. h. bei einem Zahlenwert von 0 besteht nicht ein geringster Zusammenhang zwischen zwei Variablen, während ein Zahlenwert von 1 signalisiert, dass eine perfekte Koinzidenz existiert: „Noch irritierender als die verzerrten Fakten der China-Study sind die Details, die Campbell ausgelassen hat. Warum hebt Campbell bei Herzkreislauferkrankungen tierische Produkte hervor (Korrelation 0,01 für tierische Proteine und - 0,11 für Fischprotein), erwähnt jedoch nicht, dass Weizenmehl eine Korrelation von 0,67 mit Herzinfarkt und koronarer Herzkrankheit (KHK) ergibt und dass pflanzliche Proteine mit diesen Erkrankungen eine Korrelation von 0,25 aufweisen? Warum übersieht Campbell die astronomische Korrelation von Weizenmehl mit verschiedenen Erkrankungen: 0,46 für Gebärmutterhalskarzinom, 0,54 für Herzerkrankungen durch Bluthochdruck, 0,47 für Schlaganfall, 0,41 für Erkrankungen des Blutes und der blutbildenden Organe sowie die bereits erwähnten 0,67 für Herzinfarkt und koronare Herzkrankheit? Hat der ‚Grand Prix der Epidemiologie' womöglich unbeabsichtigt eine Beziehung zwischen der führenden Todesursache der westlichen

Welt und ihrem Lieblingsglutengetreide aufgedeckt? Ist der Mähdrescher am Ende nichts weiter als der Sensenmann des Industriezeitalters?" [67] Auch Campbells Behauptung, dass ein hoher Fettverzehr Krebserkrankungen begünstigen würde, deckt sich überhaupt nicht mit den Originaldaten der China Study. Das Gleiche gilt für Herzerkrankungen und hohen Fettverzehr: Auch zwischen diesen beiden Variablen gibt es überhaupt keinen Zusammenhang!

Andere von Vegetariern gerne zitierte Studien sind nicht viel besser. Man kann die geringe Qualität an den vagen Aussagen der Wissenschaftler erkennen, wenn sie aus einer Studie eine Schussfolgerung ziehen. Es heißt dann häufig, etwas „wird miteinander in Verbindung gebracht", beispielsweise ein hoher Fettkonsum mit dem Auftreten von Brustkrebs. Man kann jedoch viel miteinander in Verbindung bringen – da sind der Kreativität kaum Grenzen gesetzt, solange es sich nur um epidemiologische Studien handelt.

Wenn also Vegetarier und Veganer versuchen, uns zum Fleischverzicht zu bekehren, dann achten Sie bitte darauf, mit welchen Mitteln das geschieht: 99 Prozent aller Studien, mit denen angeblich die gesundheitlichen Vorteile einer fleischfreien Kost erwiesen wurden, sind nichts anderes als epidemiologische Studien, deren Aussagekraft so gering ist, dass man nach Belieben alles Mögliche hineininterpretieren kann.

Selbst sogenannte Kohortenstudien, das sind modifizierte Varianten der Epidemiologie, bei denen nur bestimmte Bevölkerungsgruppen zur Datenerhebung herangezogen werden, haben kaum eine höhere Aussagekraft. „Ihre Verlässlichkeit vermag nur zu beurteilen, wer die Fehlerquellen epidemiologischer Angaben kennt [...] Weithin unbekannt ist die Fragwürdigkeit zahlenmäßiger Angaben von Nahrungsgewohnheiten und Nährstoffverzehr, die Abhängigkeit des Befundes von der Erwartung des Untersuchers, die Fragwürdigkeit intravitaler und postmortaler Diagnosen. Denkmöglichkeiten sind nicht gleichbedeutend mit Tatsachen, unermüdliche Wiederholungen einer Behauptung unvollkommener Ersatz für fehlende Beweise. Die unermüdlichen Wiederholungen beweisen höchstens die alte Erfahrung der Werbeexperten:

Die Leute glauben alles, man muss es ihnen nur lang genug und laut genug sagen." [68]

Oder man bedient sich fragwürdiger Tierversuche, wie etwa der Fütterung von Kaninchen mit Unmengen an Cholesterin. Dabei wird übersehen, dass reine Pflanzenfresser, die Kaninchen nun mal sind, über keine Möglichkeit verfügen, das mit der Nahrung aufgenommene Cholesterin zu metabolisieren oder wieder auszuscheiden. Infolgedessen kommt es zu Cholesterinablagerungen in sämtlichen Organen, die Kaninchen bekommen vom vielen Cholesterin gelbe Augen und ihre Haare fallen aus. Schließlich sterben sie nicht an einem Herzinfarkt, sondern an Auszehrung, sie verhungern qualvoll. Und erst ganz im Endstadium kommt es zu Cholesterinablagerungen in den Arterien, die jedoch nicht die geringste Gemeinsamkeit haben mit der Arteriosklerose, wie sie beim Menschen auftritt. Da sich Cholesterin beim Menschen niemals in den Organen oder Arterien ablagert – auch wenn er sich noch so cholesterinreich ernährt – ist es ein grober Unfug, wenn man versucht, den Menschen in die Gattung der Pflanzenfresser einzureihen!

Ein Paradebeispiel, wie leicht eine arglose Leserschaft mittels schwammiger Aussagen hinters Licht geführt werden kann, ist folgender Satz: „Doch nicht nur für Krebs scheint Fleisch haupt-[sic!] oder mitverantwortlich, sondern auch für andere der vielen Zivilisationskrankheiten wie Bluthochdruck, Nierensteine, Arteriosklerose, Osteoporose, Allergien, Diabetes, rheumatische Erkrankungen, etc." [69] Das ausschlaggebende Wort in diesem Satz ist das Wort scheint, das eben dem aufmerksamen Leser zeigt, dass die dem Fleisch nachgesagten krankmachenden Eigenschaften alles andere als wissenschaftlich hieb- und stichfest erwiesen wurden, sondern dass das alles nur ein Schein ist, von dem man sich allzu leicht täuschen lässt.

Selbst Dr. Walter Willett, einer der weltweit führenden Ernährungswissenschaftler, kann sich dieser subjektiven Wahrnehmung nicht entziehen. Er behauptet einfach, dass die optimale Verzehrsmenge von Fleisch gleich null sei, obwohl die Datenlage, die dieser Behauptung zugrunde liegt, äußerst dürftig ist. Seine Aussage ist schlicht eine Überinterpretation dreier epidemiologischer Studien, darunter die bekannte „Nurses' Health Study" und die sogenannte „Health Professionals Follow-Up Study", ebenfalls eine Kohortenstudie, bei der das Ernährungsverhalten, die Rauch- und Trinkgewohnheiten und die gesundheitliche Verfassung von rund 300.000 Medizinern mittels Fragebögen ermittelt wurden.

Dieses umfangreiche Datenmaterial ist im Großen und Ganzen die Grundlage, auf der Willetts Vorstellungen über eine gesunde Ernährung basieren. Allerdings ist dieses Datenmaterial viel zu vielschichtig, um hinsichtlich des Fleischkonsums zu einer eindeutigen Aussage kommen zu können. Solche können aber dennoch leicht getroffen werden, wenn man von dem Wunsch befangen ist, die Menschen zu einer fleischlosen Kost zu überreden, wie es offensichtlich auch bei Dr. Walter Willett der Fall ist. Willett bekam im Mai 2013 von dem renommierten Fachjournal Nature sogar eine Verwarnung, weil er eine Kollegin im Streit um die Rolle von Übergewicht als Risikofaktor beleidigte.

Nature stellte klar, dass sich ein Wissenschaftler nicht zu einer simplen Schwarz-Weiß-Malerei verleiten lassen sollte, nur aus der Furcht heraus, dass eine differenziertere Botschaft die Bevölkerung von einer Ernährungsumstellung abhalten könnte. Aber diese Schwarz-Weiß-Malerei ist genau das, was Dr. Willett auch in Bezug auf den Fleischkonsum betreibt! Immerhin hat er erkannt, dass sein umfangreiches Datenmaterial eindeutig im Widerspruch zu der Ansicht steht, dass ein geringer Fettverzehr generell vorteilhaft für die Gesundheit sei. [70]

Dabei dürfte es eigentlich gar nicht vorkommen, dass allein aufgrund epidemiologischer Daten irgendwelche Ernährungsempfehlungen ausgesprochen werden. Und wenn doch, dann müssten diese stets mit dem Hinweis versehen sein, dass es sich nur um eine Hypothese handle, die erst noch mit Hilfe klinischer Forschung verifiziert werden müsse! „Das wissenschaftstheoretische Problem liegt darin, dass die Bewertung der Korrelation nach einem gewissen Gutdünken erfolgt. Es gibt schlicht kein anderes Verfahren. Statistiken erzeugen niemals ,wahre‘ Aussagen und statistische Evidenz ist in gewisser Weise immer eine ,Evidenz aus Offensichtlichkeit‘. Statistiken können nur das ergeben, was eine von außen kommende Logik zulässt. Thesen können sich als wahrscheinlicher oder unwahrscheinlicher zeigen. Zu glauben, dass Statistiken neues Wissen erzeugen, ist wie das Suchen von Ostereiern, die man selbst versteckt hat." [71]

Um wissenschaftlich hieb- und stichfest zu beweisen, dass tierische Lebensmittel krank machen, bräuchte es streng kontrollierte, wiederholbare, randomisierte Doppelblindstudien, bei denen nur ein einziger Faktor verändert wird. Denn solche Studien haben die höchste Aussagekraft. Allerdings gibt es kaum derartige Studien mit tierischen Produkten, und die wenigen, die existieren, verzeichnen negative Ergebnisse.

Wenn eine Studie rein zufällig ergeben würde, dass Fleisch, Milch und Eier krank machen, so wäre das noch am überzeugendsten. Das hat es jedoch nie gegeben: Zuerst kam die Hypothese auf, dass es vielleicht an den tierischen Produkten liegen könnte, dass der Mensch krank wird. Erst daraufhin wurden große Anstrengungen unternommen, um diese Hypothese zu untermauern – allerdings ohne Erfolg. Da man sie nicht glaubhaft machen konnte, wurden immer größere und kostspieligere Studien lanciert, die jedoch genauso miserabel abschnitten. Es wäre also nur konsequent, wenn man endlich mal eingestehen würde, dass die Ausgangshypothese falsch ist! Doch wer ist dazu schon bereit? Wer sein ganzes Leben darauf aufgebaut hat, den falschen Feind zu bekämpfen, der wird sich damit schwer tun.

Obwohl alle Fakten für eine Rehabilitation tierischer Produkte sprechen, wird dem überhaupt nicht Rechnung getragen: Die gesamte Wissenschaft ist nach wie vor von dieser Voreingenommenheit gegenüber tierischen Lebensmitteln befangen. Und als hätte man nichts Besseres zu tun, wird die Bevölkerung mit immer neuen, zweifelhaften Studien an der Nase herumgeführt – sehr zum Wohlgefallen der Vegetarier!

Eine sonderbare Theorie entsteht

Aber wie kam es überhaupt zu der Hypothese, dass tierische Lebensmittel krank machen würden? Zu verdanken haben wir diese Ancel Keys, einem Biochemiker von der University of Minnesota. Er wollte die Ursache für die Entstehung der Zivilisationsleiden herausfinden. Zu diesem Zweck bereiste er diverse Länder, um das Ernährungsverhalten verschiedener Bevölkerungsgruppen zu studieren, so u. a. auch in Italien. Keys konnte bei den Italienern keinerlei Anzeichen für eine etwaige Mangelernährung ausfindig machen. Was ihm jedoch ins Auge fiel, war, dass sie täglich Unmengen an Pasta und Brot verzehrten und dass die Frauen der Arbeiterklasse durchweg sehr korpulent waren.

Es wäre also naheliegend gewesen, wenn er aus seinen Beobachtungen den Schluss gezogen hätte, dass Pasta und Brot krank und dick machen. Aber auf diese simple Idee kam er nicht. Stattdessen entwickelte er in den 50er-Jahren die sonderbare Theorie, dass fettreiche, tierische Nahrung die Blutcholesterinwerte erhöht und es in Folge dessen zu Herzerkrankungen kommt. Um seine Theorie zu untermauern, konstruierte er zunächst mit den epidemiologischen Daten aus sechs Ländern ein atemberaubendes Diagramm, welches angeblich einen klaren Zusammenhang zwischen dem Fettkonsum und dem Auftreten der koronaren Herzkrankheit aufzeigte. Aber weshalb beschränkte sich Keys dabei auf sechs Länder, obwohl er die Daten von 22 Ländern zur Verfügung hatte? Wir haben es hier eindeutig mit einer Datenmanipulation zu tun, wie sie in Wissenschaftskreisen ein beliebtes Mittel ist, wenn es darum geht, Studienergebnisse so zurechtzubiegen, dass sie der eigenen Anschauung dienlich sind: Keys hatte sich ganz gezielt nur die Daten derjenigen Länder herausgepickt, die seine Theorie stützten – hätte er nämlich die Daten aller 22 Länder miteinbezogen, so hätte sich der von ihm erstmals konstruierte Zusammenhang zwischen Fettkonsum, Blutcholesterinwerten und Herzinfarkten in Luft aufgelöst!

Beflügelt von diesem Schein-Erfolg lancierte Keys die berühmte Sieben-Länder-Studie, welche bis heute dafür herhalten muss, um die Fett-und-Cholesterin-Hypothese zu untermauern. So stützt sich beispielsweise auch die DGE in ihrer aktuellen Leitline bezüglich Fettkonsum immer noch auf diese Uraltstudie aus den 60er-Jahren, weil sie angeblich einen Zusammenhang zwischen Fettverzehr und der Häufigkeit des Herzinfarkts ergab. [72] Dabei stand diese Studie ebenfalls auf einer äußerst wackeligen Datenbasis: Keys schuf anhand ihrer Daten eine Verbindung zwischen hohen Blutcholesterinwerten und der Anzahl der aufgetretenen Herzinfarkte und behauptete, der unterschiedlich hohe Verzehr an tierischen Fetten in den einzelnen Ländern wäre für die Herzinfarkte verantwortlich.

Diese Korrelation trat jedoch nur auf, wenn man ganze Länder miteinander verglich. Innerhalb der einzelnen Länder löste sich dieser vermeintliche Zusammenhang in Luft auf: Es wurden insgesamt 16 Bevölkerungsgruppen in sieben Ländern untersucht und je nach Region gab es große Unterschiede in der Mortalität durch Herzinfarkte, obwohl die Blutcholesterinwerte praktisch identisch waren. In manchen Regionen, in denen besonders viele Herzinfarkte auftraten, waren die Blutcholesterinwerte sogar niedriger als in anderen Regionen desselben Landes. Mit dieser Sieben-Länder-Studie wurde also Keys Cholesterin-Hypothese glatt widerlegt. Sie dennoch immer wieder anzuführen, um die Cholesterinangst zu schüren, ist an Dreistigkeit kaum zu überbieten. Das Gleiche gilt für die falsche Schlussfolgerung aus dieser Studie, wonach die Herzinfarktrate in Japan deshalb viel niedriger sei als in Finnland, weil die Japaner weniger tierische Fette verzehren würden als die Finnen: Das ist so, also würde man Äpfel mit Birnen vergleichen, denn zwischen den Lebens- und Ernährungsgewohnheiten von Japanern und Finnen gibt es noch weit mehr Unterschiede als nur den Fettverzehr!

Das Nachrichtenmagazin Time veröffentlichte 1961 einen wegweisenden Artikel, in dem Keys Ansichten erstmals einem größeren Publikum vorgestellt wurden. Darin behauptete Keys, dass die Amerikaner viel zu viel Fett essen würden, vor allem in Form tierischer Fette, und dass dies die Ursache für die Entstehung der koronaren Herzkrankheit sei. Der Leser erfuhr auch, dass Keys mit gutem Beispiel voranging, indem er nur noch drei Fleischmahlzeiten pro Woche zu sich nahm. Fällt Ihnen etwas auf? Das deckt sich genau mit der Ernährungsempfehlung der DGE, wie sie heute noch verbreitet wird, nämlich höchstens zwei- bis dreimal pro Woche Fleisch zu essen! Es scheint so, als hätte die DGE auch in diesem Fall eine merkwürdige Ansicht eines skurrilen Wissenschaftlers einfach übernommen und in einen Lehrsatz verwandelt, obwohl es für sie bis heute keinerlei wissenschaftliche Evidenz gibt.

Zwei Jahrzehnte lang war Keys Theorie unter Wissenschaftlern höchst umstritten. Bei einer ersten Anhörung in einem Senatsausschuss über Ernährungsfragen im Jahre 1976 vertraten angesehene Wissenschaftler wie John Yudkin, Peter Cleave, Aharon Cohen und George Campbell die Ansicht, dass Herzerkrankungen viel eher von einem hohen Zucker- bzw. Kohlenhydratkonsum verursacht werden als von einer fettreichen Ernährung. Dass es dennoch dazu kam, dass in den 1977 veröffentlichten Ernährungsempfehlungen für Amerika (Dietary Goals for the United States) dem von Ancel Keys kreierten „Weniger-Fett-ist-gesund-Dogma" stattgegeben wurde, das hat vielmehr politische als irgendwelche sachlich fundierten Gründe: Oberstes Ziel war es, um jeden Preis einen Konsens zustande zu bringen, selbst wenn das zu Lasten der wissenschaftlichen Wahrheit ging, wie es Gary Taubes, ein renommierter und preisgekrönter Wissenschaftsjournalist, in seinem Buch „Good Calories, Bad Calories" erläutert. [73]

Denn präventive Maßnahmen für die Bevölkerung lassen sich nur dann plausibel vermitteln, wenn man den Anschein erweckt, es herrsche unter den Fachleuten traute Einigkeit. Außerdem muss Ancel Keys ein ziemlich arroganter Mensch gewesen sein, dem es nur darum ging, sich mit seinen verqueren Ansichten Geltung zu verschaffen.

Hinzu kam, dass viele Ausschussmitglieder, auf deren Betreiben diese Anhörung stattfand, am Ende der Beratungen nicht mehr dabei waren.

Der McGovern-Ausschuss beauftragte schließlich einen Laborreporter namens Nick Mottern damit, die Dietary Goals for the United States auszuarbeiten, obwohl dieser über keinen wissenschaftlichen Hintergrund verfügte. Er setzte die Fleisch- und Milchindustrie in ihrer Bedrohung für die Gesundheit einfach mit der Tabakindustrie gleich. Nach der Veröffentlichung der Dietary Goals hagelte es heftige Kritik seitens namhafter Wissenschaftler, so u. a. auch von Philip Handler. Er war Stoffwechselexperte und Präsident des Food an Nutrition Board of the National Academy of Sciences und bezeichnete die Dietary Goals schlicht als Unsinn.

Diese wären wahrscheinlich rasch wieder in der Versenkung verschwunden, wenn nicht Carol Tucker Foreman vom damaligen Landwirtschaftsministerium sich dazu berufen gefühlt hätte, die Dietary Goals ungeachtet heftiger Kontroversen zu einer verbindlichen Ernährungsempfehlung für alle US-Bürger zu machen. Das Ganze gipfelte schließlich 1986 im nationalen Cholesterin-Erziehungsprogramm der amerikanischen Gesundheitsbehörde NIH. Die meisten Fachgesellschaften in aller Welt schlossen sich kritiklos dieser Kampagne an, so als ob die Amis die alleinige Deutungshoheit in medizinischen Fragen gehabt hätten.

Und wenn eine Gesundheitsinstitution einmal darauf besteht, dass es in einer kontroversen Frage einen Konsens gibt, dann ist sie davon nicht mehr abzubringen. Die Verantwortlichen unternehmen vielmehr alles Erdenkliche, um den Status quo aufrechtzuerhalten, denn wer sägt schon gerne am eigenen Ast? In der Praxis sieht das dann so aus, dass widersprüchliche Fakten einfach ausgeblendet oder abgestritten werden. Und genau das ist die Situation, in der wir uns heute befinden und die eine längst überfällige offene Diskussion immer wieder im Keim erstickt. Auch ist es kein Geheimnis, dass auf Fachtagungen bevorzugt solche Referenten eingeladen werden, die das vorherrschende Meinungsbild unterstützen, während andere, die vielleicht unbequem werden könnten, ziemlich unfreundlich abserviert werden, wie es zum Beispiel Professor Walter Hartenbach bitter erfahren musste. Niemand ist bereit, seine lieb gewordenen Ansichten freiwillig über Bord zu werfen – darin gleichen sich alle, egal ob Wissenschaftler, Vegetarier oder die Autoritäten der Gesundheitsinstitutionen.

Die Ernährungswissenschaft hat sich längst verabschiedet von den ursprünglichen, hohen Idealen der Wissenschaft, nämlich durch kritisches Hinterfragen der Wahrheit auf den Grund zu gehen. Und das ist eben nur möglich, indem alle Seiten angehört werden, wie es zum Beispiel auch bei Gerichtsverfahren ein allgemein anerkannter Grundsatz ist. Eine Wissenschaft hingegen, die keine Skepsis mehr zulässt, ist auch keine Wissenschaft mehr, wie es Gary Taubes zu Recht beanstandet. [74] Es handelt sich dabei eher um eine Glaubensgemeinschaft, ein Art Religion der Anti-Fett- und Cholesterinfanatiker, in der jeder, der es wagt, Zweifel und Kritik zu äußern, wie ein Ketzer behandelt wird. Und was ist, wenn zwei Religionen zusammentreffen? Eine Pseudo-Ernährungswissenschaft mit dem Vegetarismus? Das ist schlimm – dann kommt es zu so einem fanatischen Gebilde wie dem Veganismus.

Ich dachte immer, Vegetarier wären kritisch-aufgeklärte Menschen, die nicht einfach alles blindlings glauben, was in der Zeitung steht und womit uns die Mainstream-Medien unablässig bombardieren. Aber weshalb nehmen sie dann die gebetsmühlenartigen Wiederholungen, wonach nur eine fett- und cholesterinarme Ernährung gesund sein kann, als bare Münze? Die Naivität der Vegetarier in so einer wichtigen Angelegenheit ist erschreckend.

Das Dogma einer fett- und cholesterinarmen Ernährung hat sich längst zu einem regelrechten Selbstläufer entwickelt. Ohne es zu hinterfragen, wird es einfach immer weitergereicht, und jeder, der sich mit Ernährungsfragen befasst, übernimmt es kritiklos in sein Konzept.

Insbesondere die Veganer machen es sich zu einer tragenden Säule ihrer Ernährungsideologie. Interessanterweise trat der Veganismus fast zeitgleich zusammen mit der Fett- und Cholesterinlüge zuerst in den angelsächsischen Ländern auf. Dieser ganze Irrsinn schwappte dann ein paar Jahre später zu uns. Vor 100 Jahren gab es weder eine Fett- und Cholesterinlüge noch den Spleen, dass sich der Mensch nur von Pflanzen ernähren könne.

Um es vorwegzunehmen: Das, was an tierischen Produkten angeblich ungesund sein soll – nämlich ihr Gehalt an gesättigten Fetten und Cholesterin – das ist das, was unser Körper braucht.

Es gilt also genau das Umgekehrte von dem, was die Vegetarier glauben – deshalb gelingt ihnen nicht der gesundheitliche Durchbruch. Zudem enthält Fleisch noch etwas anderes, was unserem Körper hilft, gesund zu bleiben, und was in keinem anderen Lebensmittel vorkommt, nämlich das tierische Kollagen!

Fleisch und andere tierische Lebensmittel übersäuern den Organismus.

—

Auch das ist ein unhaltbarer Mythos, der von Vegetariern gerne verbreitet wird, wenn es darum geht, tierische Lebensmittel zu diskreditieren. Er betrifft vor allem auch die Volkskrankheit Gicht: Angeblich führt ein hoher Konsum an tierischer Nahrung zu Gichterkrankungen, da Fleisch nun mal viele Purine enthält. Doch warum bekommen dann Raubtiere keine Gicht und kein Rheuma?

Die wahren Ursachen von Gicht und Übersäuerung

Purine sind Bestandteil sämtlicher Zellkerne. Sie werden nicht nur mit der Nahrung aufgenommen, sondern auch vom Körper selbst gebildet. Sogar beim Abbau körpereigener Zellen fallen ständig Purine an. Warum dann immer noch das Theater wegen purinreicher Nahrung, wenn wir überhaupt keine Ahnung haben, wie Purine im Körper verstoffwechselt werden? Wenn es per se schlecht wäre, Purine mit der Nahrung aufzunehmen, dann dürfte unser Körper sie auch nicht selber produzieren – und er kann immerhin einen Wert von 300 bis 400 Milligramm pro Tag erreichen. Purine sind also kein Gift, sondern sie sind lebensnotwendig, und je mehr Purine unsere Nahrung enthält, desto einfacher ist es für unseren Organismus, sich zu regenerieren und aufzubauen!

Purine werden zu Harnsäure abgebaut und Harnsäure verursacht Gicht, so lautet die Logik der Vegetarier und Ernährungsfachleute, doch leider ist sie falsch. Denn sie berücksichtigt gar nicht die komplizierten Stoffwechselmechanismen, welche den Harnsäurespiegel im Blut regulieren. Bekanntlich können auch bei einer Fastenkur Gichtschübe auftreten, obwohl dabei keinerlei Purine mit der Nahrung zugeführt werden. Das allein ist schon Beweis genug, dass an dieser Logik etwas nicht stimmen kann. Außerdem enthalten alle proteinreichen Lebensmittel Purine, also nicht nur Fleisch, sondern ebenfalls alle pflanzlichen Proteinquellen wie z. B. Linsen, Kichererbsen oder Sojabohnen. Die Purine aus der Nahrung für Gichterkrankungen verantwortlich zu machen ist genauso absurd, wie wenn man die Schuld für hohe Blutcholesterinwerte den cholesterinreichen Lebensmitteln in die Schuhe schiebt!

Gichterkrankungen können eigentlich erst dann entstehen, wenn körpereigene Regulationsmechanismen gestört sind. Man denke hier zum Beispiel an eine Nierenschwäche, bei der die Ausscheidung der Harnsäure über die Nieren nicht mehr richtig stattfindet. Ferner sind Gichterkrankungen in einem starken Maße auch von der Gewebequalität abhängig: Dr. Wolfgang Lutz hat gezeigt, dass es nur dann zu Harnsäureablagerungen kommt, wenn das Bindegewebe bereits vorgeschädigt ist! [75]

Wenn Gicht eine Wohlstandskrankheit ist, wie es so leicht dahergesagt wird, dann muss man sich doch mal fragen: Was ist das Krankmachende an unserem Wohlstand und wodurch wird das Bindegewebe geschädigt? Es kann doch nicht sein, dass ein so wertvolles Lebensmittel wie Fleisch krank macht, nur weil es eine gute Eiweißquelle ist. Ansonsten dürfte man ja auch keine andere proteinreiche Nahrung zu sich nehmen. Außerdem gab es bis in die jüngste Zeit Völker, die sich fast ausschließlich vom Fleisch und der Milch ihrer Herdentiere ernährten, wie z. B. die Massai in Afrika oder die Nomaden in der Mongolei, und trotzdem keine Gichterkrankungen kannten. Ganz zu schweigen von den Inuit, die ebenfalls nie unter Gicht litten, obwohl sie fast nur tierische Nahrung zu sich nahmen. Was ist also das Krankmachende in der heutigen Zeit? Antwort: Es ist der Zuckerkonsum bzw. die Überfütterung mit Kohlenhydraten sowie der Ersatz tierischer Fette durch hochungesättigte Pflanzenfette – das sind nämlich alles Faktoren, die dazu führen, dass sich unsere Gewebequalität nach und nach immer weiter verschlechtert! Wie das genau vonstattengeht, erläutere ich in Kapitel 12.

Darüber hinaus hat Dr. Wolfgang Lutz nachgewiesen, dass ein krankhaft erhöhter Harnsäurespiegel sich rasch wieder auf ein normales Niveau einpendelt, sobald man den entsprechenden Patienten eine kohlenhydratarme Ernährung verordnet. Der Grund ist der, dass hohe Insulinmengen im Blut die Harnsäurewerte ansteigen lassen. Die Ernährung kann also durchaus einen negativen Einfluss auf die Harnsäurewerte haben, aber eben nicht durch tierische Lebensmittel, wie es Vegetarier fälschlicherweise glauben, sondern durch zu viele Kohlenhydrate und zu viel Zucker!

Die Harnsäure ist chemisch gesehen eine relativ schwache Säure. Für unseren Organismus besteht normalerweise keine Notwendigkeit, eine derart schwache Säure abzulagern, solange unser Puffersystem nicht durch andere, wesentlich aggressivere Säuren überlastet ist. Quellen für solche aggressiven Säuren sind: Getreide, Kaffee, Zucker und starke Obstsäuren. Dass fleischfressende Tiere nicht an Gicht leiden, liegt also weniger daran, dass sie für den Fleischverzehr besonders prädestiniert sind, sondern dass sie von Natur aus kein Getreide, keinen Zucker und auch keinen Kaffee zu sich nehmen!

Außerdem ist bekannt, dass eine proteinreiche Nahrung dem Körper sogar hilft, den Säure-Basen-Haushalt besser zu regulieren. Das liegt daran, dass Proteine die Eigenschaft haben, sich sowohl mit sauren als auch mit alkalischen Stoffen zu verbinden, um sie zu neutralisieren. [76] Wer seinem Säure-Basen-Haushalt etwas Gutes tun möchte, der sollte also auf eine proteinreiche Ernährung achten! Damit dürfte klar sein, dass jede proteinarme Diät, sei sie nun vegetarisch oder vegan, denkbar ungeeignet ist, den Säure-Basen-Haushalt im Lot zu halten.

Fleischfressende Tiere sowie die meisten Säugetierarten besitzen die Fähigkeit, mit Hilfe des Enzyms Uricase Harnsäure in Allantoin umzuwandeln. Da dieser Stoff gut löslich ist und leicht ausgeschieden wird, kann auf diese Weise die Harnsäure besser abgebaut werden. Allerdings ist der Umkehrschluss, wonach alle Lebewesen, denen das Enzym Uricase fehlt – was bei Vögeln, einigen Reptilien, beim Menschen und bei einigen Menschenaffen der Fall ist –, automatisch benachteiligt sind, falsch. Im Gegenteil: Was ist, wenn sich daraus sogar Vorteile ergeben?

Bekanntlich ist die Harnsäure ein körpereigenes Antioxidans [77] und Untersuchungen haben gezeigt, dass Leute, die sehr aktiv sind, sozusagen mitten im Leben stehen, oftmals leicht erhöhte Harnsäurewerte aufweisen. Das kann Zufall sein, das könnte aber auch eine Erklärung dafür sein, weshalb Vegetarier manchmal recht schlaffe Gestalten sind – vielleicht weil ihnen etwas Harnsäure fehlt, die sie aufpeppt und Schwung in ihr Leben bringt? Seien wir doch dankbar, dass unser Körper für die Harnsäure eine sinnvollere Verwendung hat, als sie einfach nur auszuscheiden!

Komplizierter Säure-Basen-Haushalt – oder warum Obst und Gemüse nicht gegen Übersäuerung helfen

Die Vorstellung, man könne einer Übersäuerung des Organismus entgegenwirken, indem man reichlich basenbildende Nahrungsmittel wie Obst und Gemüse verzehrt – was ja gerade der vegetarischen und veganen Ernährung so viel Zulauf beschert – ist ohnehin ein unhaltbarer Mythos. Sie geht zurück auf den schwedischen Chemiker Ragnar Berg, der mittels Ascheanalysen die sauren und basischen Äquivalente der Nahrungsmittel bestimmte. Dann machte er allerdings den typischen Fehler, dass er von einem monokausalen Dosis-Wirkungsprinzip ausging, so nach dem Motto: Viele Basen schützen vor Übersäuerung. Allerdings gibt es keinerlei Beweise für die von ihm postulierte prophylaktische Wirkung einer basenreichen Ernährung. „Die Lehre von der basenüberschüssigen Kost beruht auf Fehldeutungen physiologischer Funktionsabläufe", wie es Professor Glatzel erläutert. [78] Dass Berg sich geirrt hat, musste er sich selbst eingestehen, als ihm 1936 die Athleten bei den Olympischen Spielen auffielen, welche trotz ihrer vermeintlich säurelastigen Fleischkost beste sportliche Leistungen erbrachten, was ihn zu dem Kommentar veranlasste: „Das hätte ich wirklich nicht erwartet." [79]

Dass eine basenüberschüssige Kost vorteilhaft für die Gesundheit sei, basiert also auf einer völligen Unkenntnis komplexer Stoffwechselvorgänge: Wenn wir von Übersäuerung reden, dann ist damit normalerweise die Übersäuerung des Gewebes gemeint. Allerdings gibt es auch noch das Blut, das ebenfalls zu sauer werden kann. Nun ist es so, dass sich der Blut-pH-Wert umgekehrt proportional verhält zum pH-Wert des Gewebes, wie es von den drei Forschern Aschoff, Seeger und Szylvay festgestellt wurde. Das bedeutet: Je weiter der pH-Wert des Gewebes abfällt, desto alkalischer wird das Blut – und umgekehrt. Bei mir wurde zu einer Zeit, als es mir noch richtig dreckig ging, ein Blut-pH-Wert von 8 festgestellt, was zeigt, wie stark mein Gewebe in Folge einer proteinarmen und getreide- und zuckerlastigen vegetarischen Ernährung übersäuert war.

Beim gesunden Menschen hat das Blut normalerweise einen pH-Wert von ca. 7,4, während das Gewebe ein klein wenig alkalischer ist, sprich einen pH-Wert von bis zu 7,7 aufweisen kann. Ohne diese pH-Wert-Differenz zwischen Blut und Gewebe wäre ein Stoffaustausch zwischen Blut und Gewebe gar nicht möglich! Da unser Körper bestrebt ist, den Blut-pH-Wert unter allen Umständen aufrechtzuerhalten, werden überschüssige Säuren, die nicht über die Haut, die Nieren oder die Atemluft ausgeschieden werden können, im Gewebe abgelagert. Eine Gewebeübersäuerung wiederum beeinträchtigt die Zellatmung und führt zu einer verminderten Stoffwechselaktivität, mit der Folge, dass schädliche Stoffwechselschlacken entstehen. Letzteres ist sicher allen bekannt, die sich ein wenig mit Naturheilkunde auskennen. Allerdings wäre es vollkommen falsch, dem Körper nun einfach mehr Basen zuzuführen, um einer Gewebeübersäuerung entgegenzuwirken bzw. den Gewebe-pH-Wert zu erhöhen. Denn was geschieht mit diesen Basen? Sie gelangen zunächst nur ins Blut und werden in aller Regel dazu gebraucht, um neu anfallende Säuren abzupuffern. Und falls doch mal etwas übrig bleiben sollte von den basischen Mineralien, sodass sie das Gewebe erreichen können, dann führt das nicht zu einer Entsäuerung des Gewebes, sondern zu kristallinen Ablagerungen, wie man sie von den Nieren- oder Gallensteinen her kennt. Gleiches geschieht auch, wenn der Körper selber versucht, einer Gewebeübersäuerung Herr zu werden, indem er z. B. mit Hilfe von Calcium Salze bildet, die sich dann überall im Körper ablagern können.

Bereits als Jugendlicher wurde bei mir Nierengrieß diagnostiziert, was die Vorstufe von Nierensteinen ist. Daran kann man sehen, wie sehr der Stoffwechsel eines Vegetarier-Kindes entgleist sein kann, trotz bzw. gerade wegen einer vermeintlich gesunden vegetarischen Diät. Denn Nierensteine bzw. Harnsteine kommen bei Kindern in den westlichen Ländern eigentlich nicht mehr vor. Ganz anders sieht es in den Entwicklungsländern aus: In Ländern wie Sumatra, Taiwan, Iran, Indien, Pakistan und Thailand treten sie noch häufig auf. Bei Kindern, die überwiegend mit Reis ernährt wurden, fand man erhöhte Konzentrationen von Ammoniaksalzen im Urin, was ein deutliches Indiz für eine Übersäuerung ist. Aus solchen Ammoniaksalzen können sich dann Harnsteine bilden. „Harnsteine bei Kindern treten vor allem in den Ländern und bei den Völkern auf, wo der Hauptanteil der Kalorienversorgung mit Getreide bestritten wird." [80]

Um eine bereits vorhandene Gewebeübersäuerung wieder rückgängig machen zu können, gibt es nur einen gangbaren Weg: die Ansäuerung des Blutes mittels rechtsdrehender Milchsäure! Nur diese ist in der Lage, den Blut-pH-Wert so weit herabzusenken, dass die überschüssigen Säuren aus dem Gewebe zurück ins Blut transportiert werden, damit sie dann vom Körper wieder ausgeschieden werden können, ohne einer Übersäuerung des Organismus weiter Vorschub zu leisten. Denn die rechtsdrehende Milchsäure ist eine physiologische Säure, d. h. sie muss vom Körper nicht abgepuffert werden. Sie entsteht nicht nur auf natürliche Weise, sobald wir unsere Muskeln betätigen, sondern sie kann auch mit der Nahrung zugeführt werden, z. B. in Form von Joghurt oder milchsauer vergorenem Sauerkraut. Da bereits bei geringfügiger körperlicher Betätigung rechtsdrehende Milchsäure gebildet wird, ist es absolut nicht notwendig, Sport zu treiben, um gesund zu bleiben. Gemütliches Spazierengehen, gemächliches Radfahren oder eine leichte handwerkliche Tätigkeit genügen vollkommen!

Bei ernsthaft kranken Menschen, für die eine körperliche Aktivität ohnehin nicht mehr in Frage kommt, kann rechtsdrehende Milchsäure zur Not auch medizinisch verabreicht werden.

Gerade bei Krebskranken hat sich das sehr bewährt, wie Frau Dr. med. Waltraud Fryda an ihren Patienten immer wieder gezeigt hat. Denn auch das Krebsgeschehen ist untrennbar mit einer Gewebeübersäuerung verbunden: Eine Krebszelle produziert linksdrehende Milchsäure, wodurch das körpereigene Puffersystem mit der Zeit zum Erliegen kommt, während bestimmte Hormone, die bei der Krebsentstehung eine entscheidende Rolle spielen, wie zum Beispiel das Hormon Adrenalin, extrem pH-Wert-abhängig sind, sprich bei einer Gewebeübersäuerung überhaupt nicht mehr wirken können. [81]

Milchprodukte sind keine Gefahr für die Knochengesundheit

Der Gipfel der Verunglimpfung unserer natürlichen Nahrungsmittel ist die Behauptung der Veganer, dass Milchprodukte Kalziumräuber wären und somit der Entstehung von Osteoporose Vorschub leisten würden. Das ist natürlich ganz im Sinne ihrer Ideologie, denn wenn man sich nur noch von Pflanzen ernähren möchte, muss man das letzte Überbleibsel an tierischer Nahrung, was einem Vegetarier noch bleibt, in Verruf bringen. (Vegetarier essen zwar auch Eier, aber diese sind in den Augen der Veganer wegen ihres Cholesterinreichtums sowieso nichts anderes als „Gift".)

Doch auf welcher Grundlage beruht diese Behauptung? Auf der ProVegan-Homepage von Dr. med. Ernst Walter Henrich werden zahlreiche wissenschaftliche Studien angeführt, mit denen angeblich die krankmachenden Eigenschaften der Milchprodukte nachgewiesen wurden. Allerdings handelt es sich dabei hauptsächlich um epidemiologische Studien – erkennbar an dem ungenauen Studienaufbau, bei dem immer gleich mehrere Variablen miteinander korrelieren, und den vagen Aussagen der Wissenschaftler. Dort heißt es zum Beispiel, dass Mädchen mit der höchsten Kalzium-Aufnahme ein doppelt so hohes Risiko für Stressfrakturen haben, wobei zwischen den einzelnen Kalzium-Quellen gar nicht differenziert wurde! („Vor allem aus Milchprodukten", heißt es wörtlich. Aber was waren die anderen Kalzium-Quellen und wie hoch war ihr Anteil?) Weiter heißt es da, dass Länder mit dem höchsten Konsum an Milchprodukten, wie etwa Schweden oder Finnland, auch die höchste Osteoporose-Rate aufweisen, während sie in Ländern mit nur einem geringen Verzehr an Milchprodukten sehr niedrig ist. Auch bei der Infarktsterblichkeit wird der gleiche Zusammenhang postuliert. [82] Da haben wir sie wieder: die Verwechselung von Korrelation und Kausalität. Denn es gibt noch viele andere Variablen, wodurch sich das Leben der Skandinavier von dem Leben beispielsweise der Spanier oder Griechen unterscheidet. Man denke nur mal an die Sonneneinstrahlung: Sie ist in Finnland so schwach, dass eine Vitamin-D-Bildung über die Haut das ganze Jahr über nicht möglich ist. Oder an den hohen Alkohol- oder Zuckerkonsum der Finnen. Vielleicht ist Finnland auch eines der Länder, in denen die Menschen am längsten vor dem Fernseher sitzen, weil die Winter so lange sind – vielleicht kommt daher die hohe Osteoporose-Rate der Finnen? Die Schuld einfach den Milchprodukten in die Schuhe zu schieben, zeugt von einem unglaublichen Dilettantismus mancher Wissenschaftler, die den Wald vor lauter Bäumen nicht mehr sehen.

Erzählen Sie doch einem Schweizer Bergbauern, für den die Milch seiner Kühe wie für die Generationen vor ihm ein Grundnahrungsmittel ist, dass man davon Osteoporose bekommt – er wird sich höchstens totlachen. Auch wäre es mir neu, dass Osteoporose eine Berufskrankheit der Hirten und Nomaden war, für die die Milch ihrer Tiere so kostbar war wie für uns der Wein. Bekanntlich gehörte das Volk der Hunza zu den langlebigsten und gesündesten Völkern dieser Erde, und das, obwohl seine Mitglieder täglich Unmengen an Ziegenmilch tranken, welche zudem besonders viel Fett enthält. Das Gleiche gilt für ein Hirtenvolk aus Kenia, die Kalendjin, deren Ernährung im Wesentlichen auf rohen und fermentieren Milchprodukten basiert: Sie sind nicht nur völlig frei von irgendwelchen degenerativen Erkrankungen, sondern sie gehen auch aus sportlichen Wettkämpfen meistens als Sieger hervor. Bei den Samburu ist es ganz normal, wenn die Männer dieses Stammes je nach Jahreszeit pro Tag zwischen drei und zehn Liter Milch von ihren Tieren trinken! Und auch die Samburu sind ein äußerst gesundes und zähes Volk, da kann kein Veganer-Club mithalten.

Krank durch Pasteurisierung und Homogenisierung

Letztendlich stammen alle Menschen von Hirtenvölkern ab, deren Milchviehherden sie mit wertvoller Milch und Fleisch versorgten. Die traditionelle Ernährung der Nomadenvölker und Schweizer Bergbauern unterschied sich allerdings in einem ganz wesentlichen Merkmal von unserer heutigen Ernährung: Sie verzehrten die Milch ihrer Tiere und die daraus hergestellten Produkte noch roh und unbehandelt – daher ihre gute gesundheitliche Verfassung trotz Milchprodukten!

Bekanntlich sind Kälbchen spätestens nach einem halben Jahr tot, wenn man ihnen pasteurisierte Milch zu trinken gibt. Auch die Fütterungsversuche von Francis Pottenger in den Jahren 1932 bis 1942 an Katzen ergaben klare Resultate: Katzen, die rohe Milch bekamen, ergänzt mit etwas rohem Fleisch und Lebertran, zeigten eine normale Entwicklung und starben einen natürlichen Alterstod. Bei Katzen hingegen, die pasteurisierte Milch bekamen – ebenfalls ergänzt durch die gleiche Menge an rohem Fleisch und Lebertran – zeigten sich degenerative Skelettveränderungen, eine verminderte Gebärfähigkeit der Weibchen, Wachstumsstörungen der Jungtiere, eine erhöhte Anfälligkeit für allerlei Krankheiten und eine stark verkürzte Lebensspanne. [83]

Das Bemerkenswerte an diesen Versuchen ist, dass diese degenerativen Veränderungen bei den Jungtieren noch in der vierten Generation auftraten, auch wenn die pasteurisierte Milch längst wieder durch eine unpasteurisierte ersetzt worden war!

Weshalb sollte dann ausgerechnet der Mensch keinen Schaden nehmen, wenn die Milchprodukte, die er verzehrt, mittels Pasteurisierung haltbar gemacht wurden? Es würde ja auch niemand auf die Idee kommen, Muttermilch zu pasteurisieren, bevor man sie dem Säugling zu trinken gibt! Aber unsere armen Kinder bekommen fast nur noch pasteurisierte Milchprodukte, und dann wundern wir uns, wenn es mit ihrer Gesundheit immer weiter den Bach runtergeht. Welches Kind kann heute noch mit der Milchkanne zum Bauern gehen, um sich seine frische Milch zu holen? Eben, so gut wie keines. Das Problem ist also nicht das Milchprodukt an sich, sondern die Haltbarmachung mittels Pasteurisierung oder Homogenisierung, die noch gravierende Auswirkungen hat: Der Herzspezialist Kurt Oster hat in seiner 1983 vorgelegten Monographie „The XO Factor: and How it Can Destroy Your Arteries, Your Heart, Your Live" dargelegt, weshalb homogenisierte Milch zu Herzinfarkt und Arteriosklerose führt. [84]

Heutzutage wird nahezu alles pasteurisiert, was man auch nur pasteurisieren kann. Hauptverantwortlich dafür ist unser Wirtschaftssystem, welches dank Preisdruck und Konkurrenzkampf die meisten lokalen Märkte zerstört hat. Deshalb müssen unsere Lebensmittel möglichst lange haltbar sein, damit man sie um die halbe Welt karren kann. Hinzu kommt die übertriebene Hygiene-Wut der Behörden, welche dazu geführt hat, dass unpasteurisierte Milchprodukte praktisch nicht mehr vermarktet werden dürfen. Doch auf welcher Grundlage geschieht dies?

Die Pasteurisierung ist eine Erfindung des französischen Chemikers und Mikrobiologen Louis Pasteur, daher auch der Name. Allerdings hat Louis Pasteur noch auf dem Sterbebett das Eingeständnis gemacht, dass er sich geirrt hat. Der berühmte Satz, den er damals gesprochen hat, lautet folgendermaßen: „Die Mikrobe ist nichts – das Terrain ist alles!" [85] Oder mit anderen Worten: Es ist ziemlich egal, wie viele Krankheitserreger und Mikroben die Milch enthält, solange mein „Terrain", sprich mein Immunsystem intakt ist, kann ich davon auch nicht krank werden!

Laktoseintoleranz und Kuhmilch-Allergie

Die Laktoseintoleranz vieler Erwachsener und die damit einhergehenden Probleme nach dem Verzehr von Milchprodukten zeugt meiner Ansicht nach eher von einer schleichenden Degeneration des Menschen, als dass sie ein Hinweis dafür wären, dass Milch für Erwachsene eine unnatürliche Nahrung ist. Denn bei einem gesunden Menschen muss es nicht zwangsläufig zu Komplikationen kommen, wenn er Milchprodukte zu sich nimmt – trotz Laktoseintoleranz! Außerdem ist bekannt, dass bei Völkern, die seit Generationen Milchwirtschaft betreiben, auch im Erwachsenenalter noch genügend Laktase produziert wird, ein Enzym der Dünndarmschleimhaut, welches den Milchzucker in seine Bestandteile aufspaltet, damit er verwertet werden kann.

Abschließend sei noch erwähnt, dass es bei Kuhmilch-Allergikern nicht zu allergischen Reaktionen kommt, wenn die Milch von noch hörnertragenden Kühen stammt. Das ergaben Versuche des Demeter-Verbands, nachzulesen beim „Arbeitskreis Hörner tragende Kühe" vom Bio-Ring Allgäu e. V. [86] Doch leider sind Kühe, die noch ihre Hörner tragen dürfen, eine Seltenheit geworden: Bei den meisten Bauern ist die Enthornung der Kühe zu einem Routine-Eingriff geworden, weil dadurch mehr Kühe auf engstem Raum gehalten werden können, ohne dass sie sich gegenseitig verletzen. Allerdings hat man die Rechnung ohne den Wirt gemacht, denn das Kuhhorn ist beileibe kein totes, unnützes Organ, das man einfach entfernen kann, ohne dass es nicht zu einer Beeinträchtigung des Stoffwechsels und der Verdauungstätigkeit einer Kuh kommt. Nur fällt das kaum noch auf, da die Kühe in der industrialisierten Landwirtschaft ohnehin nicht mehr artgerecht gefüttert werden. Aber ein Bio-Bauer erkennt allein schon an der Qualität des Kuhmistes, ob er von hörnertragenden Kühen stammt oder nicht: Der Mist enthornter Kühe ist viel dünnflüssiger, was sich dann auch wieder nachteilig auf den Boden auswirkt, weil dieser Mist im Vergleich zum „echten" Mist den Stickstoff nicht mehr richtig bindet. Deshalb stinkt er auch viel stärker als der Mist von gesunden Kühen mit Hörnern!

Ähnliche Veränderungen gibt es sicher auch bei der Milchqualität, nur sind sie mit den gängigen Qualitätskontrollen nicht erfassbar. Dazu bräuchte es feinstofflichere Methoden, wie z. B. die Kristallanalyse. Mit ihr lässt sich anschaulich darstellen, wie sehr sich die Milchqualität enthornter Kühe von der ihrer Hörner tragenden Artgenossen unterscheidet. Dieser Unterschied wurde in zwei unabhängigen Labors, zum Teil im Doppelblindversuch, nachgewiesen.

Dass das Kuhhorn im Verdauungsprozess einer Kuh direkt involviert ist, dafür gibt es mehrere Indizien: Erstens ist es fast bis zur Spitze hin durchblutet und seine Temperatur erhöht sich merklich, wenn die Kuh am Wiederkäuen ist. Außerdem ist es auffallend, dass Kühe, die hauptsächlich schwer verdauliches, rohfaserreiches Futter bekommen, auch größere Hörner entwickeln. So erreichen beispielsweise die Hörner des Watussirinds in Ostafrika eine Länge von über einem Meter, weil es fast ausschließlich von verdorrtem Savannengras lebt. Auch das Futter der schottischen Hochlandrinder ist äußerst karg, daher haben auch sie überaus große Hörner, während Rinder, die fast das ganze Jahr hinweg saftiges Grünfutter zur Verfügung haben, wie etwa in den norddeutschen Niederungen, nur sehr kleine Hörner entwickeln.

Ich bin selbst ein ausgesprochener Kuhmilch-Allergiker und habe immer wieder die Erfahrung gemacht, dass ich problemlos frische Milch von Hörner tragenden Kühen vertrage, wenn ich zu Gast bei einem befreundeten Demeter-Bauern bin.

Fazit: Auch beim Thema Milch zeigt sich, dass das Differenzieren nicht gerade eine Stärke des Veganismus ist. Wozu auch? Eine differenzierte Betrachtungsweise verträgt sich nicht mit ideologischen Ambitionen.

Eine cholesterinarme Ernährung ist gesund.

Das ist eine der merkwürdigsten Ansichten, die es jemals in Sachen Ernährung gegeben hat. Denn wie kann eine Ernährung gesund sein, wenn sie ausgerechnet diejenige Substanz vermeidet, die in unserem Organismus mit Abstand die wichtigsten Aufgaben erfüllt? Würde man alles Cholesterin aus unserem Körper entfernen, so würde nicht viel mehr als eine „Pfütze" übrig bleiben, wie es Lierre Keith in ihrem Buch „Ethisch essen mit Fleisch" so treffend auf den Punkt bringt. [87]

Die vielfältigen Aufgaben des Cholesterins

Dass ältere Menschen oft einen recht schwabbeligen und deformierten Körper aufweisen, könnte vielleicht auch einfach daran liegen, dass es ihnen an Cholesterin fehlt! Schließlich besteht unser Körper je nach Alter zu 60 bis 90 Prozent aus Wasser – und wie will man so ein „Wassergebilde" zusammenhalten, wenn nicht mit Cholesterin? Erst das Cholesterin sorgt für die notwendige Festigkeit und Struktur unseres Organismus. Seine Hauptaufgabe besteht nämlich in der Stabilisierung der Zellmembranen. Ohne Cholesterin würden die Zellmembranen brüchig werden und zerreißen – dann wären sie nicht mal mehr wasserdicht. Man kann sich also noch so viele Nährstoffe und Vitamine einverleiben – das ist alles umsonst, wenn es unserem Körper an dem lebenswichtigen Cholesterin mangelt!

Cholesterin ist diejenige Substanz, die mit am häufigsten in unserem Organismus vorkommt. Es ist die Grundsubstanz für alle Körperzellen, Zellmembranen und Mitochondrien und somit Grundlage für alle Lebensfunktionen. Lässt man den Wassergehalt außer Acht, dann besteht unser Herz zu 10 Prozent aus Cholesterin, das Gehirn enthält bis zu 20 Prozent Cholesterin und die Nebennieren bestehen sogar zur Hälfte aus Cholesterin. Eine besondere Bedeutung hat das Cholesterin auch für den Zusammenhalt der Isolierschicht der Nervenzellen, der sogenannten Myelinscheide: Erst das Cholesterin sorgt dafür, dass Nervensignale ungehindert ihr Ziel erreichen können. Das Gleiche gilt für die Synapsen im Gehirn: Sie werden nicht nur aus Cholesterin gebildet, sondern dieses sichert auch ihre Funktionsfähigkeit. Ohne Cholesterin wäre keine Übermittlung der Neurotransmitter möglich!

Darüber hinaus ist Cholesterin die Ausgangssubstanz für die Bildung sämtlicher Hormone. Das gilt auch für die Sexualhormone, weshalb ein Mangel an Cholesterin zwangsläufig eine verminderte sexuelle Aktivität nach sich zieht. Würde die Bildzeitung endlich mal die Schlagzeile bringen: „Cholesterin ist gut für die Liebe" – was tatsächlich stimmt – dann hätte dieser Anti-Cholesterin-Spuk endlich ein Ende.

Die Sexualhormone beeinflussen jedoch nicht nur die Potenz des Mannes und die Fruchtbarkeit der Frau, sondern sie wirken auch als Anabolika, d. h. sie fördern den Eiweißaufbau, sie sind am Kalkaufbau des Skelettsystems beteiligt, sie regulieren den Schlaf und sie sorgen für eine bessere Leistungsfähigkeit der Muskulatur. Deshalb werden sie auch gerne im Sport als Dopingmittel eingesetzt. Wie kann man da so blöd sein und sich cholesterinfrei ernähren? Damit verzichtet man auf ein ganz natürliches Dopingmittel. Nicht von ungefähr sehen langjährige Veganer eher wie schlaffe Vogelscheuchen aus, die kaum noch was auf den Rippen haben.

Aber auch die Steroidhormone Aldosteron und Cortisol werden aus Cholesterin gebildet. Während Aldosteron den Elektrolythaushalt reguliert, insbesondere von Natrium und Kalium, steuert Cortisol unsere gesamte körperliche und geistige Leistungsfähigkeit. Demzufolge sind Leistungseinbußen unvermeidlich, wenn dem Körper zu wenig Cholesterin zur Verfügung steht. Ohne Cholesterin gäbe es auch keine Vitamin-D-Bildung in der Haut, und wenn man sich noch so viel der Sonne aussetzt. Das Gleiche gilt für die Bildung der Gallensäuren zur Fettverdauung und der Lipoproteine für den Fetttransport im Blut: Auch sie werden aus Cholesterin gebildet. Außerdem stärkt Cholesterin die Darmwand und gewährleistet eine geordnete Zellteilung.

Gute Gesundheit dank cholesterinreicher Nahrung

Leider ist auch viel zu wenig bekannt, dass Cholesterin antioxidative Eigenschaften hat: Wissenschaftler wie Durk Pearson und Sandy Shaw haben, ebenso wie Dr. Bodo Kuklinski, schon vor Jahren darauf hingewiesen, dass Cholesterin ein wichtiges Antioxidans ist, welches unsere Zellen vor den Angriffen freier Radikaler schützt. [88] Weshalb also um die halbe Welt reisen, wie es manche Veganer auf der Suche nach dem Super-Antioxidans machen, wenn wir es direkt vor unserer Haustüre haben? Der beste Garant gegen eine vorzeitige Alterung sind cholesterinreiche Lebensmittel wie Butter, Eier, Speck oder Salami!

Die Angst vor cholesterinreichen, tierischen Lebensmitteln ist demnach völlig unangebracht: Cholesterin ist unersetzlich, wenn es um Aufbau, Regeneration und Reparatur unseres Organismus geht. Es gibt nicht einen einzigen Nährstoff, der in seiner Bedeutung für die Erhaltung unserer Gesundheit dem Cholesterin auch nur annähernd ebenbürtig ist! Nach Professor Walter Hartenbach ist Cholesterin „der wichtigste Schutzfaktor des Lebens".

Kommt es zu einem Mangel an Cholesterin in unserem Körper, so führt dieser unweigerlich zu schweren gesundheitlichen Schäden. Von diesem Mangel sind insbesondere Veganer betroffen, da ihre Nahrung überhaupt kein Cholesterin mehr enthält. Obwohl man immer wieder liest, dass der Mensch seinen Cholesterinbedarf zu 100 Prozent aus Eigenproduktion decken könne, so ist das lediglich ein Mythos, dessen sich gerade Veganer bedienen: Unser Körper kann unter idealen Bedingungen maximal 90 Prozent seines Cholesterinbedarfs durch Eigenproduktion decken, wobei 80 Prozent davon in der Leber gebildet werden und 10 Prozent in der Dünndarmwand. [89] Dabei ist zu bedenken, dass der größte Teil des in der Leber produzierten Cholesterins für die Bildung von Gallensäuren gebraucht wird. Und was bleibt dann noch übrig für andere Zwecke? Nicht mehr viel, würde ich sagen. Also vergessen Sie diese absurde Idee, dass man mit einer rein pflanzlichen Ernährung seine Gesundheit erhalten könne. Bei so einem lebenswichtigen Stoff ist es ohnehin ein großer Pluspunkt, dass er auch über die Nahrung zugeführt werden kann, da die Eigenproduktion automatisch heruntergefahren wird, sobald mit dem Essen mehr Cholesterin aufgenommen wird. Körperfremdes Cholesterin belastet also nicht unseren Organismus – wie es manche Veganer behaupten – sondern es entlastet ihn!

Gerade für kranke und ältere Menschen, deren Eigenproduktion an Cholesterin nur noch eingeschränkt funktioniert, wäre eine cholesterinreiche Nahrung das Nonplusultra, um wieder gesund und körperlich fit zu werden. Mit Cholesterin kann man sogar Menschenleben retten, wer hätte das für möglich gehalten? Professor Walter Hartenbach schreibt darüber: „Besonders schwer und oft tödlich ist der Eiweißverlust bei dem durch schwere Verbrennungen ausgelösten Dauerstress. Dieser lebensgefährliche Eiweißverlust, stets begleitet von einer erheblichen Minderung der Cholesterinproduktion, lässt sich eindrucksvoll durch Zufuhr größerer Mengen an rohen Eiern ausgleichen (10–15 Stück pro Tag), worauf mich Prof. Dr. Kaiser Ende der Fünfzigerjahre in Ludwigshafen aufmerksam machte." [90]

Aber auch Kinder, die sich noch im Wachstum befinden, sind im besonderen Maße auf eine hohe Cholesterinaufnahme mit der Nahrung angewiesen, da sie noch nicht über eine nennenswerte Eigenproduktion verfügen. Nicht umsonst enthält Muttermilch doppelt so viel Cholesterin wie Kuhmilch! Und dass ein Kind, das gerade abgestillt wurde, plötzlich in der Lage sein sollte, sich per Eigenproduktion ausreichend mit Cholesterin zu versorgen – das ist einer der größten Irrtümer der Veganer. An dieser Frage, nämlich woher ein kleines Kind, das nicht mehr gestillt wird, sein lebenswichtiges Cholesterin bekommen soll, scheitert der Veganismus. Und das ist auch einer der Gründe, weshalb es noch nie Völker gab, die sich von Natur aus vegan ernährten.

Veganer tun immer so, als wären die ersten Lebensmonate, wenn ein Baby gestillt wird, die einzige Zeit im Leben, in der der Mensch eine Cholesterinzufuhr mit der Nahrung benötigt. Abgesehen davon, dass das nicht richtig ist, geht es gar nicht so sehr um die Frage, was unser Körper braucht, sondern vielmehr darum, was ihm guttut!

Cholesterin ist das Lebenselixier schlechthin

Genauso wie wir unseren Körper von außen beständig pflegen müssen, um ihn vor Umwelteinflüssen zu schützen, beispielsweise mittels einer Hautcreme, müssen wir das auch von innen tun. Das beste „Körperpflegemittel" von der Nahrungsseite her ist eine fett- und cholesterinreiche Nahrung. Früher haben es die

Menschen noch intuitiv richtig gemacht: In jeder traditionellen Küche sämtlicher Völker rund um den Globus war das cholesterinreiche, tierische Fett mehr oder weniger wichtiger Bestandteil der Ernährung. Nicht nur in Tibet, in der Mongolei oder im Jemen, sondern auch bei uns in Europa. Beispielsweise schmierten sich die Schweizer Bergbauern früher ihre Rohmilchbutter fingerdick aufs Brot, aber nicht, weil sie zu viel davon hatten, sondern weil sie noch wussten, was gesund ist!

Aber auch in Indien, einem Land, in dem rund 31 Prozent der Bevölkerung vegetarisch leben, war das nicht anders. Es ist ein Irrtum, zu meinen, dass die Kühe in Indien seit Jahrtausenden heilig sind, nur damit sie „nutzlos" in der Landschaft herumstehen. Der eigentliche Grund ist nämlich der, dass ihre Milch für den streng vegetarisch lebenden Inder die einzige Quelle für das lebensschützende Cholesterin ist! Nicht umsonst wird Ghee, was nichts anderes ist als geklärte Butter, welche auch bei uns noch vor 100 Jahren zur traditionellen Ernährung gehörte, in der ayurvedischen Medizin als Heilmittel und kostbares Lebenselixier betrachtet.

Wir haben es also im Falle des Cholesterins mit einem schwerwiegenden Missverständnis zu tun, welches zu einem erheblichen Teil dazu beitrug, dass die vegane Ernährung so populär wurde, und weshalb sich auch Vegetarier heutzutage nicht gerade gesund ernähren, weil sie cholesterinreiche Lebensmittel zu sehr meiden.

Eine fett- und cholesterinreiche Nahrung ist eigentlich das, was den Menschen erst zum Menschen gemacht hat und uns vom Tier unterscheidet: Wissenschaftler sind sich längst einig, dass der Mensch die außergewöhnlich hohe Entwicklung seines Gehirns dem Umstand zu verdanken hat, dass er sich früher, als er noch als Jäger und Sammler lebte, sehr fett- und cholesterinreich ernährte. Das war nur deshalb möglich, weil er im Gegensatz zu den Raubtieren Werkzeuge benutzte, um an den fettreichen Schädelinhalt seiner Beutetiere zu gelangen und um die Knochen der Tiere aufzubrechen, damit er das darin enthaltene wertvolle Fett verspeisen konnte. Auch ist es kein Geheimnis mehr, dass die Entwicklung des Schädelvolumens des neuzeitlichen Menschen bereits wieder rückläufig ist. Wie wird es dann erst mal, wenn sich alle Menschen vegan ernähren – so wie es die Veganer gerne hätten? Das wäre der Untergang der Menschheit.

Cholesterinreiche Lebensmittel erhöhen den Cholesterinspiegel.

—

Das ist das zentrale Glaubensbekenntnis des Vegetarismus – davon lebt die ganze Vegetarier-Bewegung. Aber was ist, wenn das gar nicht stimmt? Was hat das Cholesterin meines Frühstückseis mit dem Cholesterin in meinem Blut zu tun? Antwort: rein gar nichts.

Fehlerhafte Informationen, gescheiterte Studien und manipulierte Daten

Der Vorstellung, wonach sich Nahrungscholesterin einfach so im Blut ansammeln würde, ist in zweifacher Hinsicht zu widersprechen: Erstens reguliert der Darm ganz genau, wie viel Cholesterin aus der Nahrung aufgenommen wird. Hat der Körper genug Cholesterin, so wird das Cholesterin aus der Nahrung, das nicht gebraucht wird, einfach wieder ausgeschieden. Und zweitens wird der Cholesterinspiegel im Blut von unserem Körper autonom gesteuert, weitestgehend unabhängig von der Cholesterinzufuhr über die Nahrung. Der Gehalt in der Nahrung hat also so gut wie keine Bedeutung für die Blutwerte! Das wurde bereits 1936 erkannt, aber der Öffentlichkeit vorenthalten.

177

Wenn das Nahrungscholesterin überhaupt einen Einfluss auf die Cholesterinwerte im Blut hat, so ist es einer, der genau die Umkehr ist von dem, was die Vegetarier und Veganer immer noch glauben: Eine hohe Cholesterinaufnahme mit der Nahrung führt nämlich dazu, dass die Cholesterinwerte im Blut abfallen! Das wurde von namhaften Wissenschaftlern wie Pete Ahrens und Peter Kuo bereits in den 60er-Jahren nachgewiesen. [91]

Damit wird verständlich, weshalb eine cholesterinarme Ernährung – sei sie nun vegetarisch oder nicht – der falsche Ansatz zur Erhaltung unserer Gesundheit ist. Es ist sogar so, dass sich dadurch erhebliche gesundheitliche Nachteile ergeben: Bei allen Studien, bei denen die Probanden auf eine fett- und cholesterinarme Diät gesetzt wurden, kam es stets zu einem Anstieg in der Gesamtmortalität unter den Studienteilnehmern. Bedauerlicherweise ist die Gesamtmortalität jedoch eine Größe, die von Wissenschaftlern gerne ignoriert wird, weil andere Parameter scheinbar wichtiger sind.

Das war schon bei der ersten US-amerikanischen Studie, die diesbezüglich gemacht wurde und sich Anti-Coronary Club nannte, der Fall. Bei dieser Studie, die 1966 veröffentlicht wurde, war es sogar so, dass in der Kontrollgruppe niemand einen Herzinfarkt erlitt, während in der Interventionsgruppe – also bei der, die sich fett- und cholesterinarm ernährt hatte – acht Probanden an einem Herzinfarkt starben! Auch was die Gesamtsterblichkeit angeht, war das Ergebnis katastrophal: In der Kontrollgruppe starben nur sechs Probanden im Verlauf der Beobachtungszeit, während in der Gruppe mit der vermeintlich gesunden Diät gleich 26 Teilnehmer verstarben. Trotzdem wurde diese Studie von ihren Autoren als Erfolg gefeiert, nur weil es in der Interventionsgruppe zu einem leichten Abfall der Cholesterinwerte gekommen war. [92]

Nicht anders verhält es sich bei der bereits erwähnten Sieben-Länder-Studie, bei der Framingham-Studie oder bei der groß angelegten MRFIT-Studie. Alle drei sind bis heute die Eckpfeiler der Verteufelung cholesterinreicher Lebensmittel, weil sie angeblich eine lineare Beziehung zwischen den Cholesterinwerten im Blut und dem Auftreten der koronaren Herzkrankheit ergaben.

Dabei sind alle drei Studien nur ein Lehrstück, wie trickreich Daten manipuliert werden können, wenn es darum geht, eine falsche Ansicht zu legitimieren. Wobei die MRFIT-Studie der größte und teuerste Skandal der Medizingeschichte ist: Allein schon der Studienaufbau war fehlerhaft, weil man gleichzeitig drei Risikofaktoren beeinflussen wollte, nämlich Rauchen, Cholesterin und Bluthochdruck (daher auch der Name Multiple Risk Factor Intervention Trial). Zudem war die Datenerhebung recht schlampig – und die Ergebnisse fußten zum Teil auf gefälschten Daten: Als man schließlich merkte, dass das Interventionsprogramm keinen Einfluss auf das Herzinfarktrisiko hatte, wurden die Daten mit einem statistischen Trick geschönt, nämlich indem die Studienteilnehmer im Nachhinein in zehn Untergruppen eingeteilt wurden, wobei die Gruppe mit den schlechtesten Werten zur weiteren Beurteilung einfach ausgeschlossen wurde. Nur auf diese Weise ergab sich in einigen Gruppen eine leicht verringerte Sterblichkeit durch Herzinfarkte!

Nicht umsonst berichtete das Wall Street Journal im Oktober 1982 unter dem Titel „Ein Versuch kollabiert" über diese auf der ganzen Linie fehlgeschlagene Studie. Denn unter denjenigen Studienteilnehmern, die dazu angehalten worden waren, tierische Fette möglichst durch hochungesättigte Pflanzenfette zu ersetzen, kam es vermehrt zu Schlaganfällen (plus 18 Prozent) und Krebserkrankungen (plus 15,5 Prozent), während bei der koronaren Herzkrankheit nur ein minimaler Unterschied zu verzeichnen war (aus der Behandlungsgruppe verstarben 115 Männer daran und in der Kontrollgruppe 124 Männer). Dabei kam es zu einem leichten Anstieg in der Gesamtsterblichkeit um zwei Prozent, während die Cholesterinwerte im Vergleich zur Kontrollgruppe nur minimal abfielen. Die geringfügige Abnahme der Herzinfarkte wurde also durch die Zunahme anderer Krankheiten und Todesfälle mehr als aufgewogen!

Aber anstatt zuzugeben, dass das gesamte Interventionsprogramm dieser Studie für die Katz war, versteiften sich die Autoren auf die billige Ausrede, dass das Ergebnis dieser Studie nur deshalb so schlecht ausgefallen war, weil die Probanden immer noch zu viele cholesterinreiche Lebensmittel verzehrt hatten! Einfach unglaublich, wie unverfroren da gelogen wurde. In der Interventionsgruppe, die sich fett- und cholesterinarm ernährte, starben sogar mehr Männer an Lungenkrebs, obwohl 21 Prozent von ihnen das Rauchen aufgegeben hatten.

Die richtige Schlussfolgerung aus dieser Studie hätte also lauten müssen: Eine fett- und cholesterinarme Ernährung ist derart schädlich, dass sie sogar die positiven Effekte, die eintreten, wenn jemand das Rauchen aufgibt, wieder zunichte macht! Oder anders ausgedrückt: Eine fett- und cholesterinreiche Nahrung schützt Raucher vor den Folgen des Rauchens – eine fast „apokalyptische Idee", wie es Dr. Wolfgang Lutz formuliert. [93] Stellen Sie sich mal vor, gegen wie viele Laster und Gebrechen sie noch helfen könnte! Das Ganze lässt erahnen, weshalb wir mit unserer Fett-Phobie auf dem falschen Dampfer sind: Obwohl bzw. gerade weil die tierischen Fette wie die Pest gemieden werden, geht es mit unserer Gesundheit immer weiter bergab.

In der New York Times erschien 2002 ein Leitartikel unter dem Titel „What if It's All Been a Big Fat Lie?", zu Deutsch: Was ist, wenn das alles nur eine fette Lüge war? Dieser Artikel erregte derart viel Aufsehen, dass er von zahlreichen anderen namhaften englischsprachigen Zeitungen abgedruckt wurde. Es wäre höchste Zeit, ihn auch im deutschsprachigen Raum publik zu machen, damit die Anhänger des Vegetarismus endlich mal begreifen, an was für einen Schwachsinn sie glauben. Der Leser erfährt in diesem Artikel Erstaunliches, wie etwa, dass das medizinische Establishment mehrere Hundert Millionen Dollar in fünf große Studien investiert hatte, um einen Zusammenhang zwischen hohem Fettkonsum und dem Auftreten der koronaren Herzkrankheit nachzuweisen – und dass alle diese Studien ein katastrophaler Misserfolg gewesen waren. Der Autor dieses Leitartikels, Gary Taubes, folgert daraus zu Recht, dass es niemals dazu hätte kommen dürfen, dass die amerikanische Gesundheitsbehörde (NIH) seit Januar 1977 die Empfehlung ausspricht, sich möglichst fettarm zu ernähren und andere Länder diesem Beispiel rasch folgten. [94]

Dass dennoch das tierische Fett zum „größten Killer" aller Zeiten avancierte, das haben wir auch dem Umstand zu verdanken, dass eine weitere über 100 Millionen Dollar teure Studie ergab, dass cholesterinsenkende Medikamente helfen könnten, Herzerkrankungen zu verhindern. Abgesehen davon, dass die Wirkung dieser Medikamente gar nicht darin besteht, den Cholesterinspiegel zu senken, und dass sie massive Nebenwirkungen haben, wurde diese Studie von dem NIH auf eine seltsame Weise mit einer fett- und cholesterinarmen Ernährung verknüpft: Man behauptete einfach, wenn diese Medikamente Herzinfarkte verhüten würden, dann müsste eine fett- und cholesterinarme Diät den gleichen Effekt haben. Basil Rifkind, der einen Überblick über sämtliche relevanten Studien des NIH hatte, entschuldigte deren abenteuerliches Vorgehen mit den Worten, man müsse halt aus den wenigen Daten, die man zur Verfügung habe, das Beste machen. [95] Mit anderen Worten: Man hätte genauso gut auch würfeln können! Was sich da in Amerika ereignete, ist ungeheuerlich. Es führte zu einer dramatischen Änderung der Ernährungsgewohnheiten in der gesamten westlichen Hemisphäre, und das, obwohl die wissenschaftliche Evidenz für die behaupteten Zusammenhänge gleich null ist.

Die unsinnige, rein geschäftsorientierte Verteufelung des Cholesterins

Die Vorstellung, dass tierische Fette und hohe Cholesterinwerte Arteriosklerose und koronare Herzkrankheit verursachen, ist eine der schwerwiegendsten Fehleinschätzungen in der Geschichte der Medizin. Diese sogenannte Lipidhypothese ist derart fehlerhaft, dass man mühelos ganze Bücher über die gescheiterten Studien ihrer Verfechter füllen kann, so wie es Anthony Colpo in seinem Buch „Der große Cholesterin-Schwindel" getan hat. Das Erschreckende ist, dass die Ärzteschaft und die Autoritäten der Gesundheitsinstitutionen dennoch unbeirrt an dem Dogma der „ungesunden" tierischen Fette festhalten.

Dass hinter diesem Beharren auch handfeste wirtschaftliche Interessen stehen, dürfte klar sein, wenn man bedenkt, was für gigantische Umsätze mit angeblich herzgesunder Margarine und cholesterinsenkenden Medikamenten gemacht werden. Allein der Umsatz mit Letzteren hat längst astronomische Ausmaße angenommen: Nach einem Bericht des Spiegel aus dem Jahre 2003 erzielten die zehn größten Pharmakonzerne zu dieser Zeit weltweit 400 Milliarden Dollar Umsatz mit diesen Medikamenten. Man kann sich eigentlich denken, dass diese Konzerne alles daran setzen werden, dass ihnen niemand dieses lukrative Geschäft verdirbt.

Professor Dr. Walter Hartenbach schreibt dazu: „Von einer namentlich aufgeführten Industrie werden für ihre Zwecke – die Verteufelung des Cholesterins – fragwürdige Persönlichkeiten der medizinischen Fakultät und pseudomedizinische Institutionen bezahlt (wie z. B. die ‚Lipid-Liga' und die ‚Arteriosklerosegesellschaften'), deren laienhafte, oft völlig unsinnige Aussagen über Cholesterin voll im Sinn der Sponsoren erfolgen. Besonders verhängnisvoll sind die von dieser Industrie weltweit betriebenen manipulierten Statistiken, die anscheinend von einer großen Zahl der Ärzteschaft kritiklos aufgenommen werden, zumal die falschen Angaben über Cholesterinwerte dem Arzt die Möglichkeit eröffnen, jeden Patienten zu einem Dauerpatienten fürs Leben zu machen. [...] Für diese propagandistische, kommerziell ausgerichtete Fehldarstellung des Cholesterins zahlt die Margarine- und vor allem die Pharmaindustrie [...] 50 bis 75 Millionen Dollar pro Statistik. Das ist ihnen die Sache wert, um alle negativen Ergebnisse der Cholesterinsenkung in den Statistiken zu verschleiern und den Einfluss des Cholesterins auf den Herzinfarkt zu betonen, der in keiner Statistik belegt werden kann." [96]

Man ist sogar so dreist und verkauft uns solche Statistiken als Erfolg, nur weil es manchmal zu einem geringfügigen Abfall der Cholesterinwerte im Blut kam. Aber was nützt mir ein geringerer Cholesterinspiegel im Blut, wenn gleichzeitig das Risiko steigt, an Krebs zu erkranken oder einen Schlaganfall zu erleiden? Wenn diese Studien überhaupt etwas ergeben haben, dann nur dies, dass die Wissenschaft mit dem tierischen Fett bzw. den cholesterinreichen Lebensmitteln aufs falsche Pferde gesetzt hat und dass die Cholesterinwerte im Blut überhaupt kein verlässlicher Indikator für irgendein Krankheitsrisiko sind!

Namhafte Wissenschaftler wie P. Skrabanek, W. Stehbens, H. Immich, M. Kaltenbach, T. B. Newman, J. Holtmeier, G. Gaeske, M. Berger und M. Apfelbaum bezeichnen die Lipidhypothese durchweg als „blanken Unsinn". Für Professor Dr. Dieter Borgers („Cholesterin: Das Scheitern eines Dogmas") ist die Lipidhypothese nichts weiter als ein raffiniertes „Täuschungsmanöver" seitens amerikanischer Pharmakonzerne: „Die gesamte propagandistische, geschäftsorientierte Wahnidee wird mit allen Einzelheiten von Borgers vorgeführt, und man fragt sich, wann sich der juristische Sektor einschalten wird, denn, etwas vereinfacht ausgedrückt, bedeutet das Resultat der geforderten allgemeinen Cholesterinsenkung die bewusst herbeigeführte, ernsthafte und chronische Gesundheitsstörung des Menschen." [97]

Dr. med. Dr. phil. Uffe Ravnskov, ein unabhängiger Forscher und Sprecher des internationalen Netzwerks der Cholesterinskeptiker (www.thincs.org), äußerte sich dazu folgendermaßen: „Eine fast endlose Zahl von Beobachtungen und Experimenten haben [sic!] die Hypothese verfälscht, Nahrungs-Cholesterin und Fette sowie ein hoher Cholesterinspiegel spielten eine Rolle bei der Entstehung der Arteriosklerose und der Herz-Kreislauf-Erkrankung. Diese Hypothese wird aufrechterhalten, weil angeblich stützende, aber unbedeutende Erkenntnisse aufgebauscht und die meisten widersprüchlichen Ergebnisse falsch interpretiert, falsch zitiert oder einfach ignoriert werden." [98]

Dass die Fett-und-Cholesterin-Hypothese falsch ist, dafür liefern Vegetarier und Veganer selber den Beweis: Auch sie bekommen Herzinfarkte und Schlaganfälle, und das, obwohl sie sich extrem fett- und cholesterinarm ernähren. Da stellt sich mir die Frage: Wie passt das zusammen mit der vollmundigen Behauptung eines Dr. med. Ernst Walter Henrich in seiner ProVegan-Broschüre, dass die vegane „die gesündeste Ernährung" sei? [99] Bei einer wirklich gesunden Ernährung dürfte es gar nicht sein, dass Herzinfarkte und Schlaganfälle derart gehäuft auftreten, wie es unter Veganern offensichtlich der Fall ist: Meine seit über 30 Jahren vegan lebende Patentante erlitt einen Herzinfarkt, zwei Veganer aus meinem Bekanntenkreis verstarben in Folge eines Herzinfarkts (einer davon mit gerade mal 50 Jahren) und eine weitere langjährige Veganerin erlitt einen schweren Schlaganfall, sodass sie seitdem an den Rollstuhl gefesselt ist. Das ist eine auffallend starke Häufung, dafür dass es bisher nur wenige Veganer gibt, die es geschafft haben, ihre Ernährungsweise über mehrere Jahrzehnte hinweg durchzuziehen. Doch solche schweren Schicksalsschläge werden oft mit einem Mantel des Schweigens verdeckt, damit der Mythos vom gesunden, sich nur von Pflanzen ernährenden Menschen auch ja keinen Kratzer bekommt.

Weitere schwerwiegende Missverständnisse und Irrtümer über Cholesterin

Vegetariern und Veganern ist in ihrem Anti-Cholesterin-Wahn völlig entgangen, dass auch Menschen mit ganz normalen Blutcholesterinwerten einen Herzinfarkt erleiden können. Es ist sogar so, dass die Hälfte aller Herzinfarkte bei Menschen auftreten, die keinerlei erhöhte Cholesterinwerte aufweisen. [100] Folglich kann es auch keine Dosis-Wirkungs-Beziehung geben zwischen dem Choleseringehalt im Blut und dem Auftreten der koronaren Herzkrankheit! Damit gerät jedoch die gesamte Ernährungsideologie des Vegetarismus ins Wanken: Das verbissene Bestreben, die Cholesterinwerte zu senken, geht völlig an der Realität vorbei, besonders dann, wenn man es auch noch mit einer cholesterinarmen Ernährung versucht!

Dass Attila Hildmann, ein veganer Starkoch, es dennoch nicht lassen kann, in seinen Büchern für eine cholesterinarme Ernährung Werbung zu machen, ist ein unglaubliches Armutszeugnis. Sein Adoptivvater sei an einem Herzinfarkt gestorben, auch hatte er angeblich erhöhte Cholesterinwerte. [101] Aber was hat das eine mit dem anderen zu tun? Nichts – aber auch rein gar nichts. Dabei handelt es sich nur um ein rein zufälliges, gleichzeitiges Auftreten zweier Begebenheiten, zwischen denen nicht im Geringsten ein ursächlicher Zusammenhang besteht! Und dass Hildmanns Buch „Vegan for Fun" vom Vegetarierbund Deutschland zum Kochbuch des Jahres 2012 gekürt wurde, ist nicht gerade ein rühmliches Zeichen: Es scheint so, als hätten Vegetarier und Veganer alle das gleiche Informationsdefizit.

Auch das Theater, das in Vegetarier-Kreisen immer wieder veranstaltet wird, wenn mal irgendwo ein bisschen cholesterinreiches, tierisches Fett enthalten ist, muss endlich ein Ende haben – das ist wirklich krank. Und den Verfassern des Positionspapiers der AND über vegetarische Ernährungsformen kann man nur raten, dieses schleunigst zu überarbeiten: Dass eine cholesterinarme Ernährung das Risiko für Herzerkrankungen reduzieren würde, wie es darin heißt, ist absolut falsch. Vegetarier und Veganer täten gut daran, sich endlich mal die Aussage des weltbekannten Wissenschaftlers Skrabanek zu Gemüte zu führen, die da lautet: „Es ist kaum in der Medizin etwas so gut bewiesen worden wie die Erfolglosigkeit dieser multiplen Intervention, das Cholesterin für die Entwicklung einer koronaren Herzkrankheit verantwortlich zu machen." [102]

Die Verfechter der Lipidhypothese übersehen schlicht die Möglichkeit, dass hohe Cholesterinwerte im Blut im besten Fall eine Begleiterscheinung sind für andere gesundheitliche Probleme, die unser Körper durch eine erhöhte Eigenproduktion an Cholesterin versucht, in den Griff zu bekommen! Beispielsweise ist bekannt, dass Lipoproteine eine bedeutende Rolle für das Immunsystem haben, weil sie Viren und Bakterien wesentlich effektiver und schneller bekämpfen als Antikörper. Wenn also die Leber vermehrt LDL-Cholesterin produziert, so ist das eigentlich ein positives Zeichen, weil es zeigt, dass unser Immunsystem noch intakt ist! Obwohl dieser Sachverhalt seit 60 Jahren bekannt ist und er von fünf Forscherteams bestätigt wurde, wird das bis heute in den Lehrbüchern verschwiegen, wie der dänische Arzt Uffe Ravnskov in seinem Buch „Mythos Cholesterin" beklagt. [103]

Prof. Hartenbach konnte nachweisen, dass jede körperliche Mehrbelastung, sei es durch sportliche Anstrengungen, Operationen oder auch bei Verbrennungen, dazu führt, dass unser Körper vermehrt das Stresshormon Cortisol produziert. Dadurch erhöht sich nämlich die Energiebereitstellung. Das macht unser Körper auch in Genesungsphasen, um die Wundheilung zu beschleunigen. In extremen Belastungssituationen können die Cortisolwerte bis zu zehnmal so hoch sein wie der ursprüngliche Ausgangswert. Da Cholesterin die Grundsubstanz für die Bildung von Cortisol ist, führt jeder Stress und jede Sonderbelastung unseres Körpers automatisch zu einer erhöhten Cholesterinproduktion in der Leber, was sich dann natürlich auch bei den Blutcholesterinwerten bemerkbar macht. Das gilt auch für alle anderen Hormone, da sie ebenfalls aus Cholesterin gebildet werden, sprich: Jede Veränderung in der Hormonproduktion schlägt sich auch in den Blutcholesterinwerten nieder! Allein deshalb sind alle Cholesterinstudien, die angeblich eine Gesundheitsgefährdung durch hohe Cholesterinwerte ergaben, eine Farce, da parallel dazu nie diejenigen Substanzen kontrolliert wurden, die aus Cholesterin gebildet werden, wie etwa die Steroidhormone, die Sexualhormone, das Vitamin D3 oder auch die Gallensäure.

Die Unterscheidung zwischen „gutem" und „schlechtem" Cholesterin ist ohnehin völlig absurd, da es keine verschiedenen Cholesterine gibt. Was es gibt, sind zwei aus Eiweiß bestehende Transportkörper des Cholesterins (Lipoproteine), welche sich nur in ihrer Transportrichtung unterscheiden: Während das HDL-Lipoprotein das alte und von den Zellen nicht mehr benötigte Cholesterin zurück zur Leber transportiert, ebenso wie das mit der Nahrung aufgenommene, so hat das vermeintlich schlechte LDL-Lipoprotein die viel bedeutendere Aufgabe, unsere Zellen mit dem lebenswichtigen Cholesterin zu versorgen! „Der LDL-Lipoprotein-Cholesterin-Komplex, fälschlicherweise LDL-Cholesterin genannt, sorgt für die Sicherstellung aller Organfunktionen, für die Stabilisierung des geordneten Zellwachstums und mit großer Wahrscheinlichkeit, aber nicht sicher bewiesen, für die Verhütung krebsiger Entartung." [104]

Eine derart wichtige Substanz wie das Cholesterin für irgendeine Erkrankung verantwortlich zu machen, ist genauso absurd, wie die Feuerwehrmänner zu erschießen, weil es irgendwo brennt. Denn jede Zelle benötigt zum Erhalt ihres Lebens Cholesterin und jede Senkung des Cholesterinspiegels beeinträchtigt zwangsläufig die Funktionsfähigkeit sämtlicher Zellen sowie die körperliche und geistige Leistungsfähigkeit!

Cholesterin könnte ohnehin nur dann gefährlich werden, wenn es in seiner oxidierten Form vorliegt, hervorgerufen durch eine zu hohe Omega-6-Aufnahme mit der Nahrung, oder durch eine kohlenhydratreiche Ernährung, da Insulin die LDL-Partikel oxidiert. Allerdings ist die Cholesterinoxidation auch ein reversibler Prozess, was man daran erkennen kann, dass der Cholesteringehalt in den fibrösen Plaques sich vom Cholesteringehalt eines gesunden Arteriengewebes im Endeffekt nicht unterscheidet (er beträgt maximal ein Prozent). Die Oxidation von Cholesterin wird sogar von den Makrophagen, den Fresszellen unseres Immunsystems, gezielt hervorgerufen, um auf diese Weise eindringende Keime und Krankheitserreger zu eliminieren.

Der LDL-Lipoprotein-Cholesterin-Komplex ist außerdem keine einheitliche Substanz, sondern er besteht aus bis zu sieben unterschiedlichen Fraktionen. Jede dieser Fraktionen hat andere Eigenschaften. So hat der renommierte Professor Ronald Krauss aufgezeigt, dass nur die kleinen, dichten LDL-Partikel mit Herzerkrankungen in Zusammenhang stehen, während die großen, flauschigen LDL-Partikel sich neutral verhalten. [105]

Folglich kann man sich die Überprüfung der Cholesterinwerte beim Arzt getrost sparen: Sowohl aus den Gesamtcholesterinwerten als auch aus den undifferenzierten LDL-Werten lassen sich keine verlässlichen Rückschlüsse auf irgendein potentielles Gesundheitsrisiko ziehen – jede Orakel-Befragung wäre sicher aussagekräftiger! Zumal die Cholesterinwerte im Blut erheblichen Schwankungen unterworfen sind, sprich: Cholesterinwerte, die ich mir heute bestimmen lasse, können schon morgen ganz anders ausfallen.

Hohe Cholesterinwerte sind gesund

Dennoch brüsten sich Vegetarier gerne damit, wenn sie niedrige Cholesterinwerte aufweisen. Sie wähnen sich damit gesundheitlich im Vorteil, jedoch zu Unrecht. So ist beispielsweise bekannt, dass niedrige Cholesterinspiegel mit dem Auftreten von Anämie in Zusammenhang stehen. Das wurde an der Universitätsklinik in Wien anhand der Krankendaten von rund 4.000 Patienten nachgewiesen, die an der Budapester Medizin-Hochschule ausgewertet wurden.

Auch der Münchner Pharma- und Toxikologe Dr. Hans Bräuer konnte diesen Sachverhalt bestätigen. Der Spiegel berichtete darüber in seiner Ausgabe vom September 1979 unter dem Titel „Zerbeulte Zellen": „Unter den vielen hundert Patienten, die freipraktizierende Ärzte zu Blutfettbestimmung in das Bräuer-Institut geschickt hatten, fielen immer wieder einige auf, die hochgradig anämisch waren, ohne dass es dafür eine Erklärung gab. Die verschiedenen klinischchemischen und hämatologischen Messwerte schlossen die bekannten Ursachen der Blutarmut aus. Nur ein Zusammenhang ergab sich stets: Die anämischen Patienten hatten gleichzeitig einen sehr niedrigen Cholesterinspiegel." [106]

Außerdem ergaben alle großen Bevölkerungsstudien, wie beispielsweise in Framingham, Honolulu oder Puerto Rico, dass es einen Zusammenhang gibt zwischen niedrigen Blutcholesterinwerten und dem erhöhten Auftreten von Krebserkrankungen.[107] Eine Meta-Analyse des amerikanischen National Heart, Lung und Blood Institute anhand von 19 Cholesterin-Herz-Studien kommt sogar zu dem Ergebnis, dass bei einem Rückgang der Cholesterinwerte im Blut die Wahrscheinlichkeit, an Krebs zu sterben, kontinuierlich ansteigt. Konkret kann die Krebs-Sterblichkeit bei niedrigen Cholesterinwerten um bis zu 43 Prozent erhöht sein, wie eine andere Meta-Analyse ergab. [108]

Gleichzeitig hat der dänische Arzt Uffe Ravnskov nachgewiesen, dass Leute mit hohen Blutcholesterinwerten durch die Bank eine höhere Lebenserwartung haben, psychisch viel stabiler sind und viel seltener an Krebs erkranken! [109] Was eigentlich auch logisch ist, wenn man bedenkt, wie wichtig Cholesterin für das Nervensystem, für die Zellgesundheit und für das Immunsystem ist. Hohe Cholesterinwerte sind also eher ein positives Zeichen, weil der Körper mittels einer vermehrten Cholesterin-Eigenproduktion alles Erdenkliche unternimmt, um die Gesundheit wiederherzustellen bzw. aufrechtzuerhalten! Ravnskov erhielt 1998 den Skrabanek Award und 2007 den Leo Huss Walin Prize.

Namhafte Wissenschaftler haben immer wieder darauf hingewiesen, dass ca. 80 Prozent der erwachsenen Bevölkerung weltweit einen durchschnittlichen Cholesterinwert von rund 250 mg/dl aufweisen. Bei den restlichen Erwachsenen liegen die Werte sogar häufig um die 300 bis 350 mg/dl, was völlig normal ist. Laut Professor Hartenbach sind Letztere genau diejenigen, die auch die größte Vitalität aufweisen! Durch die willkürliche Absenkung der Referenzwerte für das Gesamtcholesterin seitens der Pharmaindustrie auf unter 200 mg/dl konnte auf einen Schlag der Großteil der Bevölkerung als behandlungsbedürftige, „cholesterinkranke" Menschen eingestuft werden – ein raffinierter Coup, der jeden Staatsstreich in den Schatten stellt.

Doch selbst wer sich weigert, eine Statin-Behandlung zur Cholesterinsenkung über sich ergehen zu lassen, bezahlt mit seiner Gesundheit und Vitalität, wenn er sich anderweitig um eine Cholesterinsenkung bemüht. Niedrige Cholesterinwerte sind nämlich alles andere als ein Garant für ein „längeres, besseres Leben", wie es Dr. Ruediger Dahlke in seinem Veganer-Bestseller „Peace Food" behauptet, sondern im Gegenteil: Niedrige Cholesterinwerte sind höchstens ein Zeichen dafür, dass es um unsere Gesundheit nicht so gut bestellt ist – besonders dann, wenn man sich auch noch fett- und cholesterinarm ernährt! Dahlke versteigt sich sogar zu der Behauptung, dass die heutigen Referenzwerte für das Gesamtcholesterin immer noch zu hoch seien und empfiehlt, sie noch weiter herabzusenken, nämlich auf einen

Wert von unter 100 mg/dl. [110] Das hätte jedoch fatale Auswirkungen auf unsere Gesundheit: Nach einer Aussage von Professor Hartenbach sind derart niedrige Cholesterinwerte bereits lebensgefährlich! Hartenbach schreibt: „Eine Senkung bis zu 100 mg/dl wie von unverantwortlichen Anti-Cholesterin-Fanatikern gefordert, führt zu einer erheblichen Senkung der Produktion des Stresshormons Cortisol, zum Absinken des Blutzuckers und damit zu einer Erschlaffung der Muskeltätigkeit und zu allgemeiner Erschöpfung. Der Mensch fühlt sich müde und apathisch und ist außerstande, die normalen Verpflichtungen des täglichen Lebens zu erfüllen." [111]

Die psychische Labilität, mit der Vegetarier und Veganer häufig zu kämpfen haben, hängt also eindeutig auch damit zusammen, dass ihre Serum-Cholesterinwerte zu niedrig sind, zumal bekannt ist, dass niedrige Cholesterinwerte dazu führen, dass auch weniger von dem Wohlfühlhormon Serotonin gebildet wird. [112] Und dann pilgern sie von einem Heiler zum nächsten, ohne dass ihnen irgendjemand wirklich helfen kann. Denn die Ursache ist ihre falsche Ernährung: Werden tierische Fette durch hochungesättigte Pflanzenfette ersetzt – was ja gerade ein typisches Merkmal der vegetarischen Küche ist –, so kommt es zu einem Abfall der Serum-Cholesterinwerte, wie zahlreiche Studien gezeigt haben. Zwar wird uns das immer noch als vorteilhaft für die Gesundheit verkauft, aber genau das Gegenteil ist zutreffend.

Eine Ernährung zu propagieren, welche zwangsläufig die Anfälligkeit für psychische Störungen erhöht, und gleichzeitig auch noch Hilfe anzubieten, mittels Seelenarbeit die Menschen wieder auf die Beine zu bringen – so wie es manche Veganer machen –, das sind Auswüchse einer kranken Gesellschaft. Besser wäre es, sich fett- und cholesterinreich zu ernähren, dann braucht es auch keine Seelenarbeit – zumindest nicht in diesem Ausmaß! Dem Arzt und Anthropologen Vilhjálmur Stefánsson fiel während seines mehrjährigen Aufenthalts bei den Inuit auf, dass diese

191

sich in einem stark ausgeprägten seelischen Gleichgewicht befanden. Sie kannten weder Ärger noch Zwistigkeiten, wie sie in unserer Gesellschaft schon fast zur Normalität geworden sind.[113] Sicherlich hat das völlig abgeschiedene Leben der Inuit in freier Natur ihre innerliche Ausgeglichenheit mit begünstigt, aber eben auch ihr hoher Verzehr an tierischer Nahrung!

Wenn ich nur daran denke, welche unglaublichen Spannungen und Streitereien gerade in Vegetarier-Familien immer wieder auftreten, dann macht mich das sehr betroffen. Denn das müsste alles nicht sein, wenn Vegetarier sich anders ernähren, sprich weniger Obst und Gemüse, stattdessen mehr Eier und Speck essen würden – das stärkt die Nerven und beruhigt das Gemüt! Auch meine eigene Erfahrung hat mir gezeigt, dass unsere psychische Verfassung sehr stark davon abhängig ist, welche Nahrung wir zu uns nehmen: Als Vegetarier-Kind war ich unglaublich ängstlich und schüchtern. Das ist wie weggeblasen, seit mein Speiseplan im Wesentlichen aus tierischer Nahrung besteht.

Niedrige Blutcholesterinwerte, kombiniert mit einer cholesterinfreien bzw. cholesterinarmen Ernährung, das ist genau das Verhängnisvolle am Vegetarismus. Denn dadurch befinden sich Vegetarier und Veganer in einer doppelt misslichen Lage: Einerseits nehmen sie nur wenig oder gar kein Cholesterin mit der Nahrung auf und andererseits führt ihre bevorzugte Verwendung von Pflanzenölen zu einer unnatürlichen Absenkung der Cholesterinwerte im Blut. Die Folge ist eine mehr oder weniger starke Beeinträchtigung aller vitalen Lebensfunktionen – und genau diese tritt bei langjährigen Vegetariern auffallend häufig auf.

Pflanzliche Fette sind gesünder als tierische Fette.

Das ist der verhängnisvollste Irrtum des Vegetarismus. Ohne ihn wäre niemals die Idee aufgekommen, dass eine rein pflanzliche Ernährung gesund und machbar wäre. Alle Veganer sind felsenfest davon überzeugt, dass es vorteilhaft für die Gesundheit ist, wenn man anstatt tierischer Fette nur noch pflanzliche Fette verzehrt. Aber stimmt das wirklich?

Schwerwiegende Gesundheitsschäden durch hochungesättigte Pflanzenfette

Werfen wir doch einen Blick in die Natur: Haben Sie schon mal einen Schimpansen oder einen Gorilla gesehen, der seinen Salat mit Sonnenblumen- oder Leinöl anmacht? Sicher nicht, auch nicht im Zoo. In freier Wildbahn gibt es nicht ein einziges Tier, das pflanzliche Fette in konzentrierter Form zu sich nimmt. Das ist nicht nur bei den fleischfressenden Tieren der Fall, sondern auch bei den Allesfressern, bei denen, abgesehen von ein paar Nüssen, ebenfalls die tierischen Fette dominieren. Und bei den reinen Pflanzenfressern wird der größte Teil der benötigten Fette erst im Verdauungstrakt gebildet. Weshalb sollte es dann ausgerechnet für den Menschen gesund sein, wenn er konzentrierte Pflanzenfette zu sich nimmt? Das ist nicht einleuchtend, zumal unsere steinzeitlichen Vorfahren noch gar nicht über die technischen Möglichkeiten verfügten, um aus Pflanzensamen Öle herzustellen, geschweige denn diese dann auch noch kühl zu lagern.

Pflanzliche Fette bestehen überwiegend aus mehrfach ungesättigten Fettsäuren. Da diese Fettsäuren essentiell sind, glauben die Vegetarier, dass es gesund wäre, wenn man hauptsächlich pflanzliche Fette zu sich nimmt – so ganz nach dem Motto „Viel hilft viel". Der Haken dabei ist jedoch: Nur weil mehrfach ungesättigte Fettsäuren essentiell sind, heißt das noch lange nicht, dass man beliebig viel davon verzehren kann. Es ist vielmehr so, dass der Mensch krank wird, wenn er damit übertreibt. Wie bereits erwähnt, gibt es zahlreiche Studien, bei denen tierische Fette durch hochungesättigte Pflanzenfette ersetzt wurden – und die Ergebnisse waren stets niederschmetternd.

Wissenschaftler sind sich längst einig, dass man mit den essentiellen Fettsäuren als Gesundheitsprophylaxe aufs falsche Pferd gesetzt hat. So äußerte sich z. B. Professor Glatzel vom ehemaligen Max-Planck-Institut für Ernährungsphysiologie in Dortmund folgendermaßen: „Experimentelle, epidemiologische und klinische Beobachtungen sachkundig-kritischer Untersucher in aller Welt zwingen zu der Erkenntnis, dass die Bedeutung der ‚essentiellen' Fettsäuren überschätzt worden ist […]. Die Behauptung von prophylaktischen und therapeutischen Effekten der ‚essentiellen' Fettsäuren bei ischämischer Herzkrankheit konnten kritischen Nachprüfungen nicht standhalten. Vielleicht können sie sogar pathogen wirksam werden." Glatzel erwähnt in seinem Buch „Wege und Irrwege moderner Ernährung" auch den britischen Kardiologen McMichael, der bereits 1979 die mahnenden Worte sprach: „Die Zeit ist gekommen, jede nennenswerte Veränderung zugunsten der Polyensäure-Fette in der Kost zu vermeiden, weil eine solche Veränderung Koronarkrankheiten nicht verhüten wird, möglicherweise aber andere schädliche Auswirkungen auf Herz und Kreislauf haben kann [...] Verschiedene Faktoren, die mit Pflanzenölen verbunden sind, können bestimmt mehr Schaden anrichten als die natürlichen tierischen Fette und das Milchfett". [114]

In dem Artikel „Omega-3-Fette nicht gesünder als Schweineschmalz", erschienen im Mai 2010 in der Zeitung „Die Welt", äußerte sich auch Professor Gerhard Spiteller von der Universität Bayreuth dahingehend, dass „Omega-3-Säuren ihren Ruf als Gesundheitselixiere nicht verdienen". Stattdessen schaden sie sogar der Gesundheit, wenn man zu viel davon verzehrt. [115] Damit fällt jedoch die gesamte Heilslehre der vermeintlich gesunden essentiellen Fettsäuren in sich zusammen – und somit auch ein zentraler Eckpfeiler in der Ernährungsideologie der Vegetarier und Veganer.

Der Münchner Pharma- und Toxikologe Dr. Hans Bräuer hat bereits 1979 anhand von Fütterungsversuchen an Schweinen nachgewiesen, dass pflanzliche Fette krank machen: Werden tierische Fette durch Pflanzenfette ersetzt, so kommt es zu Schäden an den Zellmembranen und an den inneren Organen wie z. B. an Leber, Nieren und Gehirn. [116] Schweine, die als Fettzulage kein Pflanzenfett, sondern nur Eigelb bekamen, blieben hingegen völlig gesund! Der Grund ist der, dass sich mehrfach ungesättigte Fettsäuren in den Zellmembranen ablagern, was man auch als Lipidnephrose bezeichnet. Das kann sogar so weit gehen, dass die Zellen zerreißen, wenn die Zellmembranen durch die mehrfach ungesättigten Fettsäuren zu durchlässig geworden sind und ihre Elastizität eingebüßt haben. Dann kann es auch zu einer Blutarmut kommen, da die roten Blutkörperchen ohne eine intakte Zellmembran zugrunde gehen.

Solche degenerativen Veränderungen auf zellulärer Ebene lassen sich jedoch mit keinem gängigen Blutbild erfassen. Dazu bräuchte es aufwendige Gewebeanalysen. Oder man macht sich die Mühe und betrachtet langjährige Vegetarier oder Veganer mal etwas genauer: Man sieht ihnen doch förmlich an, dass sie dank ihres hohen Pflanzenöl-Konsums mit lauter „zerbeulten Zellen" herumlaufen.

Es gibt noch viele andere Studien und Versuche, mit denen die krankmachenden Eigenschaften der pflanzlichen Fette belegt wurden. Das Erstaunliche ist, dass das noch nicht bis zu den Vegetariern vorgedrungen ist. Um nur einige Ergebnisse zu nennen: Versuchstiere starben schneller an Infektionskrankheiten, wenn ihrem Futter Pflanzenöl zugesetzt wurde. Rapsöl, das reichlich von der angeblich gesunden Linolensäure enthält, schädigt die weißen Blutkörperchen und führt zu einer Verminderung der Immunität, wie Versuche am Menschen gezeigt haben. Hühner bekamen schneller Gehirnschäden, wenn ihr Futter mehrfach ungesättigte Fettsäuren enthielt. Auch psychische und neurologische Auswirkungen sind nicht auszuschließen: Der Nachwuchs von Versuchstieren reagierte erheblich aggressiver, wenn das Futter der Muttertiere vermehrt ungesättigte Fette enthielt. Mehrfach ungesättigte Fettsäuren beschleunigen auch den Alterungsprozess, wie Edward Pinckney, ehemaliger Mitherausgeber des Journal of the American Medical Association, nachgewiesen hat. Säuglinge, die Babynahrung auf der Basis von Magermilch mit Pflanzenölen bekommen, entwickeln ausgeprägte Ödeme sowie einen Vitamin-E-Mangel und zeigen starke Veränderungen im Blutbild, wie eine Forschergruppe um Joshua Ritchie aus San Francisco festgestellt hat. Versuche an Labortieren haben gezeigt, dass die Aufnahme größerer Mengen an Linolensäure eindeutig zu Krebserkrankungen führt. Deshalb warnt Scott Grundy, einer der Mitverfasser der Ernährungsempfehlungen seitens des amerikanischen National Heart, Lung and Blood Institute, eindringlich davor, tierische Fette durch hochungesättigte Pflanzenfette zu ersetzen. [117]

Kein Unterschied in der Schädlichkeit von Pflanzenölen

Man kann also mit Fug und Recht behaupten, dass gerade die unter Vegetariern so beliebten Pflanzenöle allesamt sehr schädlich sind. Wobei sich Pflanzenöle in ihrer Schädlichkeit im Prinzip nicht unterscheiden: Leinöl oder Rapsöl ist nicht automatisch gesünder als Sonnenblumenöl oder Distelöl, nur weil es ein besseres Omega-3-zu-Omega-6-Verhältnis aufweist. Das entscheidende Kriterium ist sein hoher Gehalt an mehrfach ungesättigten Fettsäuren – und da scheiden alle Pflanzenöle gleich schlecht ab! Die einzigen Ausnahmen sind Olivenöl und Kokosfett.

Vor allem Leinöl wird immer wieder als vorteilhaft für die Gesundheit angepriesen, weil es u. a. die Eigenschaft hat, hohe Cholesterinspiegel im Blut zu senken. Aber was ist, wenn ein hoher Blutcholesterinspiegel gar nicht gefährlich ist? Was ist, wenn ein hoher Blutcholesterinspiegel sogar vorteilhaft für die Gesundheit ist, wie ich es bereits erwähnt habe? Dann ist Leinöl logischerweise nicht gesund, da jede künstliche Absenkung der Cholesterinwerte – sei es durch Medikamente oder Pflanzenöle – stets zu einer Beeinträchtigung aller vitalen Lebensfunktionen führt. Dass sich der Leinöl-Verzehr dennoch zu einem regelrechten Boom entwickelt hat, das haben wir also auch dem Umstand zu verdanken, dass wir über die Rolle des Cholesterins im Blut völlig falsche Vorstellungen haben. Ferner ist Leinöl ein typisches Beispiel dafür, wie die Medien mit verfälschten medizinischen Informationen einen regelrechten Rummel für ein Produkt erzeugen, das diese Aufmerksamkeit gar nicht verdient: Nach Aussage von Dr. Charles „Snuffy" Myers, ein angesehener amerikanischer Onkologe, gibt es für die dem Leinöl nachgesagten positiven Wirkungen auf die Gesundheit in der gesamten wissenschaftlichen Literatur so gut wie keine Belege. [118]

Obwohl Lein zu den ältesten Kulturpflanzen zählt, heißt das noch lange nicht, dass Leinöl auch schon in früheren Zeiten für

Ernährungszwecke verwendet wurde. Im alten Ägypten war es z. B. üblich, nur die ganzen Leinsamen zum Brotbacken zu verwenden. Im Altertum gab es zwar schon Leinöl, aber es diente in erster Linie als Brennstoff für Lampen. Und dass die Menschen schon damals ihr kostbares Lampenöl sich auch einverleibt hätten – das ist nicht nachvollziehbar. Weshalb hätten sie das tun sollen?

In Österreich wird Lein seit dem Mittelalter angebaut und als Faser- und Ölpflanze verwendet. Dennoch halte ich es für unwahrscheinlich, dass Leinöl zu dieser Zeit eine bedeutende Rolle in der Ernährung innehatte. Es wurde hauptsächlich für die Farb- und Leimherstellung verwendet oder als Holzfirnis, aber nicht gegessen, und falls doch, dann nur in geringen Mengen: Leinöl war damals bestenfalls eine Ergänzung zu einer Ernährungsweise, die reichlich tierische Fette enthielt, weshalb die negativen Eigenschaften von Leinöl sich in Grenzen hielten.

Heute haben wir jedoch genau die umgekehrte Situation: Die Menschen essen fast keine tierischen Fette mehr, stattdessen überwiegend Pflanzenöle – was uns langsam aber sicher zum Verhängnis wird. In Kochbüchern aus vergangenen Tagen ist nie von Leinöl die Rede, sondern immer nur von tierischen Fetten: So gibt es z. B. in dem „Baptist Ladies' Cook Book" von 1895 praktisch kein Rezept, das ohne Butter, Sahne oder Schmalz auskommt. Auch die jüdische Kost enthielt damals reichlich Sahne, Butter, Eier, Lamm- und Rindertalg, wie man dem „Jewish Housewives Cookbook" aus dem Jahre 1846 entnehmen kann. Und für ein deutsches Waffelrezept aus dieser Zeit wurden ein Dutzend Eigelb und ein ganzes Pfund Butter benötigt!

Lohnenswert wäre sicherlich auch mal ein Blick in die Chroniken unserer Vorfahren: Auch wenn die Kost der Bauersleute im 18. und 19. Jahrhundert zuweilen recht dürftig ausfiel, so gab es zu dieser Zeit praktisch keine Mahlzeit, die nicht irgendwie in Fett schwamm – und zwar in tierischem Fett! Diese Dominanz der tierischen Fette in der Ernährung ist meines Erachtens der Hauptgrund, weshalb die Menschen damals noch wesentlich robuster und körperlich belastbarer waren als heutzutage – trotz widriger Lebensumstände.

Der Pflanzenölverbrauch hat sich seit 1946 mehr als verdreifacht, und zwar bei Normalverbrauchern! Bei Vegetariern und Veganern dürfte diese Steigerung noch wesentlich höher ausfallen. Amerikaner verzehren mittlerweile rund 30 Prozent ihrer täglichen Kalorien in Form dieser schädlichen Pflanzenöle – die Folgen sind dramatisch. [119]

Gehen Sie doch mal in die Supermärkte und Bioläden und schauen Sie nach, in wie vielen Lebensmitteln Pflanzenöle enthalten sind. Das sind unglaublich viele und es werden immer mehr. Es gibt mittlerweile schon fettarme Salami, also mit weniger tierischem Fett, dafür aber mit Pflanzenöl angereichert. Oder Butter, die Rapsöl enthält. Damit wird jedoch unserem gesundheitlichen Verfall nur noch weiter Vorschub geleistet. Besser wäre es, dafür zu sorgen, dass die Tiere wieder vermehrt ein natürliches, artgerechtes Futter bekommen, dann enthalten nämlich auch Butter und Salami jede Menge Omega-3-Fettsäuren!

Ich dachte immer, dass es ein wichtiger Grundsatz des Vegetarismus sei, die Nahrung so naturbelassen wie möglich zu verzehren. Aber Pflanzenöle sind ein unnatürliches Konzentrat! Die ganzen Samen hingegen, wie Hanfsamen oder Leinsamen, die kann man nach Belieben verwenden, wie zum Beispiel zum Brotbacken oder um sich daraus einen Frühstücksbrei zu kochen, so wie es die Bauern früher taten.

Oxidativer Stress durch Pflanzenfette

Ein weitere Aspekt, der völlig übersehen wird: Alle gängigen Zivilisationsleiden wie Arteriosklerose, Tumorerkrankungen, Alzheimer, Parkinson oder Diabetes mellitus stehen im Zusammenhang mit oxidativem Stress in unserem Organismus: „Moderne Theorien über den Mechanismus der Sauerstofftoxizität stellen die überschießende Produktion reaktiver Sauerstoffspezies (reaktive oxygen species, ROS) wie Wasserstoffperoxid, das Superoxidanion und das Hydroxylradikal in den Mittelpunkt. Durch die Überproduktion der ROS wird das Entgiftungssystem der Zellen und des gesamten Organismus überfordert. Diesen Zustand bezeichnet man als oxidativen Stress. Er kann durch verschiedene Mechanismen ausgelöst werden. Oxidativer Stress kann akute und chronische Krankheiten in jedem Organsystem auslösen und stellt die pathologische Basis für schwere Erkrankungen dar wie kardiovaskuläre und neurodegenerative Leiden. Die wahrscheinlich schwerwiegendste Krankheit sind jedoch maligne Tumore." [120]

Ein ganz wesentlicher Faktor, der dem oxidativen Stress in unserem Organismus Vorschub leistet, das ist die bevorzugte Verwendung konzentrierter Pflanzenfette. Der Grund ist der, dass Pflanzenfette hauptsächlich aus mehrfach ungesättigten Fettsäuren bestehen, den sogenannten Polyenfettsäuren. Diese sind jedoch äußerst oxidationsfreudig: „Im Organismus des Menschen werden Pflanzenfette oxidiert, das heißt an die Stelle der doppelten Verbindung tritt Sauerstoff. Die Folge ist die Bildung von Oxiden, Peroxiden, Hyperoxiden, also die Herstellung von Wasserstoffperoxid im Körper, das mit aktivem Sauerstoff alles tötet, was lebt", wie es Dr. Jan Kwaśniewski in seinem Buch „Optimal Essen" erläutert. [121]

Wer eine Ahnung davon haben möchte, wie aggressiv Wasserstoffperoxid ist, der sollte sich mal beim Friseur seine Haare bleichen lassen. Wasserstoffperoxid ist nämlich nicht nur ein ausgezeichnetes Bleichmittel, sondern es zerstört nebenbei auch die Haarstruktur. Etwas ganz Ähnliches passiert im Prinzip überall in unserem Körper, wenn tierische Fette durch hochungesättigte Pflanzenfette ersetzt werden: Es kommt zu Beschädigungen und

Entzündungen im Gewebe und körpereigene Lipide werden durch Peroxidation geschädigt! Das ist – neben der Überfütterung mit Kohlenhydraten – in meinen Augen einer der Hauptgründe für die dramatische Zunahme chronischer Erkrankungen wie Allergien, Nahrungsmittel-Unverträglichkeiten, Magen-Darm-Problemen etc., von denen gerade Vegetarier der jüngeren Generation immer häufiger betroffen sind.

Ich hatte alle möglichen Nahrungsmittel-Unverträglichkeiten, dazu starken Heuschnupfen und ich litt oft unter einer schweren Bronchitis. Bis auf die Gluten-Unverträglichkeit ist das mittlerweile alles verschwunden (ganz ohne ärztliches Zutun!) und ich kann sogar wieder Käse essen, ohne dass ich am nächsten Tag total verschleimt bin (wie es früher immer der Fall war). Bezeichnenderweise hört man von langjährigen Veganern immer wieder, dass sie mit der Zeit immer weniger Nahrungsmittel vertragen, was ein Beweis dafür sein kann, dass die vegane Ernährung von Grund auf verkehrt ist.

Auf Wikipedia kann man sogar nachlesen, dass Wasserstoffperoxid für das Ergrauen der Haare verantwortlich ist, wenn es in zu hohen Konzentrationen vorliegt. [122] (Ein schwerer Vitamin-B_{12}-Mangel lässt im Übrigen auch die Haare grau werden.) Allerdings dürfte es gar nicht sein, dass der Mensch graue Haare bekommt, wenn er älter wird. Das hat nichts mit einem natürlichen Alterungsprozess zu tun, sondern es ist vielmehr ein Zeichen, dass die körpereigene Substanz zu sehr angegriffen wird bzw. keine ausreichende Regeneration mehr stattfindet. Wenn Sie mal die Gelegenheit haben, Fotos von älteren Indianern aus Nordamerika anzuschauen, aufgenommen um die Jahrhundertwende, dann achten Sie bitte auf deren Haarfarbe: Sie behielten auch noch im hohen Alter ihr schwarzes Haar! Selbst die weißen Siedler waren davon sehr beeindruckt, wie man den Berichten von Zeitzeugen entnehmen kann. Und bei all dem, was wir über die Ernährung der Indianer wissen, kann man mit Sicherheit sagen, dass sie solche unnatürlichen Nahrungsmittel wie Pflanzenöle noch gar nicht kannten, und noch vieles andere mehr, was dem weißen Mann schon damals wichtig war.

Interessanterweise bekommen langjährige Vegetarier häufig schon sehr früh graue Haare, was eben zeigt, dass sie schneller altern. „Ein erhöhter Verbrauch von Polyenfettsäuren der Linol- wie auch der Linolensäurefamilien führt bei Mensch und Tier zu gesteigerten Lipidperoxidationsraten", so heißt es unmissverständlich in der „Zeitschrift für die innere Medizin" der ehemaligen DDR, in ihrer Ausgabe vom Januar 1990. [123] Eine Studie an gesunden männlichen Probanden ergab, dass mit einem Anteil von nur 15 Prozent an Polyenfettsäuren in der Nahrung – welcher aufgrund der Verteufelung tierischer Fette heute spielend erreicht wird – die oxidative Schädigung körpereigener Lipide sich deutlich erhöhte. [124] Mit anderen Worten: Unser Körper wird „ranzig", wenn tierische Fette durch Pflanzenfette ersetzt werden! Wenn man nun bedenkt, dass die DGE immer noch die Empfehlung ausspricht, bis zu zehn Prozent der Gesamtenergiezufuhr in Form mehrfach ungesättigter Fettsäuren zu sich zu nehmen (was viel zu viel ist), dann sollte man sich nicht wundern, wenn die Deutschen immer kränker werden.

Die Peroxidation körpereigener Lipide ist deshalb so verhängnisvoll, weil es sich dabei um einen sich selbst aufschaukelnden Zerstörungsprozess handelt, der umso schneller voranschreitet, je mehr hochungesättigte Polyenfettsäuren mit der Nahrung aufgenommen werden: „Eine seit langem bekannte Reaktion der ungesättigten Fette ist die sogenannte Peroxidbildung. Es ist eine gefürchtete Kettenreaktion, die einsetzen kann, wenn z. B. zu viele Oxidationen stattfinden oder/und zu wenig Radikalfänger vorhanden sind. Dann wäre ein sehr aggressives Sauerstoffradikal imstande, an die Fettsäure heranzukommen und diese selbst zum Freien Radikal zu machen. Dieses Fettsäureradikal greift nun seinerseits sofort einen Fettsäure-Nachbarn an, worauf auch er zum Radikal wird und seinen Nachbarn attackiert usw. Es kommt zu einer Kaskade von unseligen Vernetzungen der Fettsäuren untereinander. Wenn sie nicht gestoppt werden, können diese Kettenreaktionen endlos weitergehen und Riesenmoleküle bilden. Dieser Effekt wird Polymerisation genannt. Ähnlich wie die Plastiktüten ein Problem für die Umwelt sind, sind die Peroxide für unseren Organismus ein Müllproblem, das kaum bewältigt werden kann und langfristig die Körperfunktionen immer mehr behindert". [125] Demnach muss ein Mensch, dessen Fettzufuhr überwiegend aus hochungesättigten Polyenfettsäuren besteht – so wie es bei Veganern der Fall ist – im Laufe der Zeit unweigerlich ernsthaft krank werden.

Zumal durch eine zu hohe Aufnahme an Polyenfettsäuren auch die Mitochondrien in Mitleidenschaft gezogen werden. Das liegt daran, dass die innere Mitochondrien-Membran reichlich Polyenfettsäuren enthält. Werden diese durch Peroxidation geschädigt, so wird der Elektronen- und Protonenfluss innerhalb der Mitochondrien gehemmt, besonders dann, wenn toxische Lipidperoxidationsprodukte entstehen. [126] Und das dürfte mit eine Erklärung dafür sein, weshalb langjährige Veganer oft mit schweren Erschöpfungszuständen zu kämpfen haben: Ihr hoher Konsum an Pflanzenölen schädigt die Mitochondrien!

Hochgradiger Mangel an Antioxidantien

Diese zerstörerische Kettenreaktion, ausgelöst durch einen zu hohen Konsum mehrfach ungesättigter Fettsäuren, wird auch noch dadurch beschleunigt, dass Pflanzenöle aufgrund ihrer starken Oxidationsneigung einen erheblichen Verlust an wichtigen Antioxidantien verursachen: Dr. Kuklinski, ein Internist und seit den Anfängen der 90er-Jahre eine Kapazität auf dem Gebiet der Nährstoffe und Umweltmedizin, hat mit einer dreijährigen Follow-up-Blindstudie nachgewiesen, dass eine cholesterinarme und an mehrfach ungesättigten Fettsäuren reiche Kost einen hochgradigen Antioxidantienmangel verursacht: Nicht nur die Selenwerte fielen auf hochpathologisch niedrige Werte ab, sondern auch die Aktivität der Glutathionperoxidase (GP). Letzteres ist ein Enzym, das in der Lage ist, Wasserstoffperoxid und Lipidperoxide zu neutralisieren. Aber auch die Vitamin-E-Konzentrationen fielen bei beiden Versuchsgruppen deutlich ab. Für diese Studie verwendete Kuklinski reines Sonnenblumenöl und Leinöl, welches per Express frisch geliefert und kühl und dunkel aufbewahrt wurde. [127]

Ein Selen- und Vitamin-E-Mangel hat jedoch verheerende Auswirkungen. Prof. Dr. med. Denham Harman, USA, schreibt dazu: „Ist der Vorrat an körpereigenen Antioxidantien erschöpft, treten vermehrt durch freie Radikale ausgelöste pathologische Veränderungen im Organismus auf. Es kommt zu einer Anhäufung oxidativer Veränderungen im Kollagen, im Elastin (d. h. in den Bausteinen des Bindegewebes) und im Chromosomenmaterial, das heißt mit anderen Worten, durch den Mangel, besonders an Selen und Vitamin E, treten Erkrankungen im Bindegewebsapparat auf bis hin zu degenerativen Veränderungen." [128] Damit dürfte klar sein, dass die Degeneration unseres Organismus vorprogrammiert ist und dass wir umso schneller altern, je mehr tierische Fette durch Pflanzenöle ersetzt werden!

Selen gehört aufgrund seiner antimutagenen Eigenschaften zu den wichtigsten intrazellulären Antioxidantien. Zahlreiche Studien, darunter auch randomisierte Doppelblindstudien, ergaben, dass Selen effektiv vor Krebserkrankungen schützt. Zudem wirkt Selen entzündungshemmend und es ist unersetzlich für ein gut funktionierendes Gehirn.

Nach Aussage von Prof. Dr. Gerhard Schnauzer, der Doyen der Selenforschung, braucht jede unserer Zellen Selen – ohne Selen würden wir sterben. Fehlt der Oxidationsschutz durch Selen, dann löst der Sauerstoff eine Kettenreaktion aus, mit der Folge, dass der Mensch innerlich langsam verbrennt. Wer eine Ahnung davon haben möchte, wie ein solcher Mensch dann ausschaut, der braucht sich nur mal in Veganer-Kreisen umzuschauen!

Das Paradoxe ist ja, dass Sauerstoff einerseits lebensnotwendig ist, andererseits ist er aber so aggressiv und reaktionsfreudig, dass er lebensbedrohend sein kann. Die Natur hat es geschafft, diesen Spagat zu meistern, indem sie einen ausgeklügelten antioxidativen Schutzschild für unseren Körper aufgebaut hat. Dieser ist jedoch heillos überfordert, wenn unsere Nahrung hauptsächlich hochungesättigte Fettsäuren enthält. Nur eine Fettversorgung, die im Wesentlichen auf tierischen Fetten basiert, kann gewährleisten, dass unser antioxidativer Schutzschild intakt bleibt. Denn tierische Fette enthalten nur einen geringen Anteil an mehrfach ungesättigten Fettsäuren, während weniger oxidationsanfällige, einfach ungesättigte Fettsäuren und stabile gesättigte Fettsäuren darin dominieren. Dieses von Natur aus vorgegebene Verhältnis zwischen gesättigten, einfach ungesättigten und mehrfach ungesättigten Fettsäuren ist der beste Garant gegen eine ausufernde Peroxidation, zumal tierische Fette auch Cholesterin enthalten, das ein wirkungsvolles Antioxidans ist!

Bei einem Mangel an Vitamin E werden zudem sämtliche Hormondrüsen in ihrer Funktionsfähigkeit beeinträchtigt. Das gilt insbesondere auch für die Keimdrüsen – nicht umsonst wird Vitamin E auch als das „Fruchtbarkeits-Vitamin" bezeichnet. Ferner ist bekannt, dass Vitamin E entzündungshemmende Eigenschaften hat und sogar vor Herzerkrankungen und Arterienverkalkung schützt. Anderseits kann ein Mangel an Vitamin E zu Nervosität, Konzentrationsstörungen und Gedächtnisschwäche führen. Selbst die roten Blutkörperchen können Schaden erleiden und vorzeitig zugrunde gehen, wenn sie nicht durch Vitamin E geschützt werden. Auch das Vitamin A wird zerstört, wenn es nicht ausreichend durch Vitamin E geschützt ist. [129] Das ist besonders für Veganer fatal, weil ihre Nahrung überhaupt kein natürliches Vitamin A enthält, das ja praktisch nur in tierischen Fetten vorkommt, sondern nur Beta-Carotin als Vorstufe von Vitamin A. Die Einnahme von Vitamin C ohne ausreichenden Schutz durch Vitamin E führt ebenfalls zu einer gesteigerten Lipidperoxidation. [130]

Die meisten Pflanzenöle bewirken einen Nettoverlust an Vitamin E in unserem Körper, auch wenn einige von ihnen an sich eine gute Vitamin-E-Quelle sind. Um diesen Vitamin-E-Verlust wieder auszugleichen, müsste man pro Tag zusätzlich zur normalen Kost mindestens sechs Eigelbe oder 150 Gramm Butter verzehren, was für einen Veganer eh nicht in Frage kommt. Spätesten hier sollte man erkennen, wie unsinnig eine rein pflanzliche Fettversorgung ist! [131]

Selbst die Walnuss – die ja gemeinhin als gesund gilt – und das daraus hergestellte Öl führen zu einem erheblichen Vitamin-E-Verlust. [132]

Nur Olivenöl erzeugt ein leichtes Plus an Vitamin E, weil es nicht so oxidationsfreudig ist. Das Gleiche gilt für Weizenkeimöl, weil es extrem viel Vitamin E enthält. Trotzdem ist Weizenkeimöl nicht zu empfehlen, weil sein hoher Vitamin-E-Gehalt nicht ausreicht, um die anderen Nachteile, die durch die einseitige Verwendung von hochungesättigten Fettsäuren entstehen, wieder wettzumachen. Das gilt insbesondere für die Unterversorgung mit Selen, weil es in Pflanzenölen überhaupt nicht vorkommt. Vegetarier sind ohnehin viel eher von einem Selenmangel betroffen, da mit Ausnahme von Sesam und Kokosnuss alle pflanzlichen Lebensmittel extrem selenarm sind. Hinzu kommt, dass durch die Umweltverschmutzung der Selengehalt der Böden immer weiter abnimmt, was sich dann auch in einer zunehmenden Selenverarmung unserer Nahrung bemerkbar macht.

Dieser Sachverhalt macht verständlich, weshalb eine Öl-Eiweiß-Kost nach Budwig, welche sich gerade in Vegetarier-Kreisen so großer Beliebtheit erfreut, auf die Dauer niemals gesund sein kann: Der dadurch entstehende Selen- und Vitamin-E-

Mangel vergrößert sich von Jahr zu Jahr, von Generation zu Generation und kann folglich durch Supplementation niemals ausgeglichen werden. Frau Budwig hat mit ihrer Forschungsarbeit über Fette und ihrem Kampf gegen die Margarine-Industrie eine unglaublich wichtige Arbeit geleistet, aber es gibt leider keinerlei Belege, inwieweit sie mit der von ihr propagierten Öl-Eiweiß-Kost bei Krebserkrankungen wirklich erfolgreich war, bzw. wie viele ihrer Patienten trotz dieser Diät an Krebs verstarben. Und meines Wissens hat sie auch mal erwähnt, dass sie Omega-3 aus tierischer Nahrung für viel wertvoller erachtet als Omega-3 pflanzlichen Ursprungs. Das Grundprinzip dieser Budwig-Diät ist vollkommen richtig, aber man sollte als Omega-3-Quelle keine konzentrierten Pflanzenöle verwenden, sondern tierische Fette – dann deckt sich die Budwig-Diät sogar mit einer Paleo-Diät.

Enthält die Nahrung zu wenig Antioxidantien, so ist das halb so wild, weil das durch ein entsprechendes Ernährungsverhalten oder mittels einer Supplementation wieder ausgeglichen werden kann. Wenn jedoch die Nahrung selbst in unserem Organismus einen Antioxidantienmangel verursacht – wie es bei den Pflanzenölen der Fall ist – dann ist das eine ganz andere Dimension! Und das ist genau der Grund, weshalb die vegane Ernährung – sprich Pflanzenöle anstatt tierischer Fette – langfristig gar nicht machbar ist.

Nur merkt es keiner, weil man ja nicht gleich tot umfällt, wenn man beginnt, sich vegan zu ernähren. Aber nach einigen Jahren kommt es unweigerlich zu schweren gesundheitlichen Schäden, die für die meisten Veganer jedoch rätselhaft bleiben, weil sie die Hintergründe nicht kennen. Und welcher Veganer lässt schon seine Selen- und Vitamin-E-Werte und den Status anderer wichtiger Antioxidantien überprüfen? Das ist ja auch eine Kostenfrage. Meiner Ansicht nach müssten diesbezüglich Reihenuntersuchungen bei allen langjährigen Vegetariern und Veganern, insbesondere bei denjenigen, die sich bereits von Geburt an auf diese Weise ernähren, gemacht werden. Dann sieht die Sache nicht mehr so rosig aus – da gehe ich jede Wette ein.

Um es nochmal ganz deutlich zu sagen: Veganer tun immer so, als bräuchte man nur Fleisch durch eine andere Proteinquelle zu ersetzen, und schon ist alles in Butter. Das ist jedoch ein schwerwiegender Irrtum, denn das eigentliche Problem liegt bei den Fetten: Tierische Fette lassen sich unmöglich durch Pflanzenfette ersetzen!

Mein Antioxidantienprofil ergab nicht nur bei Selen extrem niedrige Werte, sondern auch die Werte von Vitamin A, Vitamin E (gamma-Tocopherol) und Glutathion waren auffallend niedrig. Ebenfalls schlecht abgeschnitten haben die Carotinoide, das sind Antioxidantien, wie sie in Obst und Gemüse vorkommen: Die Werte für Lycopin, Lutein, Zeaxanthin, Beta-Carotin und Beta-Kryptoxanthin waren bei mir mehr oder weniger alle im Keller, obwohl ich hinsichtlich Obst und Gemüse ganz sicher kein Kostverächter war. Und dabei heißt es doch immer, dass die vegetarische Kost so viele Antioxidantien enthalten würde. Das ist schon richtig, aber trotzdem bringt das für Vegetarier überhaupt keine Vorteile, weil sie die falschen Fette verwenden! Außerdem werden Antioxidantien pflanzlichen Ursprungs nur schlecht vom Körper aufgenommen, wenn sich der Mensch fettarm ernährt, wie zahlreiche Studien ergaben. Folglich ist die vegetarische Ernährung – so wie sie heute in Deutschland praktiziert wird – nämlich fettarm und überwiegend mit Pflanzenölen anstatt tierischen Fetten, gleich in doppelter Hinsicht schädlich!

Krank durch Bindegewebsschwäche

Meine Mutter ging schon als kleines Mädchen ins Reformhaus, um die vermeintlich gesunde Margarine und das „wertvolle" Sonnenblumenöl für die elterliche Küche zu besorgen. Für diese Sünden müssen dann die Kinder und Kindeskinder büßen, nur fehlt für diese Zusammenhänge das Bewusstsein. Aber auch meine Mutter würde jetzt im Alter wesentlich besser dastehen, wenn sie als Kind nicht so viele Pflanzenfette gegessen hätte.

Dadurch, dass Vegetarier und Veganer in ihrem Denken zu sehr auf Nährstoffe und Vitamine fixiert sind, merken sie gar nicht, dass ihre Gesundheit von einer anderen Seite her viel stärker bedroht wird. Dabei handelt es sich vor allem um Erkrankungen im Bindegewebsapparat, von denen Vegetarier weitaus mehr betroffen sind als Gemischtköstler. Doch leider sind die meisten Ärzte nicht in der Lage, das zu diagnostizieren. Sie schauen – genauso wie die Vegetarier – nur auf die Blutwerte, anstatt dass sie mal die Gewebequalität ihrer Klienten in Augenschein nehmen würden.

Unser Körper besteht zu rund 30 Prozent aus Kollagen – das ist ein Strukturprotein, das unseren Körper stabil und elastisch hält. Es kommt hauptsächlich im Bindegewebe vor, ist aber auch wichtiger Bestandteil von Haut, Nägeln, Sehnen, Zähnen, Blutgefäßen, Gelenkknorpeln, Bändern, Arterien- und Venenwänden. Auch das Grundgerüst der Knochen und sämtlicher Organe besteht aus Kollagen. Dieses überaus wichtige Kollagen wird mit einer vegetarischen Ernährung gleich in zweifacher Weise geschädigt: Zum einen verursacht der exzessive Konsum von Pflanzenölen und dem damit einhergehenden Mangel an Antioxidantien degenerative Veränderungen im Bindegewebe. Zum anderen wird das Bindegewebe auch durch eine kohlenhydratreiche Ernährung in Mitleidenschaft gezogen, da Zucker sich in unserem Körper an Eiweiß bindet. Diesen Vorgang bezeichnet man als Glykierung. Er ist vergleichbar mit der Herstellung von Karamell für Süßwaren: Werden Zucker und Milcheiweiß zusammen erhitzt, so reagiert der Zucker mit dem Eiweiß. Genau das Gleiche geschieht im Prinzip in unserem Körper, wenn tagein, tagaus Unmengen an Kohlenhydraten und Zucker verzehrt werden. Dabei entstehen auch giftige Substanzen, die sogenannten AGEs (Advanced Glycation Endproducts), welche das körpereigene Entgiftungssystem heillos überfordern. Im Laufe der Zeit kommt es dadurch zu schweren Schäden an langlebigen Proteinen, wie etwa dem Elastin, oder an der DNA, an den Augenlinsen und dem Kollagen.

Sämtliche Organe können davon betroffen sein und wer bereits ein alte, runzelige Haut mit vielen Altersflecken aufweist, hat einfach zu viel Zucker und/oder die falschen Fette gegessen. [133] Mein Vater hört zum Beispiel sehr schlecht. Natürlich denkt dann jeder, das sei einfach eine Alterserscheinung, was jedoch nicht stimmt. Es kommt nämlich hauptsächlich daher, dass er als Veganer nur noch Pflanzenfette zu sich nimmt und Getreide praktisch seine einzige Kalorienquelle ist. Nur sind solche einfachen Zusammenhänge schwer vermittelbar.

Außerdem können sich diese Zucker-Eiweiß-Komplexe in den Gefäßen ablagern, wodurch es zu Durchblutungsstörungen kommen kann. Selbst der rote Blutfarbstoff Hämoglobin kann von Glukose angegriffen und verzuckert werden. Wer sich also vegetarisch ernährt und unter Blutarmut leidet (meine Hämoglobinwerte waren jenseits von Gut und Böse), sollte sich vielleicht mal fragen, ob es nicht an der Zeit wäre, die andauernde Überschwemmung seines Blutes mit Zucker einzudämmen. Zumal auch der Sauerstoff im Blut die Eigenschaft hat, sich an die Zuckerbausteine zu heften. Als Folge davon entstehen äußerst aggressive freie Radikale, welche den Alterungsprozess beschleunigen. [134]

Dem Zuckergehalt unseres Blutes sind von Natur aus enge Grenzen gesetzt: In einem Liter Blut zirkuliert im Normalfall nicht mehr als ein Gramm Glukose. Alles was darüber hinausgeht, setzt den schädlichen Glykierungs-Prozess in Gang oder es überfordert die Feinjustierung unseres Blutzuckerspiegels durch das Hormon Insulin, was nicht weniger schädlich ist.

Besonders fatal in diesem Zusammenhang ist der Umstand, dass die Zellen des Bindegewebes nur eine sehr begrenzte Regenerationsfähigkeit besitzen: Sie können sich im Laufe des Lebens rund 50-mal teilen, öfter nicht. Danach gibt es keine Regeneration mehr. Dieser Zustand ist unter ungünstigen Bedingungen – sprich bei einer kohlenhydratreichen, vegetarischen Kost, bei der Pflanzenöle als Fettquelle dominieren – sehr schnell erreicht. Als wäre das nicht schon schlimm genug, kommt noch erschwerend hinzu, dass dem Vegetarier in seiner Nahrung gänzlich der Rohstoff fehlt, um sein Bindegewebe zu regenerieren und gesund zu erhalten: nämlich das tierische Kollagen! Deshalb ist es kein Wunder, dass langjährige Vegetarier häufig einen eher „vertrockneten" Eindruck machen und man das Gefühl hat, dass sie nur noch aus dünner Haut und Knochen bestehen, weil ihr Bindegewebe bereits derart geschädigt ist. Bindegewebsschwäche könnte man also durchaus als eine typische Vegetarier-Krankheit bezeichnen, wobei die Auswirkungen je nach Erbanlagen und Konstitution sehr unterschiedlich ausfallen. Ich kenne zum Beispiel den Fall einer jungen Frau (welche nicht mit mir verwandt ist), die in zweiter Generation von Geburt an vegetarisch aufwuchs und bei ihrer ersten Schwangerschaft einen Gürtel tragen musste, um ihren Bauch zu stützen – so schwach war ihr Bindegewebe. Eine andere Frau, auch von Geburt an vegetarisch aufgewachsen und ebenfalls nicht mit mir verwandt, musste schon mit Ende 30 eine große Venenoperation über sich ergehen lassen, weil ihre riesige Krampfader bereits einen Durchmesser von zwei Zentimetern erreicht hatte.

Das sind eindeutig Alterserscheinungen, die immer früher auftreten, weil das Bindegewebe unter einem vegetarischen Kostregime am meisten zu leiden hat. Bis sich solche Schäden bemerkbar machen, vergehen jedoch viele Jahre und dann werden sie häufig falsch interpretiert oder man findet sich einfach damit ab, was noch schlimmer ist. Kinder, die bereits von Geburt an vegetarisch aufwachsen, sind davon weitaus mehr betroffen als Erwachsene, die ihre Ernährung erst im Alter von 30 oder 40 Jahren auf vegetarisch oder gar vegan umgestellt haben. Und Kinder, deren Mutter bereits vegetarisch aufwuchs, sind gleich doppelt benachteiligt, da eine Mutter ihr schlechtes Bindegewebe an ihre Kinder weitervererbt. Wenn ich mir auf den einschlägigen Veganer-Internetseiten die Fotos vegan ernährter Kinder anschaue, dann wird mir ganz schlecht. Man sieht doch an ihrer Hautbeschaffenheit, dass viele von ihnen bereits Schäden am Bindegewebe aufweisen. Was soll aus diesen armen Kindern später mal werden? Ganz sicher keine gesunden und körperlich belastbaren Menschen!

Als therapeutische Maßnahme gegen diese Vegetarier-Krankheit gibt es keine wirksamere Methode, als sich gerade auf diejenigen Lebensmittel zu stürzen, welche in unserer vermeintlich fortschrittlichen Gesellschaft zu Unrecht in Verruf geraten sind: nämlich Salami, Sülze, Leberwurst, Blutwurst oder Gelatine. Denn das darin enthaltene tierische Kollagen wird von unserem Körper dazu verwendet, um das eigene Bindegewebe aufzubauen und zu regenerieren, wie der polnische Arzt Dr. Jan Kwaśniewski an seinen Patienten immer wieder zeigen konnte. Folglich ist das penible Aussortieren von Lebensmitteln seitens der Veganer, nur weil sie ein bisschen Gelatine enthalten, genau der falsche Ansatz: Wie ich bereits erwähnt habe, macht es keinen Sinn, Unmengen an Nährstoffen zu sich zu nehmen, wenn wir gleichzeitig außer Acht lassen, unseren Körper von innen heraus zu pflegen – und bei einer inneren Pflege führt nun mal kein Weg an tierischer Nahrung vorbei!

Auch ich kann bezeugen, dass eine an tierischem Fett und Kollagen reiche Ernährung eine bombensichere Methode ist, um wieder gesund zu werden: Mein Bindegewebe war derart desolat, dass ich kaum noch in der Lage war, irgendwie ein normales Leben zu führen, zumal meine Extremitäten besonders stark betroffen waren. Meine Hände bestanden quasi nur noch aus Haut und Knochen – von einem dazwischenliegenden Bindegewebe keine Spur mehr. Das kann man im Übrigen auch häufig bei vielen jungen Veganern beobachten, wenn man z. B. in einem veganen

Supermarkt einkaufen geht und auf die Hände der Kassierinnen achtet. Wenn Sie eine Ahnung davon haben wollen, wie es sich anfühlt, wenn das Bindegewebe total im Eimer ist, dann stellen Sie sich vor, sie würden mit einem platten Reifen Fahrrad fahren – genau so fühlt es sich an –, das ist furchtbar. Man ist total behindert und alle halten einen für bekloppt, weil man es mit so einer schwerwiegenden Einschränkung niemals schafft, sein Leben in irgendeiner Weise in die Hand zu nehmen. (An der Kasse stehen und Lebensmittel einscannen ist keine Kunst, das kann jeder. Aber mit solchen kaputten Händen als Schreiner oder Zimmermann zu arbeiten oder zum Beispiel Klavier zu spielen, ist einfach nicht drin). Dank Jan Kwaśniewski ist das in meinem Fall mittlerweile alles Schnee von gestern.

Fleischesser leiden im Übrigen auch immer häufiger unter Bindegewebsschwäche, weil bei ihnen der Zucker- und Pflanzenölkonsum ebenfalls immer weiter steigt, während sie in zunehmendem Maße nur noch mageres Muskelfleisch verzehren, das praktisch kein Kollagen mehr enthält.

Menschen, die in Frankreich leben, haben es in dieser Hinsicht vielleicht noch am besten: Studiert man die Zutatenlisten französischer Wurstkonserven, dann fällt auf, dass es in Frankreich noch üblich ist, mehr oder weniger das ganze Tier zu verarbeiten. Deshalb findet man in französischen Wurstwaren viel mehr kollagenhaltige Bestandteile, welche bei uns aus falsch verstandenem Eifer immer häufiger als „ungenießbar" weggeworfen werden. Vielleicht daher die sprichwörtliche Langlebigkeit der Franzosen? Das ist gar nicht mal so abwegig!

Gesättigte Fette machen krank.

Auch das ist ein unhaltbares Märchen. Man braucht ja nur das Wort gesättigt in den Mund zu nehmen und schon erstarren die Vegetarier, als hätte man es mit dem Teufel höchstpersönlich zu tun. Und Veganer halten sich noch für besonders schlau, weil sie diesen vermeintlichen Feind unserer Gesundheit noch am radikalsten aus ihrer Ernährung verbannt haben.

Gesättigte Fette versus ungesättigte Fette

Diese Ansicht, wonach gesättigte Fette unserer Gesundheit schaden würden, ist ein anschauliches Beispiel dafür, wie aus einer anfänglichen Hypothese sich rasch ein Dogma entwickelte. Sie gehört mittlerweile zum Standardrepertoire eines jeden „Ernährungsexperten" und niemand fragt sich, ob sie überhaupt stimmt. So ist es nicht erstaunlich, dass auch die AND in ihrem Positionspapier über vegetarische Ernährungsformen den Mythos verbreitet, dass eine geringe Aufnahme an gesättigten Fetten vorteilhaft für die Gesundheit wäre. [135] Aber auch die Deutsche Gesellschaft für Ernährung (DGE) ist dieser Fehleinschätzung erlegen. Sie rühmt sich auch noch damit, dass sie „seit langer Zeit" die Empfehlung ausspricht, die Aufnahme gesättigter Fettsäuren zugunsten einfach und mehrfach ungesättigter Fettsäuren zu verringern. Die Frage ist jedoch: Ergibt das überhaupt einen Sinn?

Nur weil mehrfach ungesättigte Fettsäuren essentiell sind, der Mensch ohne sie also nicht leben kann, sind gesättigte Fette nicht automatisch ungesund! Dieser Umkehrschluss ist der größte Denkfehler unserer Zeit. Man hat hier zwei Dinge verknüpft, die überhaupt nichts miteinander zu tun haben. Um das zu verstehen, genügt ein Blick in die Geschichte der Ernährungswissenschaft: Der französische Chemiker Michel Eugène Chevreul war einer der Ersten, der sich intensiv mit Fetten beschäftigte. Er machte Versuche mit Hunden, indem er ihnen Olivenöl als einzige Fettquelle gab. Daraufhin sind die Hunde an Omega-3-Mangel qualvoll zugrunde gegangen. Aber deshalb kann man doch nicht behaupten, dass das Olivenöl die Hunde umgebracht hat – sonst müsste man vor Olivenöl genauso warnen wie vor gesättigten Fetten! Und man kann ja auch nicht sagen, dass Hunde schneller sterben, wenn man ihnen besonders viel Olivenöl zu fressen gibt.

Weshalb dann trotzdem immer noch dieses Theater wegen der gesättigten Fette? Es ist deshalb so absurd, weil gesättigte Fette nicht zwangsläufig schlechter sind als Omega-3-Fettsäuren, nur weil sie im Stoffwechsel andere Aufgaben erfüllen. Die richtige Schlussfolgerung müsste also lauten: Sowohl gesättigte Fette als auch Omega-3-Fettsäuren sind gesund! Allerdings mit einer Einschränkung: Von den gesättigten Fetten kann man so viel essen, wie man will – da gibt es nach oben hin eigentlich keine Grenze –, während gerade die mehrfach ungesättigten Fettsäuren krankmachende Eigenschaften haben, wenn man damit übertreibt. Also genau umgekehrt, wie es die Vegetarier glauben und als es von der DGE mit ihren veralteten Ernährungsempfehlungen immer noch verbreitet wird.

Mehrfach ungesättigte Fettsäuren sind zwar essentiell, aber unser Bedarf an ihnen ist sehr gering. Und hinsichtlich der Versorgung mit Omega-6-Fettsäuren brauchen wir uns eh keine Sorgen zu machen, weil die moderne Ernährung bereits viel zu viel davon enthält. Problematisch ist nur die Omega-3-Versorgung, besonders dann, wenn pflanzliche Fette bevorzugt werden. Das liegt zum einen daran, dass nur tierische Lebensmittel Omega 3 bereits in der Form enthalten, wie sie unser Körper braucht, nämlich als die langkettigen Fettsäuren EPA und DHA (Eicosapentaensäure und Docosahexaensäure). Nur diese sind für unseren Körper essentiell, nicht die kurzkettige Alpha-Linolensäure (ALA) pflanzlichen Ursprungs, wie sie beispielsweise in Leinöl vorkommt.

Zwar ist unser Körper auch in der Lage, ALA in EPA und DHA umzuwandeln, aber nur in einem sehr geringen Umfang. Außerdem konkurrieren Omega 6 und Omega 3 pflanzlichen Ursprungs um das gleiche Enzymsystem, d. h. bei einem zu hohen Omega-6-Anteil in der Nahrung – der heute fast die Regel ist – wird zwangsläufig zu wenig ALA umgewandelt. Folglich sind pflanzliche Omega-3-Quellen denkbar ungeeignet, um die Omega-3-Versorgung sicherzustellen, zumal die Umwandlungsrate von ALA in EPA und DHA selbst unter idealen Bedingungen sehr niedrig ist. Konkret bedeutet das: Männer können weniger als vier Prozent der ALA in EPA verwandeln, und weniger als 0,1 Prozent in DHA. Bei Frauen sieht die Sache etwas günstiger aus, wenn sie sich im gebärfähigen Alter befinden, weil Östrogen die Eigenschaft hat, die Umwandlung von ALA zu erhöhen: Dann können sie bis zu 21 Prozent der ALA in EPA verwandeln, und fünf bis neun Prozent in DHA. [136] Aber nach der Menopause sind sie wieder genauso schlecht dran wie Männer.

Diese Werte sind also viel zu gering, um allein mit pflanzlicher Alpha-Linolensäure unseren Omega-3-Bedarf abzudecken. Man müsste dazu literweise Leinöl zu sich nehmen, doch dann hätte man wieder das Problem der Peroxidation. (Mein DHA-Wert lag unterhalb des Referenzbereiches, beim EPA hatte ich gerade mal 20 Prozent vom Idealwert, und das, obwohl ich jahrelang ein eifriger Leinöl-Esser war.) Besteht ein Mangel an Omega 3, dann sollte man also vermehrt tierische Produkte essen. Selbst stinknormales Rindfleisch kann eine gute Omega-3-Quelle sein, vorausgesetzt, dass die Rinder natürlich gehalten werden und hauptsächlich Gras zu fressen bekommen. Andernfalls bleibt uns nichts anderes übrig, als mit Fisch- oder Krillölkapseln zu supplementieren, während man Pflanzenöle besser meiden sollte.

Tierische Fette sind besser als ihr Ruf

Der zweite wichtige Punkt, weshalb gesättigte Fette in Verruf gerieten, liegt am schlechten Image der tierischen Fette: Man ist lange einfach davon ausgegangen, dass tierische Fette und gesättigte Fette quasi dasselbe wären. Nichts ist jedoch abwegiger: Tierische Fette bestehen genauso wie pflanzliche Fette aus mehrfach ungesättigten, einfach ungesättigten und gesättigten Fettsäuren. So macht der Anteil an gesättigten Fettsäuren in tierischen Fetten gerade mal 50 Prozent vom gesamten Fettsäuren-Spektrum aus, wie es beispielsweise bei Gänseschmalz, Schweinespeck oder Rindertalg der Fall ist. Nur bei Butter liegt der Anteil etwas höher, nämlich bei 55 bis 60 Prozent. Der Rest sind einfach und mehrfach ungesättigte Fettsäuren wie in pflanzlichen Fetten auch, wobei der Anteil an mehrfach ungesättigten Fettsäuren je nach Fütterung bei rund ein bis drei Prozent liegt – genau so, wie es von Natur aus vorgesehen ist!

Und was ist mit den einfach ungesättigten Fettsäuren? Wenn diese tatsächlich so gesund sein sollen, wie man es uns immer noch einredet, warum essen wir dann nicht einfach mehr Schweinespeck? Schließlich besteht er aus sage und schreibe 35 bis 45 Prozent einfach ungesättigten Fettsäuren, der sogenannten Ölsäure. Das ist genau die gleiche Fettsäure, aus der hauptsächlich Olivenöl besteht. Für eine „gesunde" mediterrane Diät braucht es also nicht mal Olivenöl – Schweinespeck tut es auch! Das ist vielleicht sogar noch gesünder, weil es u. a. auch Vitamin D enthält, wenn die Schweine viel Auslauf hatten und sich in der Sonne rekeln konnten. Selbstverständlich hat auch Olivenöl positive Eigenschaften. Das liegt aber weniger an seinem Fettsäure-Spektrum, sondern an seinem hohen Gehalt an Antioxidantien und sekundären Pflanzenstoffen. Außerdem wirkt es entzündungshemmend.

Andererseits ist die Behauptung, dass fettreiche tierische Produkte aufgrund der darin enthaltenen Arachidonsäure entzündliche Erkrankungen hervorrufen würden, auch so ein unhaltbarer Mythos des Vegetarismus. Er beruht wie so üblich auf einer völligen Unkenntnis komplexer Stoffwechselabläufe: Man muss nämlich unterscheiden zwischen der natürlichen Arachidonsäure, wie sie nur in geringen Mengen in tierischen Produkten vorkommt, und derjenigen Arachidonsäure, die in unserem Körper aus der Omega-6-Fettsäure pflanzlichen Ursprungs gebildet wird! Letztere bedroht unsere Gesundheit weitaus mehr als das bisschen Arachidonsäure, wie wir sie in Speck, Eigelb und Leberwurst vorfinden. Außerdem werden in unserem Körper aus der Arachidonsäure lebenswichtige Gewebehormone gebildet, die sogenannten Eicosanoide. Und ob daraus nun vermehrt „gute" oder „schlechte" Eicosanoide gebildet werden, hängt ohnehin nicht von der Gesamt-Arachidonsäure-Aufnahme ab, sondern vielmehr von dem Verhältnis zwischen Kohlenhydraten und Proteinen in der Ernährung! Das heißt: Das Gleichgewicht unter den Eicosanoiden gerät aus den Fugen, wenn sich der Mensch proteinarm und kohlenhydratreich ernährt, also so, wie es unter Vegetariern und Veganern eigentlich üblich ist. Man wird also der Sache nicht gerecht, wenn man auch in diesem Fall andauernd auf den angeblich krankmachenden tierischen Produkten herumhackt: Das Problem ist nämlich nicht ein Zuviel an tierischen Produkten, sondern eine viel zu hohe Omega-6-Aufnahme in der heutigen Ernährung bzw. zu viele Kohlenhydrate und zu wenig Proteine – daher die vielen gesundheitlichen Probleme, mit denen sich der Zivilisationsmensch herumschlägt. Auffallend ist auch die Parallele zu den anderen Ernährungsmythen der Vegetarier: Man geht stets von einem monokausalen Dosis-Wirkungsprinzip aus, so als ob cholesterinreiche Nahrung unsere Arterien verstopfen würde, als ob viele Kalorien dick machen würden, als ob eine basenreiche Ernährung vor Übersäuerung schützen würde oder purinreiche Lebensmittel zu Gicht und Rheuma führen. Dabei sind das alles nur Indizien dafür, wie dekadent unser Denken über Ernährung mittlerweile schon ist.

Außerdem kann es zu einer Beeinträchtigung der kognitiven Fähigkeiten kommen, wenn es unserem Körper an Arachidonsäure mangelt. Das sollte sich vielleicht der eine oder andere Veganer mal zu Herzen nehmen, denn bei vielen kann man bereits beobachten, dass sie Mühe haben, einfache Gedankengänge nachzuvollziehen oder den Inhalt eines Textes rasch zu erfassen. Ich habe schon Veganer erlebt, die Links gepostet hatten, deren Inhalt ihren eigenen Auffassungen diametral entgegenstand. Wenn das nicht erste Anzeichen eines geistigen Verfalls sind, was denn dann? Veganer ernähren sich vollkommen falsch und das erste Organ, das dadurch Schaden erleidet, ist ihr Gehirn! Nur merken das die betroffenen Veganer selber noch am wenigsten. Und dann verbreiten sie, dass sich der Mensch nur von Pflanzen ernähren könne – das ist wirklich gemeingefährlich, was diese Leute machen. Die Arachidonsäure ist im Übrigen auch unerlässlich für die Gefäßgesundheit und für ein robustes Nervensystem.

Bei meinem Fettsäureprofil, das ich mir erstellen ließ, wurde ein extrem niedriger Arachidonspiegel festgestellt, und das, obwohl eine vegetarische Ernährung in aller Regel viel zu viel Omega 6 enthält. Das zeigt, dass die Eigensynthese der Arachidonsäure blockiert sein kann, wenn es an den nötigen Co-Faktoren wie z. B. Eisen, Magnesium oder Vitamin C mangelt. Und dieser Mangel an Co-Faktoren wird wiederum durch eine kohlenhydratreiche Ernährung verursacht. Außerdem bedarf es des Vitamins B_7 (Biotin), damit unser Körper die Linolsäure (Omega 6) zur Arachidonsäure umbauen kann. Nun ist es so, dass nur tierische Lebensmittel eine gute Quelle für Biotin mit einer hohen Bioverfügbarkeit sind, während pflanzliche Nahrungsmittel bis auf wenige Ausnahmen kaum Biotin enthalten, welches zudem sehr schlecht verwertbar ist.

Das eigentliche Problem ist also nicht die tierische Nahrung, sondern das, was uns als eine „ausgewogene" Mischkost verkauft wird, nämlich die Kombination tierischer Nahrung mit pflanzlichen Lebensmitteln, denn Letztere enthalten in aller Regel mehr Omega 6, als wir wirklich brauchen, dazu noch in einer schlechten Qualität, nämlich nur in ihrer kurzkettigen Form, sowie viel zu viele Kohlenhydrate. Wer sich wie die Inuit praktisch nur von animalischer Kost ernährt, bekommt keine entzündlichen Erkrankungen, und wenn das Essen noch so sehr trieft vor tierischem Fett! Im Gegenteil: Vilhjálmur Stefánsson litt unter einer Zahnfleischentzündung, nachdem er nach seiner Arktis-Expedition wieder zur üblichen US-amerikanischen Mischkost übergegangen war. Diese heilte während seines medizinischen Experiments im Bellevue Hospital in New York dann wieder von alleine vollständig aus. [137]

Uns bleibt also nichts anderes übrig, als wieder vermehrt auf diejenigen tierischen Produkte zurückzugreifen, die eine gute Quelle für Arachidonsäure sind, nämlich Gänseleber, Eigelb, Hähnchenhaut oder rotes Fleisch. Werden zudem Omega-6-reiche Nahrungsmittel eingeschränkt, dann kommt es auch nicht zu unnötigen entzündlichen Erkrankungen und das Gehirn kann wieder klarer denken! Außer man schafft es nicht, der Zuckervöllerei zu entsagen: Es genügt schon eine geringfügige Zuckeraufnahme, um entzündliche Prozesse im Körper in

Gang zu setzen. Das ist sogar messbar anhand einer erhöhten Aktivität bestimmter Zellen des Immunsystems, sobald etwas Zucker gegessen wurde, weil sie dafür zuständig sind, Entzündungen einzudämmen. [138]

Tierische Fette und pflanzliche Fette kann man eigentlich nur hinsichtlich ihrer Oxidationsneigung unterscheiden, und in dieser Hinsicht sind tierische Fette ganz klar im Vorteil, weil sie durch ihr ausgewogenes Fettsäuren-Verhältnis viel weniger oxidationsanfällig sind! Bei pflanzlichen Fetten hingegen ist – bis auf wenige Ausnahmen – der Anteil an oxidationsfreudigen, mehrfach ungesättigten Fettsäuren viel zu hoch. Unabhängig davon haben tierische Fette noch einen weiteren unschlagbaren Vorteil: Sie enthalten bereits alle Enzyme, Vitamine und Nährstoffe, die sie zu ihre Verdauung benötigen, was insbesondere bei den Hartfetten der Fall ist, sprich dem fettreichen tierischen Gewebe. Deshalb sind Salami und Speck so gesund – also genau das, was heutzutage kaum noch jemand isst. Dr. Jan Kwaśniewski bringt dazu in seinem Buch „Optimal Essen" ein anschauliches Bild: „Wenn wir Speck essen, essen wir den ‚Brennstoff' und den ‚Ofen' zu seiner Verbrennung gleich mit, wenn wir z. B. Margarine essen, essen wir nur den ‚Brennstoff', und zwar nicht den besten, während der Körper den ‚Ofen' selbst herstellen muss." [139]

Noch mehr Denkfehler und schwerwiegende Irrtümer

Der dritte und wichtigste Punkt, der zur Verteufelung der gesättigten Fette führte, ist die von Ancel Keys erstmals konstruierte Kausalkette, wonach gesättigte Fette die Blutcholesterinwerte erhöhen und wonach hohe Blutcholesterinwerte Arteriosklerose und koronare Herzkrankheit verursachen. Das ist jedoch keine Kausalkette, sondern eine Multiplikation mehrerer Denkfehler:

Erstens hat er übersehen, dass es nur drei gesättigte Fettsäuren gibt, welche die LDL-Cholesterinwerte erhöhen, nämlich Laurin-, Myristin- und Palmitinsäure. Alle anderen gesättigten Fettsäuren – also die Mehrheit der gesättigten Fettsäuren – haben überhaupt keinen Einfluss auf die Cholesterinwerte! Außerdem erhöhen diese drei gesättigten Fettsäuren nicht nur die LDL-Werte im Blut, sondern ebenfalls die HDL-Werte, sodass der Quotient zwischen „gutem" und „schlechtem" Cholesterin unverändert bleibt!

Man muss sich das mal vor Augen halten: Diese ganze Hysterie gegen gesättigte Fette basiert einzig und allein auf der irrigen Annahme, dass sie nur das „schlechte" Cholesterin im Blut erhöhen, welches zudem alles andere als schlecht ist. Das ist eigentlich ein Skandal. Und dass selbst eine Koryphäe wie Prof. Claus Leitzmann, ein langjähriger Vorkämpfer des Vegetarismus, es nicht lassen kann, rotes Fleisch wegen seines Gehalts an gesättigten Fetten in Verruf zu bringen, [140] zeigt, dass der Vegetarismus in einem ganz zentralen Punkt auf Sand gebaut ist: Gesättigte Fette sind äußerst gesund, weil einige von ihnen helfen, das Gesamtcholesterin im Blut auf ein natürliches Niveau zu stabilisieren, während gerade die von Vegetariern favorisierten Pflanzenöle die negative Eigenschaft haben, den Cholesterinspiegel so weit herabzusenken, dass man davon krank wird.

Wie sagte doch die renommierte Fett-Forscherin Mary Enig: „Wenn es ums Fett geht, leben wir im Zeitalter der Erde als Scheibe." Das gilt vor allem auch für die Behauptung, es gäbe einen Zusammenhang zwischen gesättigten Fetten und dem Auftreten der koronaren Herzkrankheit. Mary Enig äußerte sich dazu wie folgt: „Die Theorie, dass gesättigte Fette koronare Herzkrankheit verursachen, ist von vorne bis hinten falsch. Doch sie wurde in den letzten 30 oder mehr Jahren so oft als Behauptung ‚veröffentlicht', dass es mittlerweile ziemlich schwierig ist, die Menschen vom Gegenteil zu überzeugen – es sei denn, sie nehmen sich die Zeit, sich über all die ökonomischen und politischen Faktoren zu informieren, die beim Zustandekommen des Anti-Fett-Programms eine Rolle spielten. [141]

Dabei ist es absolut töricht, gesättigte Fette krampfhaft zu meiden, denn schließlich sind sie der wirkungsvollste Stoffwechsel-Booster, den wir überhaupt haben. Gesättigte Fette verbessern nicht nur die Umwandlungsrate von Omega 3 pflanzlichen Ursprungs in die langkettigen Fettsäuren EPA und DHA, sondern sie erhöhen auch die Verwertbarkeit von Mineralstoffen: Ohne gesättigte Fette können beispielsweise die Knochen kein Kalzium aufnehmen, und je mehr gesättigte Fette, desto höher die Kalziumaufnahme! Das Gleiche gilt auch für die fettlöslichen Vitamine A, D, E und K: Sie werden viel besser aufgenommen, wenn wir uns fettreich ernähren, was sich mit gesättigten Fetten nun mal am besten bewerkstelligen lässt. Außerdem stabilisieren gesättigte Fette unsere Zellmembranen und Darmwände.

Allgemein kann man sagen, dass gesättigte Fette den Grundumsatz erhöhen: Je mehr Fett wir essen, desto besser und effektiver läuft der ganze Stoffwechsel. Das merkt man zum Beispiel daran, dass man einen ungeheuren Appetit bekommt, wenn man sich fettreich ernährt, oder dass die Haare und Fingernägel viel schneller wachsen. Eine fettarme Ernährung hingegen führt zwangsläufig dazu, dass der ganze Stoffwechsel erlahmt, also quasi nur noch auf „Sparflamme" läuft. Die Folgen sind unübersehbar, gerade bei Vegetariern: Sie stopfen sich regelrecht voll mit Vitaminen, Mineral- und Nährstoffen. Trotzdem machen sie häufig einen eher unterernährten Eindruck. Der Grund ist einfach der, dass ihr Körper diese Fülle an Nährstoffen gar nicht verwerten kann, solange sie sich fettarm ernähren.

Versuche mit männlichen Probanden haben sogar ergeben, dass die Testosteronwerte der Männer deutlich abfielen, sobald man den Fettanteil in ihrer Nahrung von 40 auf 20 bis 25 Prozent reduzierte. Verantwortlich dafür ist nicht nur eine verringerte Bildung von Testosteron, sondern auch das vermehrte Auftreten eines speziellen Eiweißes (Globulin SHBG), welches die Eigenschaft hat, sich mit dem freien Testosteron zu verbinden, sodass dieses nicht mehr wirken kann. [142] Dem Hormon Testosteron wird also mit einer fett- und cholesterinarmen, Soja-basierten Ernährung gleich in dreifacher Weise zugesetzt – arme Veganer, kann man da nur sagen. Aber auch Kinder, die vegetarisch aufwachsen, sind in dieser Hinsicht nicht viel besser dran. Gesättigte Fette schützen auch vor Alzheimer und Demenz, weil ihre Fettabkömmlinge, die Ketone, unser Gehirn viel besser mit Energie versorgen als Kohlenhydrate. Laut Dr. David Perlmutter („Dumm wie Brot") ist bei einer fettreichen und kohlenhydratarmen Ernährung die Wahrscheinlichkeit, an Demenz zu erkranken, um 65 Prozent niedriger!

Einige Studien mit Alzheimer- und Demenzpatienten haben sogar gezeigt, dass man diese Erkrankung aufhalten und zum Teil wieder rückgängig machen kann, indem man den Patienten einfach mehr Fett zu essen gibt. Das würde sicher auch dem einen oder anderen Veganer nicht schaden, denn manche machen schon einen recht dementen Eindruck.

Darüber hinaus wurde von den renommierten Professoren Ronald Krauss und Frank Hu im Jahre 2010 eine Meta-Analyse aus 21 Langzeitstudien mit rund 350.000 Teilnehmern veröffentlicht, welche einen klaren Zusammenhang zwischen gesättigten Fetten und dem Auftreten von Schlaganfällen ergab – allerdings genau umgekehrt, wie es die meisten Menschen immer noch glauben: Je mehr gesättigte Fette verzehrt wurden, desto seltener kam es zu Schlaganfällen! [143]

Außerdem schützt eine Ernährung, die reichlich gesättigte Fette enthält, auch vor Herzerkrankungen. Das liegt an der positiven Eigenschaft der gesättigten Fette, dass sie beim LDL-Cholesterin den Anteil der kleinen Partikeln deutlich reduzieren – und nur diese können für die Blutgefäße gefährlich werden!

Ein weiterer Denkfehler in dieser vermeintlichen Kausalkette basiert auf der Missachtung des Umstands, dass weder hohe Gesamtcholesterinwerte noch eine Erhöhung der undifferenzierten LDL-Cholesterinwerte im Blut ein Indikator für irgendeine sich anbahnende Erkrankung ist, also auch nicht für Arteriosklerose oder Herzinfarkt! Nicht mal in Tierversuchen gelang es, Arterienverschluss durch hohe Cholesterinwerte hervorzurufen, und Forscher wie Landé, Paterson und Mathur wiesen nach, dass Menschen mit niedrigem Blutcholesterinspiegel im gleichen Maße an Arteriosklerose erkranken können wie Menschen mit hohen Cholesterinwerten. [144]

Lassen wir doch mal William E. Stehbens zu Wort kommen, er war Professor am Fachbereich Pathologie der Wellington School of Medicine und Leiter des Malaghan Institute of Medical Research und verfasste über 200 wissenschaftliche Arbeiten über Cholesterin und die Physiologie der Arterienwand: „Wir müssen bei den harten wissenschaftlichen Fakten bleiben und Logik walten lassen. Für die Beteiligung von Nahrungsfett und Hypercholesterinämie an der Entstehung der Arteriosklerose fehlt schlicht der wissenschaftliche Beweis [...]. Die Lipid-Hypothese erfreut sich einer unverdienten Langlebigkeit und eines nicht gerechtfertigten Ansehens. Leser sollten sich darüber im Klaren sein, dass die zur Unterstützung der Fett-und-Cholesterin-Theorie angeführten Behauptungen unwissenschaftlich sind, und merken, dass es sich um ein klein wenig mehr als nur um eine gefährliche Volksverdummung handelt." [145]

Der dritte Denkfehler von Ancel Keys besteht in der Annahme, dass Arteriosklerose dadurch entsteht, dass Cholesterin sich einfach in den Arterien „ablagert". Wenn an dieser Ablagerungs-Theorie etwas dran wäre, dann müsste die Arteriosklerose in sämtlichen Arterien gleichmäßig verteilt auftreten, was jedoch nicht der Fall ist: Arteriosklerose tritt nur sporadisch und völlig ungleichmäßig verteilt in den Arterien auf, was deutlich beweist, dass Arteriosklerose eben keine Ablagerungs-Krankheit ist. Bei der Arteriosklerose handelt es sich vielmehr um eine krankhafte, degenerative Veränderung der Gefäßwände. Dabei kommt es zu einer Verdickung und Verhärtung des Bindegewebes, hervorgerufen durch Zellwucherungen in der Arterienwand. Das kann man sich so vorstellen wie ein Furunkel, das irgendwo auf dem Gesicht oder am Rücken auftritt. Platzt so ein „Furunkel" in der Arterienwand, dann kommt es zu dem gefürchteten Herzinfarkt oder Schlaganfall. [146]

Dass Mikroben und Bakterien an der Entstehung solcher „Arterien-Furunkel" beteiligt sind, das wird von Wissenschaftlern schon seit Längerem diskutiert und ist gar nicht mal so abwegig, wenn man bedenkt, dass es zwischen dem Arteriosklerosegrad und der Antikörpermenge bestimmter Infektionserreger eine starke Beziehung gibt, wie an der Johann-Gutenberg-Universität in Mainz bei über 500 Patienten nachgewiesen wurde. Uffe Ravnskov erwähnt in seinem Buch „Mythos Cholesterin" auch den britischen Pathologen William Osler. Er war einer der Ersten, dem auffiel, dass es einen Zusammenhang gibt zwischen Infektionskrankheiten und dem Auftreten von Arteriosklerose. Er bezeichnete die vulnerable Plaque als „atherosklerotische Pustel". [147]

Oskar Klotz und M. F. Manning, zwei amerikanische Pathologen, untersuchten Kinder, die an Typhus gestorben waren. Sie fanden bei diesen Kindern eine auffallend stark ausgeprägte Arteriosklerose. Ebenfalls entdeckten sie eine hohe Konzentration von Leukozyten in den Kapillaren der Gefäßwände dieser Kinder, was sie zu der Schlussfolgerung veranlasste: „Es deutet alles darauf hin, dass die Gewebsbildung in der Intima das Ergebnis einer direkten Irritation dieses Gewebes durch die vorhandene Infektion oder Toxine ist." [148]

Sowohl Prof. Werner H. Hauss aus Münster als auch Prof. Earl P. Benditt aus Amerika haben darauf hingewiesen, dass der Arteriosklerose stets eine Gewebeschädigung zugrunde liegt, gegen die der Körper mit verschiedenen Reparaturmaßnahmen reagiert. [149] Eine dieser Reparaturmaßnahmen kann zum Beispiel sein, dass der Körper vermehrt Cholesterin produziert. Wir haben es also auch bei der Arteriosklerose mit einer Verwechslung von Ursache und Wirkung zu tun: Cholesterin ist nicht der Auslöser dieser Erkrankung, sondern es ist vielmehr Teil eines Reparatur-Mechanismus, der vom Körper in Gang gesetzt wird, um gegen diese Erkrankung vorzugehen. Denn Cholesterin ist eine effektive Waffe gegen Mikroben und Bakterien und es schützt vor dem Angriff Freier Radikaler.

Auffallend ist, dass die eifrigsten Verfechter der Fett-und Cholesterin-Hypothese meistens Epidemiologen sind, die noch nie eine Arterie von innen gesehen haben. Oder Veganer, was noch schlimmer ist. Man sollte sich in dieser Sache besser an Pathologen oder Herzchirurgen halten – sie wissen wenigstens noch, wie eine kranke Arterie aussieht. Prof. Dr. Walter Hartenbach hatte Einblick in Tausende Arterien seiner Patienten, und er konnte darin nie eine erhöhte Cholesterinkonzentration ausfindig machen.

„Die meisten Wissenschaftler sind sich heute einig, dass die Entzündung ein wichtiger Schritt in der Entwicklung von Arteriosklerose darstellt und dass Bakterien und Viren irgendwie daran beteiligt sind." [150] Selbstverständlich dürfte klar sein, dass Mikroben nicht einfach grundlos unseren Organismus befallen, sondern nur, wenn das Immunsystem bereits vorgeschädigt ist. Die Frage ist nur: Was schädigt unser Immunsystem?

Damit wären wir wieder beim Thema Fette: Da pflanzliche Fette das Immunsystem schwächen und infolge ihrer Oxidationsneigung überall im Körper Beschädigungen und Entzündungen im Gewebe verursachen, ist es eigentlich naheliegend, dass ein erhöhter Konsum oxidationsfreudiger Pflanzenöle die Entstehung von Arteriosklerose begünstigt. So ist es nicht erstaunlich, dass die bereits erwähnte dreijährige Follow-up-Blindstudie von Kuklinski ergab, dass mit einer täglichen zusätzlichen Einnahme von nur 40 Milliliter Sonnenblumenöl bzw. 40 Milliliter

Leinöl zu einer an sich schon antiatherogen ausgerichteten Kost die Arteriosklerose der Probanden weiter voranschritt, während bei der Kontrollgruppe, die nur cholesterinreiche, tierische Fette zu essen bekam, sich keine negativen Veränderungen zeigten.

Es sind also nicht die tierischen Fette, die eine atherogene Wirkung haben, wie es fälschlicherweise immer noch behauptet wird, sondern pflanzliche Fette! Deshalb treten Herzinfarkte und Schlaganfälle unter Vegetariern und Veganern mindestens genauso häufig auf, wie unter der Normalbevölkerung – wenn nicht sogar noch häufiger. Auch die Tatsache, dass Schimpansen, Gorillas und Papageien nicht selten von einer schweren Arteriosklerose heimgesucht werden, obwohl sie fast reine Pflanzenfresser sind, sollte zu denken geben. Sogar Robben und Seelöwen entwickeln Arteriosklerose, obwohl sie über ihre fischreiche Nahrung Unmengen an vermeintlich gesunden, mehrfach ungesättigten Fettsäuren zu sich nehmen. Andererseits bekommen Raubtiere keine Arteriosklerose. [151] Woran das wohl liegt? Möglicherweise daran, dass Fleisch mehr Cholesterin und gesättigte Fette enthält, denn beides schützt vor Arteriosklerose.

Darüber hinaus ist bekannt, dass starke Blutzuckerschwankungen entzündliche Prozesse in den Blutgefäßzellen hervorrufen. Infolgedessen kommt es im Laufe der Zeit zu epigenetischen Veränderungen in den Zellen der Arterienwände, wodurch ebenfalls der Entstehung von Arteriosklerose Vorschub geleistet wird. [152]

Wenn an der Fett-und-Cholesterin-Hypothese wirklich etwas dran wäre, dann müsste es um die Gesundheit der Bevölkerung wesentlich besser bestellt sein, denn alle fettreichen tierischen Lebensmittel werden gemieden wie die Pest, was unter Fleischessern schon die grotesken Züge angenommen hat, dass sie nur noch mageres Fleisch verzehren. Trotzdem – oder gerade deshalb – schreitet der gesundheitliche Verfall unaufhörlich voran, weil unser Fokus falsch ausgerichtet ist: Nicht gesättigte Fette und Cholesterin machen krank, sondern Pflanzenöle, Zucker und das Überessen mit Kohlenhydraten. Und deshalb gelingt den Vegetariern auch nicht der Durchbruch in gesundheitlicher Hinsicht, weil sie im Prinzip die gleichen Fehler machen wie jeder 08/15-Ottonormalverbraucher auch. Langfristig sind sie sogar noch schlechter dran, weil sie mehr Pflanzenöle konsumieren und ihr Kohlenhydrat-Input fast zwangsläufig höher ist.

Fettes Fleisch ist gesünder als mageres Muskelfleisch

Wenn von Fleisch die Rede ist, dann ist stets das magere Muskelfleisch gemeint, also diejenige Fleischsorte, die heutzutage in der Kost westlicher Länder dominiert. Und alle Studien, die angeblich erwiesen haben, dass Fleisch ungesund ist, wurden ausnahmslos mit magerem Muskelfleisch gemacht. Mir ist jedenfalls noch keine Studie begegnet, die sich explizit mit der Frage beschäftigte, ob Salami, Leberwurst oder Sülze krank macht. Und dann redet man uns ein, dass es ungesund sei, Fleisch zu essen. Das ist ein totaler Bluff, denn natürlich ist das ungesund, aber nicht wegen des Fleisches an sich, sondern weil es nur noch fettarm verzehrt wird!

In Südamerika gab es mal eine Foltermethode mit magerem Muskelfleisch – heute werden ganze Nationen durch die Ernährungslügen des medizinischen Establishments gefoltert. Und Veganer foltern sich freiwillig noch am meisten mit ihrer fast fettfreien Ernährung: Dem Arzt und Anthropologen Vilhjámur Stefánsson fiel bei seinen Reisen auf, dass sowohl die Indianerstämme Nordamerikas als auch die Inuit immer sehr besorgt waren, wenn das erlegte Wild zu wenig Fett enthielt, weil sie wussten, dass ein zu geringer Fettverzehr krank macht.

Deshalb gehen alle Pro-und-Kontra-Diskussionen über Fleisch völlig an der Realität vorbei, weil gar nicht berücksichtigt wird, dass es auch noch fettes Fleisch gibt und dass das viel gesünder ist als mageres Fleisch! Wenn man also hergeht und einfach das Fleisch weglässt, wie es die Vegetarier machen, oder nur noch mageres Muskelfleisch verzehrt, wie es bei den Fleischessern zur Unsitte geworden ist, so ändert das überhaupt nichts an der misslichen Lage, in der wir uns heute befinden. Im Gegenteil: Dadurch wird alles nur noch schlimmer und die Leute werden immer kränker und degenerierter. Denn eine fettarme Ernährung ist niemals gesund, egal ob man sie als Fleischesser oder Vegetarier praktiziert, wobei die Veganer noch am schlechtesten dran sind.

Dass ein Fleischesser, wenn er zum Vegetarier wird, sich erst mal hervorragend fühlt, ist verständlich. Nur die Rückschlüsse, die daraus gezogen werden, die sind falsch: Nicht das Fleisch an sich ist krankmachend und belastet den Stoffwechsel, sondern nur das magere Muskelfleisch! Als der Mensch noch von der Jagd lebte, bevorzugte er stets die fett- und nährstoffreichen Innereien der Tiere, während er das magere Muskelfleisch wenn möglich an seine Hunde verfütterte. Und das geschah nicht ohne Grund:
Eine fettreiche Ernährung ist nicht nur der beste Garant, um gesund zu bleiben, sondern das Eiweiß aus Innereien hat auch eine viel höhere biologische Wertigkeit als das Eiweiß aus Muskelfleisch. Deshalb eignet es sich viel besser, um unseren Körper aufzubauen und zu regenerieren, von der unglaublichen Nährstoffdichte der Innereien ganz zu schweigen.

Ferner wird übersehen, dass Eiweiß und Fett ernährungsphysiologisch betrachtet eine viel bessere Kombination sind als Eiweiß und Kohlenhydrate. Letztere Variante ist jedoch genau die, die sich unter Fleischessern eingebürgert hat: nämlich die Kombination von magerem Muskelfleisch mit kohlenhydratreichen Lebensmitteln wie Kartoffeln, Nudeln oder Reis. Man kann sich durchaus so ernähren, solange man gesund ist. Aber sobald gesundheitliche Probleme auftreten, sollte man als Erstes die Kohlenhydrate weglassen und durch Fett oder fettes Fleisch ersetzen! Andernfalls sind sämtliche Bemühungen, wieder gesund zu werden, zum Scheitern verurteilt. Dass die Kombination aus Eiweiß und Kohlenhydraten nicht sonderlich vorteilhaft ist, das dürfte für jeden klar sein, der sich ein bisschen mit Trennkost auskennt. Trotzdem wird die Schuld einfach dem Fleisch in die Schuhe geschoben, was nicht korrekt ist.

Naturvölker wie die Massai ernährten sich ursprünglich fast ausschließlich vom Fleisch und der Milch ihrer Herdentiere, und das bei allerbester Gesundheit, wie eine Forschergruppe um den renommierten Professor Georg Mann von der Vanderbilt University in Nashville Anfang der 60er-Jahre nachgewiesen hat. Dabei aßen sie solche Mengen an Fleisch, dass es jedem Vegetarier den Magen umdrehen würde: Während die Samburu „nur" ein bis zwei Kilogramm Fleisch pro Tag verspeisten, kam ein Massai locker auf zwei bis fünf Kilogramm, besonders bei festlichen Anlässen. Diese waren die reinsten „Fleischorgien", wie Georg Mann berichtet. Und beachten Sie bitte, was das bis heute für stattliche Menschen sind, wenn Sie im Fernsehen mal einen Massai sehen, der an einem Langstreckenmarathon teilnimmt, den er dann meistens auch gewinnt. Da kann kein Vegetarier mehr mithalten – sowohl was die Statur angeht als auch die körperliche Fitness.

Bei den Massai fand man weder Herz- und Kreislauferkrankungen noch Schlaganfälle noch Übergewicht, obwohl sie mit ihrer Nahrung täglich fast 3.000 Kalorien zu sich nahmen. Und sie hatten die niedrigsten Blutfettwerte, die jemals gemessen wurden. Erst als die Massai in die Städte zogen und begannen, sich wie andere „zivilisierte" Menschen zu ernähren, traten bei ihnen die gleichen Krankheiten auf.

Damit ist eigentlich längst erwiesen, dass es nicht die tierische Nahrung ist, die uns krank macht, es sei denn, man begeht die Torheit und verzehrt nur noch mageres Muskelfleisch: In der traditionellen Ernährung sämtlicher Naturvölker mit überwiegend tierischer Nahrung, egal ob Inuit, Massai oder Samburu, wurde immer das ganze Tier verspeist, also auch die fettreichen Innereien, das Knochenmark und das Blut – das könnte man durchaus noch als Vollwertkost bezeichnen!

Fett macht fett.

—

Das ist der hartnäckigste Mythos in Sachen Ernährung, er ist kaum auszurotten. Insbesondere Vegetarier und Veganer haben sich ihn auf ihre Fahnen geschrieben. Wenn Fett fett macht, so denken sie, dann muss eine fettarme Ernährung schlank machen. Das ist jedoch ein gewaltiger Irrtum, der auch noch dadurch genährt wird, dass viele Menschen rasch abnehmen, sobald sie ihre Ernährung auf vegetarisch oder vegan umstellen. Ihr Denkfehler ist jedoch, dass sie nicht abnehmen, weil sie praktisch kein Fett mehr essen, sondern weil ihre spartanische Pflanzenkost völlig ungeeignet ist, um ihren Körper aufzubauen und zu regenerieren. Die Folge ist eine mehr oder weniger stark ausgeprägte Unter-ernährung. Und das sieht man vielen Vegetariern und Veganern auch an: Ein gesunder schlanker Mensch sieht anders aus als einer, der vor lauter Selbstkasteiung mit Obst und Gemüse nichts mehr auf den Rippen hat.

Fett eignet sich nicht zum Mästen

„Überschüssiges Fett lagert sich im Körper ab", so heißt es bei-nahe in jedem Ratgeber über gesunde Ernährung. Auch Udo Renzenbrink, dessen Buch „Ernährung unserer Kinder" in Vegetarier-Kreisen jahrelang ein Standardwerk in Sachen gesunder Ernährung war, bläst in das gleiche Horn: Er schreibt in seinem Buch, dass man gesättigte Fette nur „sparsam" verwenden solle, denn sonst würden sie sich im Fettgewebe ablagern. [153]

Hierbei handelt es sich jedoch um ein zweifaches Missverständnis. Erstens: Wie sollte es überhaupt zu einem Fettüberschuss in unserem Körper kommen? Das ist gar nicht möglich, weil man ja nicht beliebig viel Fett essen kann – irgendwann ist man satt und der Magen ist voll. Nur mit Kohlenhydraten kann man sich überessen und dem Körper zu viele Kalorien zuführen, weil sie im Gegensatz zu Fett kein wirklich lang anhaltendes Sättigungsgefühl hinterlassen. Dieser Sachverhalt wurde von Dr. Wolfgang Lutz mit seinen Fütterungsversuchen an Hühnern bestätigt: Mit steigendem Kohlenhydratanteil im Futter stieg auch die Gesamtkalorienaufnahme der Hühner! [154] Zweitens gibt es in unserem Körper keinen speziellen Mechanismus, um Nahrungsfett direkt in Körperfett zu verwandeln. Dazu besteht überhaupt keine Notwendigkeit – und wenn man noch so viel Fett isst. Denn Fett versorgt unsere Zellen nur mit Energie, und je mehr Fett unsere Nahrung enthält, desto mehr Energie hat der Mensch!

Das Einzige, was bei einer fettreichen Ernährung passieren kann, ist, dass sie leicht abführend wirkt. Das ist eigentlich auch logisch: Fett schmiert – das weiß man doch aus der Technik, warum sollte das bei uns anders sein? Aber Fett schmiert nicht nur, sondern es pflegt auch die Haut. Nicht umsonst enthalten alle Hautpflegemittel Fett. Warum sollte man also diese positive Eigenschaft nicht nutzen, um mit einer fettreichen Ernährung so ganz nebenbei auch seinen Darm zu pflegen? Damit könnte man gleich zwei Fliegen mit einer Klappe schlagen. Eine fettarme und ballaststoffreiche Ernährung hingegen – was ja gleichbedeutend ist mit vegetarisch – ist für empfindliche Magen- und Darmschleimhäute die reinste Katastrophe.

Außerdem führt eine fett- und cholesterinreiche Nahrung automatisch dazu, dass vom Körper vermehrt Gallensäure produziert wird. Diese wird wiederum zu einem großen Teil in Koprosterin umgewandelt, eine Substanz, die für einen geregelten Stuhlgang sorgt. Darmträgheit und Verstopfung mit einer ballaststoffreichen Ernährung zu bekämpfen, das ist eine merkwürdige Ansicht, die um die Jahrhundertwende entstand, als die Ärzteschaft unseren Darm einfach mit einer Rohrleitung verglich: Ist diese verstopft, dann muss man oben Steine (=Ballaststoffe) reinschütten und schon läuft es wieder. Dabei wäre es viel klüger, sich fettreich zu ernähren! Bekanntlich kannten die Inuit und die ostafrikanischen Nomaden, wie etwa die Massai, keinerlei Verdauungsprobleme, wie von den beiden Forschergruppen um Rodahl und Shaper nachgewiesen wurde, und das, obwohl ihre Nahrung so gut wie keine Ballaststoffe enthielt. In den Augen der Massai sind ballaststoffreiche Nahrungsmittel, wie etwa Gemüse, nichts weiter als ein „wertloses Viehfutter". [155]

Auch die Behauptung, dass es vor allem die gesättigten tierischen Fette sind, die uns dick machen, ist ein typisches Vegetarier-Märchen: Gesättigte pflanzliche Fette machen ja auch nicht dick – weshalb sollten es dann die tierischen tun? Das kann gar nicht sein, da sich gesättigte Fette tierischen Ursprungs von gesättigten Fetten aus pflanzlichen Quellen im Prinzip nicht unterscheiden. Wenn es überhaupt Fette gibt, die sich von selbst im Fettgewebe ablagern, dann sind es hochungesättigte Polyenfettsäuren der Linol- und Linolensäurefamilien – aber nicht die gesättigten Fette.

Wenn an dem Mythos „Fett macht fett" tatsächlich etwas dran wäre, dann würden sicher auch die Bauern ihre Tiere mit Fett mästen, was jedoch nicht der Fall ist: Tiere werden mit Kohlenhydraten gemästet! Bestes Beispiel sind die Gänse in Frankreich, die mit Getreide so lange vollgestopft werden, bis sie eine krankhafte Leberverfettung bekommen. Zu dieser Tierquälerei sagt man auch: Die Gänse werden „genudelt". Vegetarier tun sich im Prinzip das Gleiche an, wenn sie sich ständig mit Pasta, Pizza und Müsli vollstopfen, nur merken sie es nicht, weil eine Fettleber nun mal nicht wehtut und keine Symptome verursacht. Trotzdem wird dadurch die Leber in ihrer Funktion beeinträchtigt und eine Leberverfettung kann sogar die Insulinresistenz erhöhen.

Wir haben es beim Fett mit einer ähnlich schwerwiegenden Fehleinschätzung zu tun wie beim Cholesterin: Unser Körper ist doch kein toter Müllsack, in dem sich Nahrungsbestandteile einfach von selbst ansammeln. Es handelt sich vielmehr um ein hochintelligentes, sich selbst steuerndes System, das nicht so schnell aus der Fassung zu bringen ist, vorausgesetzt, dass die Nahrung einigermaßen den natürlichen Bedürfnissen unseres Körpers entspricht, das bedeutet: Fettreiche tierische Produkte sind für den Menschen wie geschaffen – darauf ist unser Körper eingestellt. Nicht jedoch auf Unmengen an Müsli, Nudeln und Kartoffeln. Angeblich soll Wissenschaftlern aufgefallen sein, dass man vor den Fleischtheken die meisten dicken Leute antrifft. Doch bei dieser Feststellung handelt es sich – wie so üblich – um eine Verwechslung zwischen Korrelation und Kausalität. Denn das sind genau dieselben Leute, die sich im nächsten Moment einen Liter Coca Cola einverleiben, oder bei Mc Donald's genüsslich eine Portion Pommes vertilgen, die in teilgehärteten, äußerst schädlichen Pflanzenfetten frittiert wurden. Letzteres haben wir auch der Hetzkampagne gegen tierische Fette zu verdanken, denn bis Anfang der 70er-Jahre wurden bei Mc Donald's die Pommes noch mit Rindertalg frittiert – das war noch ein gesundes Frittierfett! Außerdem ist es an den Fleischtheken schon zur seltsamen Marotte geworden, immer das Beste vom Fleisch wegzuschneiden – nämlich das Fett. Vor diesem Hintergrund braucht man sich nicht wundern, dass die Leute immer fetter werden, wie ich gleich noch zeigen werde.

Eine merkwürdige Ernährungsempfehlung und ihre Folgen

Leider ist auch die DGE dem Mythos „Fett macht fett" verfallen. Das zeigt sich u. a. in ihrer im Jahre 2006 erschienenen Leitlinie bezüglich Fettkonsum und Prävention ausgewählter ernährungsbedingter Krankheiten. Obwohl in diesem Jahr ein zweite, überarbeitete Version dieser Leitlinie erschien, hat sich an der Grundeinstellung der DGE bezüglich Fettkonsum nicht viel geändert. Man tut zwar so, als wäre man offen für neue Erkenntnisse, doch letztendlich geht es nur darum, die althergebrachte Voreingenommenheit gegen alles Fetthaltige, besonders gegenüber dem tierischen Fett, auf Teufel komm raus zu verteidigen.

Dabei gibt man sich große Mühe, um dem Ganzen einen seriösen, wissenschaftlichen Touch zu verleihen. Doch was für einen Sinn macht es, Unmengen an Studien zu zitieren, wenn man sich ständig in belanglosen Detailfragen verzettelt?

Die abenteuerlichsten Zusammenhänge werden in dieser Leitlinie konstruiert, um sie gleich im nächsten Satz in Frage zu stellen. Eulen nach Athen tragen, nennt man das auf gut Deutsch. Und im Zweifelsfall flüchtet man sich in die Ausrede, dass es nicht so verkehrt sein kann, seinen Fettkonsum zu reduzieren, weil sich dadurch die Energiebilanz verbessern ließe. Aber seit wann kann man die Energie im menschlichen Organismus bilanzieren? „Adipositas ist das Ergebnis einer langfristen positiven Energiebilanz", so behaupten es zumindest die Autoren dieser Leitlinie. [156] Dass das ein schwerwiegender Irrtum ist, werden wir im nächsten Kapitel sehen!

Die DGE hantiert in ihrer Leitlinie größtenteils mit epidemiologischen Studien, mit Kohortenstudien oder Interventionsstudien, denn darauf fußt nun mal im Großen und Ganzen die gesamte Ernährungswissenschaft. Doch diese Studien haben alle den Nachteil, dass sie nur Korrelationen liefern, aber keine Kausalität. Folglich gibt es einen großen Spielraum in der Beurteilung der Studienergebnisse. Und wenn die DGE immer wieder herausstreicht, wie „überzeugend" und „wahrscheinlich" die Evidenz ihrer Schlussfolgerungen sei, so zeigen diese beiden Adjektive doch nur, dass die Subjektivität der größte Einflussfaktor innerhalb der Ernährungswissenschaft ist.

Nicht umsonst heißt es in dieser Leitlinie, dass ein weiterer Forschungsbedarf bestünde, um zum Beispiel „den Zusammenhang zwischen der Fettzufuhr und der Prävention des Metabolischen Syndroms besser zu verstehen". [157] Dann kommt aber gleich der Hinweise dass es kaum möglich ist, bezüglich Fettkonsum zu einer klaren Aussage zu kommen, da sich bei allen Studien, in denen Einfluss auf das Ernährungsverhalten bzw. den Lebensstil bestimmter Bevölkerungsgruppen genommen wird, sich immer gleich mehrere Komponenten ändern. Wozu also dieser ganze Aufwand, wenn am Ende doch wieder alles auf Spekulationen und Mutmaßungen hinausläuft?

Da es der Wissenschaft trotz milliardenschwerer Forschung nicht gelang nachzuweisen, dass weniger Fett die Gesundheit verbessert, hat sich der britische Epidemiologe Geoffrey Rose eine schlaue Strategie ausgedacht: Er argumentierte einfach damit, dass der größte gesundheitliche Nutzen am besten dadurch zu erreichen sei, indem man die gesamte Bevölkerung vorsorglich zu einer fettarmen Diät verdonnere, nach dem Motto: „Wenn wenigstens einer von 50 Erwachsenen dadurch keinen Herzinfarkt erleidet, dann war unsere Empfehlung richtig." Dass als Folge dieser Empfehlung jedoch 49 andere Menschen ebenfalls ihr Ernährungsverhalten völlig umkrempeln müssen, ohne in irgendeiner Weise gesundheitlich davon zu profitieren, und dass diese Menschen dadurch womöglich andere gesundheitliche Nachteile erleiden, das wird mit solchen statistischen Tricks raffiniert verschleiert. Da niemand freiwillig sein Ernährungsverhalten ändert, schon gar nicht, wenn der gesundheitliche Nutzen fragwürdig ist, so müsse man eben „gesellschaftlichen Druck" ausüben, argumentierte Rose. Deshalb schlug er u. a. vor, an die „schlanke Linie" zu appellieren. Denn damit könne man gerade junge Frauen viel eher ansprechen als mit irgendwelchen medizinischen Argumenten. Gary Taubes erwähnt diesen Fall des Epidemiologen Rose in seinem Buch „Good Calories, Bad Calories", um zu zeigen, mit welchen unlauteren Methoden in der Wissenschaft häufig gearbeitet wird. [158]

Roses Appell an die schlanke Linie war derart erfolgreich, dass „Fett macht fett" längst zu einem regelrechten Glaubensmantra mutiert ist, obwohl die Entwicklung in der Realität genau gegenläufig ist: Erst als die tierischen Fette verteufelt worden waren und die Leute begonnen hatten, sich krampfhaft fettarm zu ernähren, kam die Epidemie der Fettleibigkeit so richtig ins Rollen. Das geschah mit Beginn der 80er-Jahre und bereits nach einem Jahrzehnt war einer von vier Amerikanern übergewichtig. Davor, in den 60er und 70er-Jahren, hielt sich dagegen die Zahl der Fettleibigen in Amerika auf einem konstant niedrigen Niveau von rund 13 Prozent der Gesamtbevölkerung. [159] Ein ähnlich starker Anstieg seit der Einführung des fettarmen Kostregimes haben wir auch beim Typ-2-Diabetes zu verzeichnen, während die Zahl der Herzerkrankungen in dieser Zeit überhaupt nicht zurückging. Das ist ein klarer Beweis, dass mit dem Slogan „Fett macht fett" bereits mehr als eine ganze Generation in die Irre geführt wurde.

Die eigentlichen Krank- und Dickmacher oder warum die richtigen Fette schlank machen

Was fett macht, ist die unglückliche Kombination aus zu viel Zucker und zu viel Omega-6-Fettsäuren, denn beides fördert die Bildung von Fettgewebe. Nur um ein paar Zahlen zu nennen: Der Pro-Kopf-Verbrauch von Zucker liegt in Deutschland mittlerweile bei rund 45 Kilogramm Zucker im Jahr, zu Beginn des 19. Jahrhunderts waren es erst zwei Kilogramm – der Anstieg ist also enorm. Aber weshalb enthält unsere Nahrung zu viel Omega 6?

Die Ursache ist einerseits eine zunehmend falsche Tierfütterung, sprich Soja und Getreide anstelle von Grünfutter. Dadurch verändert sich das Fettsäure-Spektrum in tierischen Produkten, mit der Folge, dass der Omega-6-Gehalt immer größer wird, während es beim Omega 3 zu einem starken Rückgang kommt. Es dürfte doch wohl klar sein, dass, wenn Kühe, die von Natur aus reine Grasfresser sind, mit Mais und Soja hochgemästet werden, auch der Mensch, der diese Kühe isst, krank wird. Trotzdem wird gerade rotes Fleisch immer wieder pauschal als krankmachend abgestempelt, was jedoch der Sache überhaupt nicht gerecht wird: Krankmachend ist nur Fleisch aus der industriellen Massentierhaltung – nicht jedoch das Fleisch aus einer artgerechten Weidetierhaltung! So ist beispielsweise bekannt, dass Australier die niedrigste Rate an Darmkrebserkrankungen haben, obwohl ihr Rindfleischkonsum weltweit einer der höchsten ist. [160] Das liegt ganz einfach daran, dass Rinder in Australien noch überwiegend auf der Weide gehalten werden und dementsprechend ein artgerechtes Futter bekommen.

Wenn an dem Mythos vom ungesunden roten Fleisch wirklich etwas dran wäre, dann dürften Veganer niemals an Darmkrebs erkranken, was jedoch nicht der Fall ist: In meinem engsten Verwandtenkreis gibt es eine Veganerin, welche über 40 Jahre lang vegan lebte und an einem Darmtumor erkrankte – und das, obwohl sie ihr ganzes Leben lang nie einen einzigen Bissen Fleisch gegessen hatte (sie wuchs von Geburt an vegetarisch auf).

Der zweite Grund für die Zunahme an Omega-6-Fettsäuren in unserer Nahrung ist ein verändertes Ernährungsverhalten: Tierische Produkte, welche von Natur aus nur einen geringen Gehalt an Omega-6-Fettsäuren aufweisen, werden mehr und mehr durch pflanzliche Nahrungsmittel ersetzt. Doch diese enthalten in aller Regel reichlich Omega-6-Fettsäuren, wie beispielsweise Getreide und viele Pflanzenfette, welche zudem nur in ihrer kurzkettigen Form vorliegen. So schreibt Dr. Loren Cordain: „Diese Tatsachen unterstreichen die Bedeutung einer korrekten Balance nicht nur der kurzkettigen n-3 und n-6 Fettsäuren, sondern auch der ausgeformten langkettigen Fettsäuren der n-3 und n-6 Familien, die beide nur in tierischen bzw. aus dem Meer stammenden Nahrungsmitteln zu finden sind. Eine Ernährung, die sich vorwiegend auf Getreide, Hülsenfrüchte und andere pflanzliche Produkte stützt, führt unweigerlich zu einer Störung des empfindlichen Gleichgewichts dieser Fettsäuren und zu gesundheitlichen Beeinträchtigungen durch kleinste Veränderungen im Eicosanoid-Haushalt, welche schließlich den Stoffwechsel der Prostaglandine, Prostacycline, Thromoxane und Leukotriene in unterschiedlichen Geweben gefährden [Anmerkung des Autors: Hierbei handelt es sich um Gewebehormone, die aus der Arachidonsäure gebildet werden und eine Schlüsselfunktion innehaben für das gesamte Immunsystem, das Herz-Kreislaufsystem etc.] Der Bedarf des Menschen an Nahrungsfetten wurde bereits vor Äonen geformt, lange vor der Einführung des Ackerbaus und lange, bevor die Menschheit begann, Getreide als Grundnahrungsmittel zu nutzen. Die Fettsäurezusammensetzung einer Ernährung auf der Grundlage von Getreide und Hülsenfrüchten unterscheidet sich fundamental von der einer tierischen Kost, die auf Fleisch und Innereien beruht." [161]

Bereits 1966 (!) hat der kalifornische Mediziner Seymour Dayton nachgewiesen, dass die Entwicklung des Fettgewebes von der Qualität der Fette abhängig ist, die wir zu uns nehmen: Seine Kontrollgruppe bekam traditionell nur Butter, Eier und Wurstwaren zu essen. Die Versuchsgruppe aß stattdessen nur pflanzliches Öl und Margarine. Die Mahlzeiten beider Gruppen enthielten genau gleich viel Kalorien, Eiweiß und Fett. Das Ergebnis dieser Studie: Das durchschnittliche Gewicht der Kontrollgruppe („Butterdiät") ist gesunken, während das Durchschnittsgewicht der Versuchsgruppe („Margarinediät") konstant anstieg!

Und: Je mehr Omega 6 im Fettgewebe der Probanden der Versuchsgruppe enthalten war, desto mehr stieg deren Gewicht. [162] Eine französische Studie an 160 Adipositas-Kranken aus dem Jahre 2006 führte zum gleichen Ergebnis wie die Studie von Dayton: Die negative Entwicklung von Gesäßumfang, Gewicht und BMI findet in dem gleichen Maße statt, wie tierische Fette durch Pflanzenfette ersetzt werden! [163]

Entgegen der landläufigen Meinung kann der Mensch also nur dann dauerhaft und gesund abnehmen, wenn er sich fettreich ernährt, und zwar vor allem mit tierischen Fetten, aber auch mit Kokosfett oder Olivenöl. Nur sollte man darauf achten, dass man nicht verschiedene Brennstoffe miteinander mischt, sprich sich sowohl fett- als auch kohlenhydratreich zu ernähren! Denn das führt dazu, dass der Mensch erst recht dick wird. Die Ursache dafür liegt aber primär nicht im vermeintlich bösen Fett, sondern vielmehr in den Kohlenhydraten, die eine starke Insulinausschüttung provozieren. Insulin ist nämlich der wichtigste Schlüsselfaktor, um Triglyzeride und Fettmoleküle in den Fettzellen des Körpers, den sogenannten Adipozyten einzulagern. Ohne diese Insulinwirkung können keine Fettpolster entstehen – und wenn man noch so viel Fett isst!

Obwohl das zunächst paradox erscheint, ist es tatsächlich so, dass man Fett essen muss, um Fett zu verlieren. Fett führt nämlich dazu, dass sich der Stoffwechsel von Kohlenhydrat- auf Fettverbrennung umstellt. Und dann wird eben nicht nur das Nahrungsfett verbrannt, sondern auch die körpereigenen Fettreserven. Der Slogan müsste also richtig lauten: „Fett macht schlank." Bleibt nur die Frage, wie lange es noch dauert, bis das endlich mal jemand begreift. Fettleibigen Menschen ständig vorzuhalten, dass sie sowohl zu viel Fett als auch zu viele Kohlenhydrate verzehren würden, wird der Sache absolut nicht gerecht: Es wäre an der Zeit, zwischen diesen beiden unterschiedlichen Kalorienträgern zu differenzieren!

Peter Heilmeyer, ehemaliger Chefarzt der Rehaklinik in Isny/ Allgäu, hat mit seiner Studie an adipösen Typ-2-Diabetikern nachgewiesen, dass seine Patienten mittels einer fettreichen und kohlenhydratreduzierten Kost rasch und dauerhaft an Gewicht verloren. Konkret betrug der Gewichtsverlust 2,9 Kilogramm innerhalb von nur drei Wochen, was sehr beachtlich ist. Und der positive Nebeneffekt: Die eine Hälfte seiner Patienten konnte die Zucker senkenden Medikamente absetzen, die andere Hälfte konnte sie reduzieren. [164]

Nach der Veröffentlichung dieser Ergebnisse in der Medical Tribune hagelte es natürlich heftige Kritik von Seiten des medizinischen Establishments: Eine fettreiche Ernährung sei stets atherogen, hieß es da vollmundig, was einfach nicht stimmt. Oder es wurde behauptet, dass eine energiereduzierte Kost stets gewichtsmindernd sei. Dass das auch falsch ist, werden wir im nächsten Kapitel noch sehen. Auch wurde kritisiert, dass die Heilmeyer-Studie nicht doppelt verblindet und nicht placebokontrolliert war. Das ist schon richtig, aber wenn eine Studie derart vielversprechende Resultate liefert, dann sollte man doch fairerweise sagen: Das hört sich interessant an, machen wir also eine weitere Studie, aber dieses Mal doppelblind und placebokontrolliert, anstatt einfach alles abzustreiten, so ganz nach dem Motto, dass nicht sein kann, was nicht sein darf.

Um überschüssige Pfunde loszuwerden, gibt es keine bessere und wirkungsvollere Methode, als sich fettreich und kohlenhydratarm zu ernähren. Nicht nur, weil sich dadurch die gesundheitliche Situation insgesamt verbessert, sondern weil eine fettreiche Ernährung auch den Vorteil hat, dass man sich beim Essen keinerlei Beschränkung auferlegen muss, außer beim Zucker und bei den Kohlenhydraten. Dieses Prinzip eines „low Glycemic

Index" wurde erstmalig von David Ludwig, einem Forscher der Harvard University, propagiert und von Dr. Nicolai Worm zur LOGI-Methode modifiziert. Ludwig moniert, dass die jahrelange Fixierung der Forscher auf Fett und Cholesterin dazu führte, dass der Einfluss der Kohlenhydrate auf die Insulinausschüttung und somit auf den Fett-Metabolismus, völlig missachtet wurde. [165]

Es ist sogar möglich, die Kohlenhydrataufnahme noch weiter zu reduzieren als mit der LOGI-Methode: Eine fettreiche Ernährung, bei der Kohlenhydrate strikt gemieden werden, führt dazu, dass unser Körper in den gleichen physiologischen Zustand gerät wie beim Fasten oder in Hungerzeiten. Der Insulinspiegel fällt so weit ab, dass unser Körper auf einen anderen Energieversorgungs-Modus umschaltet. Dann versorgen sich die Muskeln und das Gewebe mit Energie, indem sie körpereigene Fettreserven oder das mit der Nahrung aufgenommene Fett verbrennen, während die Leber und die Astrozyten im Gehirn Ketone produzieren, das sind Fettabkömmlinge, welche fast den ganzen Körper mit Energie versorgen können. Daher auch die Bezeichnung Ketose für diesen physiologischen Zustand.

Besonders nützlich sind Ketone für das Gehirn, das zentrale Nervensystem oder andere Zellen, die nicht in der Lage sind, Fett zu verbrennen. Wenn Kritiker einer streng kohlenhydratarmen Ernährung immer wieder behaupten, dass wir nicht völlig auf Kohlenhydrate verzichten können, weil unser Gehirn angeblich auf Glukose angewiesen ist, so ist das nicht richtig: Neben Glukose gibt es noch zwei weitere Treibstoffe, die in der Lage sind, die Neuronen im Gehirn mit Energie zu versorgen: nämlich Milchsäure und Ketone! Außerdem gibt es als Absicherung noch die Glukoneogenese, die bei Bedarf hochgefahren wird, um Eiweiß in Zucker zu verwandeln.

Die segensreichen Wirkungen der Ketone

Bei der Ketose handelt es sich also um einen völlig natürlichen Zustand, den man nicht mit der gefährlichen Ketoazidose verwechseln sollte, welche nur bei Typ-1-Diabetikern auftritt, wenn es bei ihnen zu einem absoluten Insulinmangel kommt.

Wenn die Ketose schädlich wäre, dann müsste es auch beim Fasten zu ernsthaften Komplikationen kommen, was jedoch nicht der Fall ist – im Gegenteil: Man fühlt sich sauwohl und ist total energiegeladen. Das liegt u. a. daran, dass Ketone unseren Körper viel effektiver mit Energie versorgen als Kohlenhydrate. Ketone sind also nicht nur zur Notversorgung da, wenn es mal an Kohlenhydraten mangelt, sondern sie sind der Supertreibstoff schlechthin! Ihr Vorteil ist nicht nur ihre hohe Energieeffizienz, sondern auch die optimale Anpassung der Energieausbeute an den Energiebedarf der Zellen. Zudem fallen bei der Verbrennung von Ketonkörpern in den Mitochondrien weniger Abfallprodukte an als bei anderen Energieträgern, was für die Gesundheit nur vorteilhaft sein kann. [166]

So ist es kein Wunder, dass sowohl dem Gehirn als auch dem Herz beachtliche 25 Prozent mehr Energie zur Verfügung stehen, wenn Ketone einen Großteil der Energieversorgung übernehmen. Doch leider ist das heutzutage bei den meisten Erwachsenen nicht mehr der Fall, dank einer sogenannten „ausgewogenen" Ernährung, während das Gehirn eines Neugeborenen immerhin noch rund 30 Prozent seines Energiebedarfs aus Ketonen bestreitet! Richard Veech, ein Forscher der nationalen amerikanischen Gesundheitsbehörde (NIH), vertritt die Auffassung, dass die Ketose der physiologische Normalzustand des Menschen sei, da Hungerperioden in früheren Zeiten nichts Ungewöhnliches waren. Und wenn es mal wieder etwas zu essen gab, dann wurde eben in Fett geschwelgt und nicht in Kohlenhydraten! [167]

Dafür spricht auch, dass Ketone noch viele andere Vorzüge haben. Dazu gehören zum Beispiel ihre antioxidativen, schmerzlindernden und entzündungshemmenden Eigenschaften. Außerdem schützen Ketone die Mitochondrien vor Freien Radikalen, wie Versuche an Tieren gezeigt haben. Und da gerade die Mitochondrien besonders anfällig sind gegen Freie Radikale, wird verständlich, weshalb eine fettarme, kohlenhydratbasierte Ernährung hinsichtlich gesundheitlichem Nutzen einer ketogenen Ernährung haushoch unterlegen ist. Denn bei der Verbrennung von Glukose entstehen nicht nur große Mengen Freier Radikale, sondern diese entfaltet auch keinerlei protektive Wirkung gegen sie. „Deshalb beschleunigt die Glukoseoxidation Mutationen und mitochondrialen Alterungsprozess [...] So addieren sich die mitochondrialen Schäden im Laufe des Lebens, was die Leistung der Mitochondrien kontinuierlich sinken lässt [...] Wir altern und erkranken somit vorrangig in den Mitochondrien. Die Muskelkraft, die Sehkraft, die Nervenleistung und die Hautelastizität lassen je nach Intensität und Dauer der Schädigung der Mitochondrien nach." [168]

Damit dürfte klar sein, dass es im Grunde genommen nur zwei Methoden gibt, um einer vorzeitigen Alterung unseres Organismus effektiv entgegenzuwirken, nämlich entweder Fasten oder eine ketogene Ernährung! Wobei man natürlich nicht sein Leben lang fasten kann. Alles, was dazwischen liegt, inklusive einer vegetarischen oder veganen Diät, beschleunigt den Alterungsprozess. Denn wir altern nicht primär dadurch, dass wir zu wenig Nährstoffe zu uns nehmen, sondern weil die Anzahl der Mitochondrien in den Zellen im Laufe des Lebens immer weiter zurückgeht bzw. weil sie ihre Funktionsfähigkeit einbüßen. So ist beispielsweise bekannt, dass eine Leberzelle älterer Menschen nur noch rund 500 Mitochondrien enthält, während es bei einem Jugendlichen noch rund 2.000 sind! Damit verringert sich zwangsläufig die Energieausbeute der Zellen, was letztendlich dem ganzen Körper schadet. Da es auch bei neurodegenerativen Erkrankungen stets zu einem Abbau der Mitochondrien kommt, ist es eigentlich naheliegend, dass eine ketogene Ernährung hinsichtlich ihrer therapeutischen und prophylaktischen Wirkung unschlagbar ist, zumal sie auch eine Neubildung von Mitochondrien bewirkt.

Dass Fasten so gesund ist, liegt also weniger daran, dass man überhaupt keine Nahrung zu sich nimmt, sondern vielmehr an den segensreichen Wirkungen der Ketone. Und der Clou: Eine fettreiche, ketogene Ernährung eignet sich hervorragend, um die positiven Wirkungen des Fastens zu imitieren – ohne dass man dafür hungern muss! Eine ketogene Ernährung bietet sich insbesondere für solche Menschen an, denen eine Fastenkur nicht zuzumuten wäre, wie z. B. stark abgemagerte Vegetarier oder Krebskranke. Das Problem ist jedoch, dass sich eine ketogene Ernährung weder mit einer vegetarischen noch mit einer veganen Kost bewerkstelligen lässt, da bei beiden Ernährungsformen der Anteil an fettarmen Lebensmitteln viel zu groß ist. Sie ist nur mit einer omnivoren Mischkost realisierbar, wenn man zudem fettreiche tierische Produkte bevorzugt.

Kalorienüberschuss und Bewegungsmangel führen zu Übergewicht.

Dieses Kapitel ist das wichtigste Puzzlestück, um der unsinnigen Fett-Angst der Vegetarier den Garaus zu machen. „Wenn die Leute nur weniger Kalorien essen würden, als sie verbrauchen, dann wären sie alle schlank", so heißt es allenthalben. Gleich im Anschluss folgt dann meistens die Bemerkung, dass man fettreiche Lebensmittel wegen ihres hohen Kaloriengehaltes möglichst meiden solle. Schon hier offenbart sich der erste Denkfehler.

Das falsche, rein kalorische Denken

Nur weil Fett fast doppelt so viele Kalorien enthält wie Kohlenhydrate, heißt das noch lange nicht, dass man damit automatisch zu viele Kalorien zu sich nimmt. Es bedeutet vielmehr: Weil Fett so kalorienreich ist, muss man nur halb so viel essen und kommt trotzdem auf seine Kalorien – das ist doch genial! Wir reden heute immer von Effizienz und Nachhaltigkeit, dann sollten wir endlich auch mal darüber nachdenken, wie eine optimale Energieversorgung unseres Körpers aussehen könnte: ganz sicher nicht wie die mit bergeweise Nudeln, Müsli und Kartoffeln! Auch wäre es angebracht, diesen Sachverhalt hinsichtlich unserer Ökobilanz mit einzubeziehen: Fette Schweine zu züchten und diese dann zu verspeisen ist letztendlich viel umweltschonender und nachhaltiger, als tonnenweise Gemüse und Getreide zu produzieren, wovon sowieso niemand wirklich satt wird. Doch leider ist die Tierhaltung auch in dieser Hinsicht auf Abwegen: Vor lauter Anti-Fett-Wahn werden die Tiere schon so gezüchtet, dass sie möglichst wenig Fett ansetzen. So enthält z. B. Schweinefleisch heutzutage nur noch halb so viel Fett als noch in den 50er- und 60er-Jahren.

Der zweite Denkfehler besteht in der Annahme, dass eine Kalorienrestriktion und eine gesteigerte körperliche Aktivität geeignete Maßnahmen wären, um dauerhaft an Gewicht zu verlieren. Bereits im 19. Jahrhundert hatten der Physiologe Carl von Voit und sein berühmter Schüler Max Rubner anhand von Versuchen mit Tieren gezeigt, dass weder mit einer reduzierten Nahrungsaufnahme noch mit einer erhöhten körperlichen Belastung eine gesunde Gewichtsabnahme erzielt werden kann, was ja auch logisch ist: Spannt man ein Pferd vor einen Pflug, ohne ihm ausreichend Nahrung zu geben, dann wird es wahrscheinlich bald wegen Erschöpfung zusammenbrechen. Später konnten Forscher wie Francis Benedict, George Bray oder Jules Hirsch anhand zahlreicher Versuche am Menschen diese Beobachtungen bestätigen. [169]

Eine gesteigerte körperliche Aktivität führt nämlich nur dazu, dass der Körper nach einem Energie-Ausgleich verlangt, was sich dann in einem vermehrten Hunger oder Appetit bemerkbar macht: Wer zehn Kilometer durch den Wald joggt, der wird ganz sicher mit einem riesen Kohldampf zurückkommen. Wird der Hunger jedoch nicht gestillt oder wird die Nahrungsaufnahme zwangsweise reduziert, so hat das zur Folge, dass die Leute lethargisch werden, weil der gesamte Stoffwechsel heruntergefahren wird, um die verminderte Nahrungsaufnahme zu kompensieren. Es ist also vollkommen egal, auf welche Weise ein Kaloriendefizit herbeigeführt wird – egal ob mit weniger Essen oder mehr Bewegung –, es führt nur zu einem gesteigerten Hunger, zu einer verminderten Aktivität und schlussendlich zu einer krankhaften Auszehrung.

Das macht verständlich, weshalb der Schlankheitswahn mittels einer vermeintlich leichten Kost – sprich viel Obst und Gemüse –, welcher gerade der vegetarischen und veganen Ernährung so viel Zulauf beschert, genau der falsche Ansatz ist, um dauerhaft und gesund abzunehmen. Er führt höchstens zu einer chronischen Unterernährung, zu einem lustlosen Dahinvegetieren oder dazu, dass die Menschen psychisch immer labiler werden. Und damit wird auch klar, weshalb das verzweifelte Bemühen vieler Menschen, ihre Fettpolster loszuwerden, zum Scheitern verurteilt ist: Sie gehen von falschen Grundannahmen aus. Die Vorstellung, dass es einer negativen Energiebilanz bedarf, um abzunehmen, gehört mit zu den schwerwiegendsten Fehleinschätzungen in der Geschichte der Medizin. Sie hat dazu beigetragen, dass das Heer der Fettleibigen immer größer wird, obwohl immer mehr Menschen sich mit fettarmen, kalorienreduzierten Diäten drangsalieren oder Sport treiben bis zum Umfallen, ohne dadurch wirklich dauerhaft an Gewicht zu verlieren.

Diese Fehleinschätzung hat sich quer durch alle Bevölkerungsschichten so tiefgreifend in unser Bewusstsein eingegraben, dass selbst die Fachgesellschaften ihr erlegen sind. So heißt es beispielsweise in der im April 2014 veröffentlichten, neu überarbeiteten S3-Leitlinie von DGE, DAG (Deutsche Adipositas Gesellschaft), DDG (Deutsche Diabetes Gesellschaft) und DGEM (Deutsche Gesellschaft für Ernährungsmedizin e. V.) zur Prävention und Therapie der Adipositas: „Vermehrte Bewegung zur Therapie der Adipositas gründet auf der Tatsache, dass durch einen erhöhten Energieverbrauch eine Negativierung der Energiebilanz erreicht werden kann." [170]

Das hört sich zunächst plausibel an, ist es aber nicht. Denn diese Aussage ist in dreifacher Hinsicht falsch: Erstens ist es gar nicht möglich, mittels eines erhöhten Energieverbrauchs eine negative Energiebilanz zu erzeugen – und wenn man sich noch so sehr darum bemüht –, da ein erhöhter Energieverbrauch nur dazu führt, dass auch der Hunger und Appetit größer werden. Und wer seinen Energieverbrauch reduziert, der hat auch weniger Hunger. Demzufolge kann es auch keine positive Energiebilanz geben! Darüber hinaus fehlt der wissenschaftliche Nachweis, dass es zwischen einer vermeintlich positiven Energiebilanz und der Entstehung von Adipositas einen ursächlichen Zusammenhang gibt. Dabei handelt es sich nur um ein Postulat, das vor langer Zeit irgendjemand aufgestellt hat, und alle glauben, dass es richtig ist.

Wenn an dieser „Zu-viele-Kalorien-machen-dick-Theorie" etwas dran wäre, dann müsste ein Mensch mit einer konstant positiven Energiebilanz von Tag zu Tag und von Jahr zu Jahr immer dicker und fetter werden, bis er dann vielleicht so dick geworden ist wie ein Elefant, was jedoch nicht der Fall ist: Fettleibige Menschen halten in aller Regel ihr Gewicht auf einem konstant hohen Niveau – aber eben auf einem anderen Niveau als ein schlanker Mensch. Und alle Versuche dieser Menschen, ihr Gewicht mittels einer Kalorienrestriktion bzw. einer gesteigerten körperlichen Aktivität zu reduzieren, sind meistens nicht von Erfolg gekrönt. Und dann macht man diesen armen Menschen auch noch Vorwürfe, dass es nur an ihrem mangelndem Willen liegen würde, wenn sie es nicht schaffen, abzunehmen. Aber was ist, wenn sie gar nichts dafür können?

Gary Taubes bringt dazu in seinem Buch „Good Calories, Bad Calories" einen interessanten Vergleich: Es gibt schließlich auch spindeldürre Menschen, die wie ein Scheunendrescher essen und trotzdem kein Gramm an Körpergewicht zulegen, und niemand würde auf die Idee kommen, ihnen zu unterstellen, sie wären deshalb so dünn, weil sie so viel essen! [171] Warum macht man es dann bei den Fettleibigen? Nur weil manche Fettleibigen einen Heißhunger an den Tag legen und ordentlich etwas auf den Rippen haben, heißt das noch lange nicht, dass zwischen beiden Phänomenen ein ursächlicher Zusammenhang besteht. Und falls doch, dann könnte es auch genau umgekehrt sein, wie es alle Welt immer noch glaubt: Bei dicken Menschen wird das zwanghafte Übereressen dadurch verursacht, dass ihr Körper übermäßig viel Energie dem Stoffwechsel entzieht und in die Fettdepots verschiebt, sodass sie mehr essen müssen, um diesen Energieverlust wieder auszugleichen! Klingt doch logisch, oder nicht? Dafür spricht außerdem die Tatsache, dass es Menschen gibt, die praktisch alles in Fett verwandeln, sobald sie auch nur etwas in den Mund nehmen, obwohl sie sich äußerst spartanisch ernähren. Das zeigt doch, dass Übergewicht und Adipositas überhaupt nichts mit einer vermeintlich unausgeglichenen Energiebilanz zu tun haben!

Der dritte Denkfehler besteht darin, dass wir gar nicht wissen können, wie hoch der tatsächliche Energieverbrauch unseres Körpers ist. Wie will man dann verifizieren, ob eine positive Energiebilanz vorliegt? Eben, das ist gar nicht möglich. Schließlich verbrauchen wir nicht nur Energie, wenn wir Sport treiben, sondern ebenso im „Ruhezustand". Und weshalb sollte ein Schriftsteller oder Musiker unter dem Strich weniger Energie verbrauchen als ein Radrennfahrer, nur weil er andere Bereiche seines Körpers beansprucht? Es könnte doch sein, dass unser Gehirn bei einer anspruchsvollen geistigen Tätigkeit einen ähnlich hohen Energiebedarf hat wie beim Sport. Schließlich verbraucht unser Gehirn laut Dr. Loren Cordain allein schon im gewöhnlichen „Faulenzer-Modus" neunmal mehr Energie als jedes andere Organ! Und was ist, wenn mit einer fettreichen, ketogenen Ernährung unserem Gehirn und dem ganzen Körper wesentlich mehr Energie zur Verfügung steht als mittels einer kohlenhydratreichen Ernährung, wie es tatsächlich der Fall ist? Dann ist diese ganze Kalorienzählerei totaler Humbug.

Die Verfechter der rein kalorischen Denkweise übersehen ebenfalls die Tatsache, dass unser Körper auch Energie in Form von Wärme abstrahlt. Und woher will man wissen, wie viele Kalorien dadurch „verloren" gehen? Das ist eine Variable, die gar nicht bestimmt werden kann, weil sie nicht konstant ist. Abgesehen davon, dass sicher auch die Umgebungstemperatur hierbei eine Rolle spielt, d. h. je kälter das Wetter, desto höher der Kalorienbedarf, ist die Wärmeabstrahlung auch sehr stark davon abhängig, welche Kalorienquelle wir bevorzugen: Dominieren Kohlenhydrate in der Ernährung, so neigt der Mensch eher zum Frieren und Frösteln. Bei einer fettreichen Ernährung hingegen kommt es zu einer regelrechten Thermogenese, was bedeutet, dass der Mensch viel mehr Wärme abstrahlt, wenn er sich fettreich ernährt – obwohl seine Körpertemperatur an sich konstant bleibt! Dieser Effekt wurde beispielsweise von Inuit traditionell dazu genutzt, um ihren Körper von innen heraus zu „heizen". Ohne eine fettreiche Ernährung wären sie nie in der Lage gewesen, die arktischen Temperaturen zu überstehen. Aber auch in unseren Breitengraden ist eine fettreiche Ernährung eine wirkungsvolle Abhilfe gegen kalte Hände und Füße – nicht nur im Winter!

Das Gleiche gilt für unseren Stoffwechsel: Auch er verbraucht Energie. Aber woher können wir wissen, wie viele Kalorien er für die Verdauung und für den Auf- und Umbau seiner Körpersubstanz benötigt? Eben, das ist auch eine Größe, die wir gar nicht kennen. Wenn ich beispielsweise eine proteinreiche Mahlzeit zu mir nehme, dann enthält diese ja auch reichlich Kalorien. Trotzdem entsteht dadurch nicht zwangsläufig ein Überschuss an Kalorien, da Proteine in erster Linie für die Regeneration unseres Körpers zuständig sind und weniger für die Energieversorgung. Außerdem arbeitet unser Stoffwechsel unter einem fettreichen und kohlenhydratarmen Kostregime wesentlich effizienter als bei einer Ernährung, die wenig Fett, aber Unmengen an Kohlenhydraten enthält. Genug Gründe also, um sich von diesem falschen, rein kalorischen Denken zu verabschieden!

Der Ursprung des Kalorien-Mythos

Wir haben es hier mit einem ähnlich schwerwiegenden Missverständnis zu tun wie bei der Vorstellung, dass die koronare Herzkrankheit durch hohe Cholesterinwerte verursacht wird. Auffallend daran ist, dass es eine deutliche Parallele gibt in der Entstehungsgeschichte beider Fehleinschätzungen: Das Cholesterin geriet vor allem deshalb so leicht in Verdacht, weil man plötzlich in der Lage war, die Cholesterinwerte im Blut relativ einfach zu bestimmen, wie es Gary Taubes in seinem Buch „Good Calories, Bad Calories" erläutert. [172] Das Gleiche geschah mit der Energiedichte der Nahrungsmittel und unserem Stoffwechsel: Der deutsche Chemiker Justus von Liebig machte 1840 die Entdeckung, dass Nahrungsmittel in unserem Körper verbrannt werden. Fast zeitgleich fand man ein Verfahren, um den Brennwert der drei Grundnährstoffe Eiweiß, Fett und Kohlenhydrate zu bestimmen, und so lag es eigentlich auf der Hand, dass man das eine mit dem anderen in Verbindung brachte, sprich: Wer mehr Kalorien zu sich nimmt, als er verbraucht, wird dick und umgekehrt.

Einer der ersten Mediziner, der diese Auffassung vertrat, war der deutsche Internist und Diabetologe Carl von Noorden. Seine im Jahre 1900 veröffentlichte Monographie mit dem Titel „Die Fettsucht" entwickelte sich rasch zu einem Standardwerk für alle Mediziner: Noordens These, wonach Fettsucht und Übergewicht einfach dadurch entstehen, dass fortwährend mehr Nahrung aufgenommen wird, als der Körper benötigt, [173] gilt seitdem wie ein ungeschriebenes Gesetz und niemand fragt sich, ob sie überhaupt stimmt. Denn was für einen Sinn macht es, sich auf den Kaloriengehalt unserer Nahrung zu fokussieren, wenn gar nicht berücksichtigt wird, dass sich die drei Grundnährstoffe Eiweiß, Fett und Kohlenhydrate völlig unterschiedlich im Stoffwechsel verhalten? Das physikalische Maß scheint über alles erhaben zu sein, aber es behindert in Wirklichkeit eine praktikable

Lösung, um das Problem der Fettsucht und des Übergewichts in den Griff zu bekommen. Und es ist auch ein Hindernis für das revolutionäre Ernährungskonzept einer ketogenen Ernährung.

Der Ausspruch „Eine Kalorie ist eine Kalorie ist eine Kalorie", d. h. eine Kalorie Fett entspricht einer Kalorie Eiweiß und einer Kalorie Kohlenhydrate, entwickelte sich innerhalb weniger Jahrzehnte zu einem unerschütterlichen Dogma, dem selbst die Fachgesellschaften noch heute verfallen sind. So heißt es zum Beispiel in der neu überarbeiteten S3-Leitlinie von DGE, DAG, DDG und DGEM zur Prävention und Therapie der Adipositas, dass es im Prinzip nicht nötig wäre, zwischen den einzelnen Makronährstoffen zu unterscheiden – das Einzige, was zähle, das sei die Energiebilanz. Ach so? Wenn ich das lese, komme ich mir vor, als wären wir noch im Mittelalter. Wenn ich mit dem Auto zur Tankstelle fahre, dann ist es doch auch nicht egal, ob ich Benzin oder Diesel tanke. Weshalb sollte es dann egal sein, ob ich meine Kalorien aus Fett oder aus Kohlenhydraten beziehe? Nur weil unser Körper mit beiden Treibstoffen zurechtkommen kann, heißt das noch lange nicht, dass es zwischen diesen beiden Treibstoffen hinsichtlich ihrer Wirkung auf unseren Organismus keinerlei Unterschiede gibt!

Dass Fett und Kohlenhydrate vollkommen unterschiedlich verstoffwechselt werden, scheint den Verantwortlichen dieser Fachgesellschaften noch nicht zu Ohren gekommen zu sein. Immerhin ist ihnen bekannt, dass es so etwas wie einen glykämischen Index gibt. Doch dessen Bedeutung wird bei der nächstbesten Gelegenheit gleich wieder heruntergespielt. Ein anschauliches Beispiel dafür findet man in der neuen S3-Leitlinie, dort heißt es nämlich: „Die Senkung des glykämischen Index ist nicht sicher geeignet, um ein Energiedefizit zu erreichen, sondern eher, um Gewichtsanstieg zu vermeiden bzw. langfristig Gewicht zu stabilisieren." [174] Hoppla, was für eine klare Aussage: Wenn der glykämische Index einen Einfluss auf den Gewichtsanstieg hat, dann sind eben doch die Kohlenhydrate dafür verantwortlich, dass der Mensch dick wird! Denn nur Kohlenhydrate beeinflussen den glykämischen Index – nicht das Fett. Warum also immer noch auf die Energiebilanz pochen und so tun, als wäre sie wichtiger als der glykämische Index? Natürlich kann man mit dem glykämischen Index kein Energiedefizit erzeugen, aber dieses hat ja sowieso keine Relevanz, wie ich bereits dargelegt habe.

Das Problem der Fachgesellschaften besteht darin, dass sie glauben, man würde ein physikalisches Gesetz missachten, wenn die Energiebilanz außer Acht gelassen wird. Aber abgesehen davon, dass es sowieso nicht möglich ist, den tatsächlichen Energieverbrauch eines lebenden Organismus exakt zu bestimmen, beruht diese Ansicht schlicht auf einer Fehlinterpretation des ersten Hauptsatzes der Thermodynamik.

Man könnte es auch als eine Überinterpretation bezeichnen, denn dieser erste Hauptsatz der Thermodynamik sagt nichts weiter aus, als dass Energie weder erzeugt noch vernichtet, sondern lediglich umgewandelt werden kann. Und diese Gesetzmäßigkeit wird von unserem Organismus so oder so eingehalten – egal, wie viel Nahrung wir zu uns nehmen, und egal, ob die Energie nun für Stoffwechselprozesse, Wärmeabstrahlung oder sportliche Aktivitäten aufgewendet wird!

Auf der Basis dieses ersten Hauptsatzes der Thermodynamik schuf die Ärzteschaft des ausgehenden 19. Jahrhunderts ein einfaches Erklärungsmodell für die Entstehung von Übergewicht und Adipositas: Man verglich unseren Körper mit einer Art Vorratsbehälter. Wird diesem Vorratsbehälter Energie zugeführt, so wird sie entweder verbraucht oder eingelagert. Führt man diesem Behälter nun mehr Energie zu, als er verbraucht, so wird der Mensch dick. Ist der Verbrauch größer als die Energiezufuhr, so nimmt der Mensch ab. So lautete die Logik dieses einfachen Erklärungsmodells, und da sie augenscheinlich richtig ist und mit den physikalischen Gesetzen übereinstimmt, wurde sie fortan dazu verwendet, um fettleibigen Menschen zu unterstellen, sie wären deshalb so fett, weil sie zu viel essen oder sich zu wenig bewegen würden. [175]

Die Speicherung von Energie

Allerdings beruht dieses Erklärungsmodell auf einem zweifachen Missverständnis: Erstens liefert der erste Hauptsatz der Thermodynamik nur eine Korrelation, aber keine Kausalität. Um beim Bild des Vorratsbehälters zu bleiben: Führt man einem Vorratsbehälter mehr Energie zu, so ist noch lange nicht geklärt, was anschließend damit passiert, sprich: Wird die Energie eher verbraucht oder eingelagert? Darüber kann uns der erste Hauptsatz der Thermodynamik keine Auskunft geben, weil ihn das gar nicht tangiert. Zweitens sagt der erste Hauptsatz der Thermodynamik nichts darüber aus, welche Bedingungen gegeben sein müssen, damit Energie überhaupt gespeichert werden kann.

Dazu ein einfaches Beispiel aus der Technik: Die Ladekapazität eines Akkus wird nicht primär dadurch bestimmt, wie hoch die Stromstärke ist, die wir an einem Akku anlegen – also wie viel Energie wir ihm zuführen –, sondern von seiner Bauart! Will man also erreichen, dass ein Akku mehr Energie speichert, so bringt es überhaupt nichts, wenn man ihm einfach eine größere Menge an Energie zuführt. Das gelingt nur, indem man seine Ladekapazität erhöht, was man zum Beispiel durch bauliche Veränderungen erreichen kann. Beim Menschen ist das im Prinzip auch nicht anders: Unser Körper ist doch keine Mülldeponie für Kalorien, die sich einfach von selbst im Gewebe ablagern. Die Speicherung von Energie in unserem Organismus ist vielmehr ein komplizierter Vorgang, welcher mittels Hormonen gesteuert wird. Eine herausragende Rolle spielt hierbei das Hormon Insulin: Ohne Insulin kann Energie nicht gespeichert werden. Andererseits werden mit jeder Insulinausschüttung automatisch diejenigen Hormone unterdrückt, welche von unserem Körper gebraucht werden, um die in den Zellen eingelagerte Energie wieder zu mobilisieren, wie zum Beispiel die Hormone Adrenalin und Glukagon. Deshalb gerät ein Mensch, der sich permanent mit Kohlenhydraten überfüttert, langsam aber sicher in einen verhängnisvollen Teufelskreis, an dessen Ende solche Erkrankungen wie Übergewicht und Adipositas stehen. Ein fettleibiger Mensch ist also nicht fett, weil er sich überisst oder sich zu wenig bewegt, sondern weil er unter einer krankhaft erhöhten Energieeinlagerung leidet!

Zum besseren Verständnis dazu noch ein Beispiel aus dem Buch „Good Calories, Bad Calories" von Gary Taubes: Ein Langstreckenläufer ist nicht deshalb so schlank, weil er Sport treibt, sondern weil sein Körper noch in der Lage ist, die mit der Nahrung zugeführte Energie effektiv auszunutzen. Allgemein kann man sagen, dass schlanke Menschen körperlich aktiver sind als fette Menschen, weil ihnen noch ein größerer Anteil an Energie, die mit der Nahrung zugeführt wird, zur Verfügung steht. [176]

Übergewichtige und fettleibige Menschen hingegen sind nicht mehr in der Lage, die mit der Nahrung zugeführte Energie adäquat zu verstoffwechseln, insbesondere dann nicht, wenn es sich dabei hauptsächlich um Kohlenhydrate handelt! Infolgedessen fehlt es ihnen zwangsläufig an der nötigen Energie für körperliche Aktivitäten. Deshalb sind fettleibige Menschen eher träge und faul, und würde man sie dazu zwingen, zu Marathon-Läufern zu werden, so würden sie nicht nur miserable Ergebnisse abliefern, sondern auch kein Gramm an Gewicht verlieren. Und falls es dennoch mal zu einem Gewichtsverlust durch sportliche Aktivitäten kommen sollte, so ist er schnell wieder dahin, solange sich an der krankhaften Stoffwechsellage nichts ändert!

Und das ist auch eine plausible Erklärung dafür, weshalb Reduktionsdiäten mit einer generellen Kalorienrestriktion und einer gesteigerten körperlichen Aktivität langfristig so gut wie keine Erfolgschancen haben: Um abzunehmen, braucht es weder eine zwanghafte Hungerdiät noch eine gesteigerte körperliche Aktivität. Es würde genügen, sich kohlenhydratarm zu ernähren und hochglykämische Kohlenhydrate strikt zu meiden. Dann käme es nicht ständig zu einer Insulinausschüttung und der Weg wäre für den Körper frei, seine Fettreserven abzubauen!

Obwohl es heute immer noch so dargestellt wird, als wäre Adipositas eine eigenständige Erkrankung und ein Risikofaktor für Diabetes und Herz- und Kreislauferkrankungen, so ist das nicht richtig: Adipositas ist eine Stoffwechselstörung, die sich im Prinzip nicht von anderen Zivilisationsleiden, wie zum Beispiel Diabetes, unterscheidet. Denn im Grunde haben alle Zivilisationsleiden eine gemeinsame Ursache, nämlich eine hormonelle Dysfunktion bzw. eine gestörte Zuckerverwertung infolge einer notorischen Überfütterung mit Kohlenhydraten!

Eine fettarme Ernährung ist gesund.

Was für eine seltsame Vorstellung, kann ich da nur sagen. Wie bereits erwähnt, entstand diese zuerst in Amerika und dort grassiert der Anti-Fett-Wahn auch am schlimmsten. Das hat allerdings weniger mit einer seriösen Forschungsarbeit zu tun, sondern das liegt zum Teil auch an der Mentalität der Amerikaner, dass sie besonders radikal gegen einen vermeintlichen Feind vorgehen, sobald sie glauben, ihn ausfindig gemacht zu haben. Dabei genügt oftmals schon ein Anfangsverdacht, um loszuschlagen. Das zeigt sich dann nicht nur in ihrem meist unverhältnismäßigen Auftreten in der Weltpolitik, wo dann einfach mal drauflosgebombt wird, auch wenn noch keine Beweise vorliegen, sondern auch in ihrer Radikalität in Ernährungsfragen. Hinzu kommt, dass Amerika ein Eldorado ist für selbsternannte Missionare und Heilsverkünder. So ist es nicht erstaunlich, dass die eifrigsten Verfechter einer fettarmen Ernährung allesamt Amerikaner sind. Mir ist auf jeden Fall noch kein Russe oder Chinese begegnet, der sich so vehement für eine fettarme Ernährung ausspricht, wie es manche Amerikaner machen.

Die Vorreiter einer fettarmen Ernährung

Die prominentesten amerikanischen Verfechter der Anti-Fett-Hypothese sind T. Colin Campbell, der Autor der China Study, und Dean Ornish, Nathan Pritikin und Dr. Caldwell B. Esselstyn. Sie werden in Veganer-Kreisen geradezu vergöttert, und das, obwohl ihre Ansichten bezüglich Cholesterin, gesättigten Fetten und der Bekämpfung von Übergewicht vollkommen falsch sind. Alle diese Männer begehen den gleichen Fehler, dass sie Fette – respektive tierische Fette bzw. gesättigte Fette – in ihrer Schädlichkeit dem raffinierten Zucker einfach gleichsetzen.

Dabei wird übersehen, dass bei den von ihnen propagierten vegetarischen bzw. veganen Kostformen nicht nur Fett drastisch reduziert wird, sondern ebenfalls Zucker! Außerdem beinhalten ihre Behandlungskonzepte auch andere Maßnahmen, wie zum Beispiel körperliche Bewegung, Entspannungstechniken oder die Bevorzugung möglichst naturbelassener Nahrungsmittel.

Es sind also gleich mehrere Faktoren, die sich ändern, wenn jemand beginnt, ihre einschlägigen Ratschläge zu befolgen. Wie will man also beweisen, dass die gesundheitlichen Verbesserungen, die am Anfang einer Ernährungsumstellung häufig zu beobachten sind, daher rühren, dass kaum noch Fett verzehrt wird? Dafür könnte es genauso gut auch andere Ursachen geben, wie zum Beispiel den Verzicht auf Zucker oder hoch verarbeitete Nahrungsmittel.

Mir scheint es so, als wäre ich der Einzige, der eine andere mögliche Variante ausprobiert hat: nämlich eine sowohl naturbelassene, zuckerfreie als auch sehr fettreiche Ernährung! Und das Ganze ohne diesen unnötigen Pflanzenballast, den mein Körper sowieso nicht richtig verwerten kann.

Dr. Esselstyn hingegen schert einfach alles über einen Kamm, so als wären Butter, Käse, Eis, glasierte Donuts und gefülltes Gebäck gleichermaßen schädlich, während alles rein Pflanzliche per se gesund sein soll. Über seine Kurzsichtigkeit in dieser Hinsicht kann man sich nur wundern. Nathan Pritikin war ein derart fanatischer Fettgegner, dass er seinen Patienten anfänglich jeglichen Fettverzehr untersagte, mit der Folge, dass sie alle krank wurden. Daraufhin änderte er seine Empfehlung dahingehend, dass er maximal zehn Prozent Fett in der Nahrung erlaubte. Allerdings verschwanden dadurch nicht die gesundheitlichen Probleme, unter denen die Patienten im Pritikin Longevity Center in Kalifornien in zunehmendem Maße litten: Es kam zu einem vermehrten Auftreten einer Gluten-Unverträglichkeit infolge eines zu hohen Konsums an Vollkornprodukten, ebenso zu unerklärlicher Gewichtszunahme und ständigen Hungerattacken, obwohl es genug zu essen gab. Auch bekamen seine Patienten nach ein bis zwei Jahren Pritikin-Diät Längsrillen auf den Fingernägeln, was eindeutig auf einen Biotinmangel hinweist. Und ohne Biotin ist der Körper – wie bereits erwähnt – nicht in der Lage, kurzkettige Fettsäuren aus der Nahrung in ihre langkettigen Abkömmlinge umzuwandelnd.

Damit ist eigentlich schon erwiesen, dass sich auch Pritikin geirrt hat: Es ist nicht das Fett, das die Menschen krank macht, sondern ein Zuviel an Kohlenhydraten. Immerhin empfal er, 80 Prozent der täglichen Kalorien in Form komplexer Kohlenhydrate zu sich zu nehmen, was ungeheuer viel ist. [177]

Pritikin war eigentlich der Vorreiter einer fettarmen Ernährung, und viele, die nach ihm kamen, haben seine Ansichten einfach übernommen. So ist es nicht erstaunlich, dass auch Dr. Ruediger Dahlke und T. Colin Campbell davon ausgehen, dass ein zehnprozentiger Fettanteil in der Nahrung der Idealwert wäre. Diese Auffassung entwickelte sich de facto zu einem ungeschriebenen Gesetz für alle Anhänger des Veganismus. Man bräuchte nur mal die einschlägige Veganer-Literatur zu studieren, insbesondere die Kapitel über Fette, so stößt man immer auf den gleichen Grundtenor: „Fette sind wichtig", heißt es da oft so schön, um dann im gleichen Atemzug dem Leser zu suggerieren, dass man ja nicht zu viel davon essen soll, und wenn, dann höchsten ein paar Esslöffel Pflanzenöl pro Tag.

Bei den von der DGE in Zusammenarbeit mit dem aid-Informationsdienst herausgegebenen Ernährungsempfehlungen sieht es leider nicht viel besser aus. Dort heißt es: „Empfehlenswert ist nach wie vor ein hoher Kohlenhydratverzehr von mindestens 50 Prozent der Nahrungsenergie in Form komplexer Kohlenhydrate." [178] Aber was bedeutet schon nach wie vor? Wer bestimmt darüber? DGE und aid? Dann müssten sie auch Beweise vorlegen, dass eine Ernährung mit einem derart hohen Kohlenhydratanteil vorteilhaft für die Gesundheit ist, wozu sie jedoch nicht in der Lage sind. Und bei den Fetten heißt es: „Es gilt weiterhin die Empfehlung zu einem moderaten Fettkonsum von maximal 30 Prozent der Nahrungsenergie bzw. 35 Prozent bei entsprechender körperlicher Bewegung." Aber weshalb diese Knausrigkeit bei den Fetten? Sicherlich ist das auch ein Zugeständnis an das von Ancel Keys postulierte „Weniger-Fett-ist-gesund-Dogma", welches jedoch hoffnungslos veraltet ist und wissenschaftlich längst widerlegt wurde. Und warum gerade 30 Prozent Fett und 50 Prozent Kohlenhydrate? Wie kommen DGE und aid auf solche Zahlen? Gibt es dazu irgendwelche Erfahrungswerte, auf die man zurückgreifen kann, oder eine Studie, deren Ziel es war, das ideale Verhältnis zwischen Fett und Kohlenhydraten in unserer Ernährung zu ermitteln? Nein, die gibt es nicht. Existieren dazu wenigstens irgendwelche Berechnungen? Ja, die gibt es tatsächlich, aber sie stammen aus der zweiten Hälfte des 19. Jahrhunderts!

Auffallend daran ist, dass praktisch alle Ärzte und Wissenschaftler, die sich damals mit dieser Frage beschäftigten, von einem mehr oder weniger geringen Fettanteil an der Gesamtkalorienaufnahme ausgingen. Man hat diesen einfach postuliert, aber nie wirklich verifiziert. Wie es dazu kam, ist im

Grunde schleierhaft, aber vermutlich liegt das einfach daran, dass zu dieser Zeit schwere Hungersnöte grassierten und fettreiche Nahrungsmittel besonders knapp waren.

Wilbur O. Atwater, ein Schüler von Carl von Voit und Pionier der Ernährungswissenschaft in den USA, machte es sich damals zur Aufgabe, mit Unterstützung der Regierung eine erste brauchbare Ernährungsempfehlung für die amerikanische Bevölkerung auszuarbeiten. Dazu ermittelte er 20 Jahre lang akribisch den Kaloriengehalt sämtlicher Nahrungsmittel. Allerdings flossen auch wirtschaftliche Aspekte in seine Überlegungen mit ein, nämlich die Frage, wie viele Kalorien der Verbraucher für sein sauer verdientes Geld bekommt. Denn das Leben war damals nicht leicht und die Leute mussten auf ihr Geld achten. Da Zucker, Weizenmehl und Maismehl die preiswertesten Kalorienquellen waren, ist es nicht erstaunlich, dass Atwater schlussendlich eine relativ hohe Kohlenhydrataufnahme und einen geringen Fettverzehr propagierte. Konkret kam er zu dem Schluss, dass die Nahrung eines körperlich arbeitenden Mannes höchstens 24 bis 33 Energieprozent Fett enthalten sollte. [179]

Die Ähnlichkeit dieser Zahlen mit den Zahlen, die heute noch von DGE und aid verbreitet werden, ist frappierend. Es sieht ganz danach aus, als wurden sie nie überprüft, sondern de facto einfach abgeschrieben. Und so etwas wird uns dann als „evidenzbasiert" verkauft – das ist doch der Hammer.

Andererseits wird von der DGE und anderen Fachgesellschaften immer noch vor Low-Carb-Diäten gewarnt, mit der Begründung, dass diese nicht hinreichend wissenschaftlich abgesichert wären. Da kann man nur die Gegenfrage stellen: Wo ist der wissenschaftliche Nachweis, dass eine fettarme und kohlenhydratreiche Kost der Gesundheit dienlich ist? Eben, den gibt es gar nicht. Die DGE macht es sich zu leicht, wenn sie stets darauf verweist, dass ihre Ernährungsempfehlungen evidenzbasiert wären. Denn was bedeutet schon das Wort evidenzbasiert? Es sagt eigentlich überhaupt nichts über die Qualität und den inhaltlichen Wert einer wissenschaftlichen Arbeit aus, sondern es heißt nur, dass man sich auf irgendwelche Studien beruft. Und da ist der Willkür Tür und Tor geöffnet, wenn es darum geht, alternative Ernährungskonzepte zu diskreditieren. Man kann nur hoffen, dass die DGE nicht insgeheim von den Geschäftsinteressen der Zucker-, Margarine- und Pharmaindustrie geleitet wird. Denn würde die DGE der Bevölkerung reinen Wein einschenken und ihr erklären, dass man bedenkenlos viel tierisches Fett verzehren kann, während nur bei Zucker und Kohlenhydraten Vorsicht geboten ist, so hätte das zur Folge, dass gigantische Einnahmequellen plötzlich wegbrechen würden.

Unvernünftige Kohlenhydrat-Überfütterung

Wer sich für einen moderaten Fettverzehr ausspricht, der muss zwangsläufig bei den Kohlenhydraten großzügig sein. Schließlich haben wir nur drei Grundnährstoffe zur Auswahl, nämlich Eiweiß, Fett und Kohlenhydrate – und von irgendetwas müssen wir uns ja ernähren.

Deshalb entstand bei der Bevölkerung fälschlicherweise der Eindruck, dass es für den Kohlenhydratverzehr quasi einen Freibrief geben würde, so ganz nach dem Motto: Kohlenhydrate können eh nicht schaden, also kann ich mir damit genüsslich den Bauch vollschlagen. Allerdings haben Kohlenhydrate für unseren Körper nicht den geringsten gesundheitlichen Wert, weshalb eine hohe Kohlenhydrataufnahme sowieso keinen Sinn ergibt. Im Gegenteil: Von allen drei Grundnährstoffen sind Kohlenhydrate am heikelsten!

Diese immer noch propagierte, unvernünftige Kohlenhydrat-Überfütterung geht zwangsläufig zu Lasten von Eiweiß und Fett, die für unseren Körper viel wertvoller sind. Selbst Eiweiß kann unter Umständen krank machen – nämlich dann, wenn man zu wenig Fett dazu verzehrt. Nur Fett, das Einzige, was nicht krank machen kann (ich spreche hier von gesättigten Fetten bzw. tierischem Fett) und obendrein jede Menge gesundheitliche Vorteile hat, das will man uns vorenthalten – das ist doch pervers. Die DGE sollte zumindest hergehen und bei ihren Ernährungsempfehlungen die Werte für Fett und Kohlenhydrate austauschen – was in etwa dem LOGI-Prinzip entsprechen würde – erst dann könnte man überhaupt von einer einigermaßen gesunden Ernährung sprechen!

Im Grunde gibt es nur drei gesunde Ernährungsformen: die LOGI-Methode, eine ketogene Ernährung und – was in etwa dazwischen liegt – die Beschränkung der Kohlenhydrataufnahme auf maximal sechs Broteinheiten pro Tag, wie es von Dr. Wolfgang Lutz empfohlen wurde. [180] Alle anderen Ernährungsformen sind nicht geeignet, unsere Gesundheit langfristig zu erhalten, solange sie der aufgenommenen Kohlenhydratmenge keinerlei Beachtung schenken.

Am meisten gesündigt wird in dieser Hinsicht in Vegetarier- und Veganer-Kreisen, nicht nur aus Unwissenheit über die Gefahren einer kohlenhydratreichen Ernährung, sondern auch wegen ihres falsch verstandenen Eifers hinsichtlich des Fettkonsums: Vegetarier halten sich besonders streng an das irrwitzige Paradigma einer fettarmen Ernährung, mit der gleichen Tendenz zur Übertreibung wie bei den Nährstoffen. „Viel hilft viel", lautet ihr Credo bei den Nährstoffen – dabei bringt das überhaupt nichts –, und beim Fett glauben sie allen Ernstes, dass sie ihrer Gesundheit etwas Gutes tun, wenn sie möglichst wenig davon verzehren.

Doch das Gegenteil ist der Fall: Sie schaden sich damit mehr, als ihnen bewusst ist. Denn sie berauben sich mit einer fettarmen Ernährung einer der wichtigsten Energiequellen, die wir überhaupt haben, nämlich der gesättigten Fette!

So ist es nicht erstaunlich, dass langjährige Vegetarier häufig einen eher saft- und kraftlosen Eindruck machen. Sie leiden oftmals unter einem diffusen Energiedefizit, was sich u. a. auch dadurch bemerkbar macht, dass sie sich viel hinlegen müssen oder dass sie ständig am Frieren sind. Man denke nur mal an den Mittagsschlaf, der unter Vegetariern schon fast zur Routine geworden ist. Ein Vegetarier ohne Mittagsschlaf? Den gibt es nicht – zumindest nicht unter den langjährigen. Dr. Ruediger Dahlke schwört ja auch auf sein „Mittagsschläfchen", und selber musste ich mich schon als junger Erwachsener mittags immer hinlegen, sonst wäre ich kräftemäßig nicht durch den Tag gekommen. Seit ich meinem Körper den richtigen Treibstoff zuführe, ist Mittagsschlaf für mich ein Fremdwort geworden. Dazu passt auch die Beobachtung, dass Vegetarier-Kinder im Vergleich zu „normal" ernährten Kindern viel schneller erschöpft und müde sind. Und zwar spreche ich hier von „echten" Vegetarier-Kindern, deren Eltern also bereits vegetarisch aufwuchsen und die gerade mal fünf, sechs Jahre alt sind. Das ist wirklich sehr auffallend, mich wundert nur, dass das die betroffenen Eltern nicht merken. Sie stecken ihre Kinder einfach früher ins Bett (in meinen Augen viel zu früh), und damit ist für sie der Fall erledigt. Dabei ist das ein eindeutiges Zeichen, dass ihre Kinder falsch ernährt sind.

Aber anstatt dass Vegetarier ihre Ernährungsweise hinterfragen, wenden sie sich lieber an obskure Heiler oder Schamanen, die ihnen mit „Energie-Heilung", „Prana-Heilung" oder „Quantenheilung" Abhilfe versprechen. Diese starke Hinwendung der Vegetarier zu solchen energetischen Heilmethoden zeigt doch, dass sie da ein ernsthaftes Problem haben. Allerdings ist sie vergebene Mühe, weil sie an der eigentlichen Ursache – nämlich der fettarmen bzw. kohlenhydratlastigen Ernährung – überhaupt nichts ändert.

Wenn Sie mal die Gelegenheit haben, in einem veganen Bistro etwas trinken zu gehen, dann achten Sie auf die Namen der Getränke, die dort angeboten werden. Ich habe es getan, und was mir sofort auffiel: Dort kann man Smoothies trinken mit so abenteuerlichen Namen wie Kickstarter oder Beam me up, was doch ein Indiz dafür ist, mit was für Problemen die Veganer zu kämpfen haben!

Dass es überhaupt so weit kommen konnte, dass man uns eine fettarme Ernährung als gesund verkauft und alle auf diesen Schwindel hereinfallen, das haben wir auch unserer stofflich-materialistischen Denkweise zu verdanken, welche sich mittlerweile durch alle Lebensbereiche zieht: Man schielt ständig auf irgendwelche Nährstoffe, während die energetische Komponente unserer Nahrung völlig missachtet wird. Oder es werden unhaltbare Mythen verbreitet, wie zum Beispiel dass Kohlenhydrate für unseren Körper die beste Energiequelle darstellen würden. Doch leider ist das falsch: Fett ist die ideale Kalorienquelle des Menschen – nicht Kohlenhydrat!

Kohlenhydrat – ein schlechter Brennstoff, der unsere Gesundheit gefährdet

Obwohl es sich bei Kohlenhydraten nicht um echte Verbindungen aus Kohlenstoff und Wasser handelt (was man früher fälschlicherweise annahm – daher der Name Kohlenhydrat), so lassen sie sich dennoch chemisch so weit zerlegen, dass am Ende nur noch Wasser und Kohlenstoff übrig bleiben. Das ist also der Brennstoff, den wir uns mit Kohlenhydraten zuführen. Mit einem derart miserablen Brennstoff („nasse Kohle") ließe sich nicht mal in der Technik eine Dampflokomotive betreiben, weshalb sollte er dann für unseren Organismus vorteilhaft sein? Fette hingegen sind Kohlenwasserstoffe, also chemische Verbindungen aus Wasserstoff und Kohlenstoff, mit einem kleinen Sauerstoffzusatz. Ihr Energiegehalt ist also wesentlich höher, besonders wenn es sich um gesättigte Fette handelt, weil diese noch mehr Wasserstoff-Atome enthalten als ungesättigte Fette! Ein Gramm Wasserstoff liefert bei der Verbrennung 34,3 Kilokalorien, während ein Gramm Kohlenstoff nur 7,87 Kilokalorien Energie erzeugt. Der Unterschied ist also beträchtlich und macht verständlich, weshalb man als Raketenantrieb keine Kohle verwendet, sondern Wasserstoff. Ähnlich verhält es sich in unserem Organismus, wobei eine ketogene Ernährung mit Abstand am meisten Energie liefert, da Ketonkörper noch ein zusätzliches Wasserstoff-Atom enthalten. Ketone sind also der Super-Treibstoff schlechthin!

Wer es nicht glaubt, soll es ausprobieren: Essen Sie morgens zum Frühstück zur Abwechslung mal Eier mit Speck anstelle von Cerealien und Obst. Aber bitte nicht mit magerem Speck, sondern mit fettem Speck! Und zwar mir reichlich Speck, den man in der Pfanne auslässt, sodass die Eier richtig im Fett schwimmen. Oder essen Sie ein Butterbrot, dick mit Butter und einer fetten Leberwurst beschmiert – da gehen Sie ab wie eine Rakete! Da gibt es keinen Leistungsknick mehr am Vormittag, den viele Menschen mit Kaffee oder anderen Aufputschmitteln, wie zum Beispiel Süßigkeiten, zu überspielen versuchen. Oder probieren Sie es doch mal mit einem Esslöffel Kokosfett als „Dopingmittel" während der Pause: Es besteht nämlich hauptsächlich aus mittelkettigen gesättigten Fettsäuren, den sogenannten MCTs, welche von unserem Körper rasch in Ketone verwandelt werden, unabhängig davon, was man sonst noch isst. (Milchfett enthält übrigens auch einige Prozent MCTs).

Wer Fett meidet, verzehrt automatisch mehr Kohlenhydrate, denn irgendwoher müssen die Kalorien ja kommen. Das hat jedoch gravierende Nachteile: Eine kohlenhydratreiche Ernährung erfordert erhöhte Mengen an Insulin, während Fett auch ohne Insulin verstoffwechselt werden kann. Kommt es zu Störungen im Insulinmetabolismus, wie z. B. einer Insulinresistenz, so führen diese dazu, dass die aufgenommen Kohlenhydrate vom Stoffwechsel nicht mehr adäquat verarbeitet werden. Dann staut sich der Zucker in den Zellen an und es kommt zu erhöhten

Blutzuckerwerten, wodurch unser Körper in ernste Schwierigkeiten gerät. Die Folgen sind allseits bekannte Zivilisationsleiden wie Übergewicht, Fettleibigkeit und Diabetes. Alle Versuche, diesen ganzen Komplex an Krankheiten in den Griff zu bekommen, sind zum Scheitern verurteilt, solange nicht gleichzeitig von der Nahrungsseite her entsprechende Maßnahmen ergriffen werden: nämlich den Kohlenhydrat- bzw. Zuckernachschub zu stoppen! Selbst eine intensive sportliche Aktivität ist in solchen Fällen kontraproduktiv und schadet mehr, als dass sie irgendeinen Nutzen hat, weil sich dadurch der oxidative Stress im Körper durch freie Sauerstoff-Radikale erhöht.

Mit einer kohlenhydratreichen Ernährung wird insbesondere auch der Entstehung von Arteriosklerose und der koronaren Herzkrankheit Vorschub geleistet: Bereits 1961 haben Wissenschaftler wie Margaret Albrink und Pete Ahrens auf einem amerikanischen Ärztekongress darauf hingewiesen, dass es einen deutlichen Zusammenhang gibt zwischen erhöhten Triglyzerid-Werten im Blut und dem Auftreten der koronaren Herzkrankheit. Beide Wissenschaftler haben gezeigt, dass diese gefährlichen Triglyzeride nur dann vermehrt auftreten, wenn sich der Mensch fettarm und kohlenhydratreich ernährt. [181]

Hinzu kommt, dass Kohlenhydrate den Nachteil haben, dass sie einen Anstieg der kleinen, ungünstigen LDL-Partikeln bewirken. Und nur diese spezielle Fraktion des LDL-Cholesterins steht im Zusammenhang mit dem Auftreten der koronaren Herzkrankheit!

Robert Stout, ein Wissenschaftler von der Queen's University in Belfast, hat bereits 1975 nachgewiesen, dass Insulin die Eigenschaft hat, das Wachstum der glatten Muskelzellen in den Gefäßwänden anzuregen. [182] Wer also von der Zucker- und Kohlenhydrat-Völlerei nicht ablassen kann – die ja stets eine starke Insulinausschüttung nach sich zieht – der sollte sich nicht wundern, wenn seine Gefäßwände mit der Zeit dicker werden und an

Elastizität verlieren, sodass er vorzeitig an Arteriosklerose erkrankt. Dr. Wolfgang Lutz hat anhand seiner Fütterungsversuche an Hühnern nachgewiesen, dass ein kohlenhydratarm ernährtes Huhn weniger Arteriosklerose bekommt. Seiner Ansicht nach würde es nie zu einer Erkrankung der Arterien kommen, wenn sich der Mensch von Kindesbeinen an kohlenhydratarm ernähren würde – natürlich nur unter der Voraussetzung, dass man auch keine schädlichen Pflanzenöle konsumiert!

Er schreibt: „So gesehen ist die menschliche Arteriosklerose tatsächlich eine multifaktorielle Erkrankung. Nicht multifaktoriell in dem Sinne, dass ganz verschiedene, miteinander gar nicht im Zusammenhang stehende Ursachen eine Rolle spielen würden [...], sondern nur insofern, als eben die Kohlenhydrate auf verschiedene Art wirken, indem sie die Gewebsqualität verschlechtern, die Gefäßwände schädigen und zur Aufnahme der Blutlipide vorbereiten, und indem sie letztere selbst vermehren." [183]

Kinder und Jugendliche sind in Lutz' Augen durch eine kohlenhydratreiche Ernährung besonders gefährdet, da sie sich noch im Wachstum befinden: „Der negative Einfluss der Kohlenhydrate kann später kaum rückgängig gemacht werden", so Lutz. Nach seiner Auffassung altern wir umso schneller, je mehr Kohlenhydrate wir verzehren. [184]

Da wir nicht in der Lage sind, jede Zuckerüberflutung unseres Blutes mittels einer gesteigerten körperlichen Aktivität wieder auszugleichen, und da die Kohlenhydratspeicher sowieso meistens schon überfüllt sind, bleibt unserem Körper nichts anderes übrig, als 50 bis 90 Prozent der mit der Nahrung aufgenommenen Kohlenhydrate in Fett zu verwandeln. Das ist besonders dann der Fall, wenn es sich um hochglykämische Kohlenhydrate handelt, deren Zucker besonders schnell ins Blut übergeht. Dieses Fett steht jedoch der Energiegewinnung vorerst nicht mehr zur Verfügung, weil es im Depotfett eingelagert wird, oder es erhöht die Blutfettwerte (Triglyzeride), was noch schlimmer ist. Der Umbau der Kohlenhydrate in Speicherfett erfordert einen erhöhten Verbrauch an Eiweiß, Vitaminen, Mineralstoffen und Energie. Um Glukose überhaupt in Energie verwandeln zu können, braucht es elf Zwischenschritte. Bei diesem komplizierten Vorgang entstehen in den Mitochondrien auch noch Freie Radikale, die neutralisiert werden müssen. Im Gegensatz dazu sind nur drei Schritte notwendig, um Ketonkörper in Energie zu verwandeln, welche darüber hinaus eine saubere Verbrennung gewährleisten.

Der Vollständigkeit halber sei noch erwähnt, dass Pilzerkrankungen unter der Bevölkerung bereits epidemische Ausmaße angenommen haben, nur wissen die wenigsten etwas davon, wenn sie unter einer Pilzinfektion leiden, weil viele Ärzte diese Möglichkeit erst gar nicht in Betracht ziehen oder nicht über entsprechende Diagnosemöglichkeiten verfügen. Am weitesten verbreitet ist der Pilz Candida albicans, vielleicht auch deshalb, weil er sich hauptsächlich von Zucker ernährt. Nach Aussage von Bruno Haefeli, der ein spezielles Verfahren zur Bestimmung der Pilzbelastung im Blut entwickelte, fand man im Jahre 1978 erst bei 42 von 100 Patienten einen Pilzbefall, elf Jahre später waren bereits 90 von 100 Patienten von einer Pilzinfektion betroffen! Die Symptome, die dadurch auftreten können, decken sich exakt mit dem, womit viele gesundheitlich angeschlagene Menschen sich heutzutage herumquälen – es sind etwa Allergien, Depressionen, Ängste, starke Stimmungsschwankungen, Migräne, Bluthochdruck, Neurodermitis, Herzprobleme, Konzentrationsschwierigkeiten, Müdigkeit und Erschöpfungszustände. Um diese ganze Palette an Beschwerden in den Griff zu bekommen, sollte man sich streng kohlenhydratarm ernähren und Zucker strikt meiden, damit den Pilzen ihre Nahrungsgrundlage entzogen wird, andernfalls ist jede antimykotische Behandlung umsonst.

Damit dürfte klar sein, dass eine fettarme und kohlenhydratreiche Ernährung – Fettarmut und Kohlenhydratreichtum bedingen sich ja gegenseitig – denkbar ungünstig ist. Besser wäre es, mehr Fett zu verzehren und die Kohlenhydrataufnahme zu reduzieren. Das hat nicht nur den Vorteil, dass Fett unsere Zellen unmittelbar mit Energie versorgt, selbst dann, wenn Glukose nicht mehr richtig verwertet werden kann, sondern man umgeht damit auch all die Nachteile, die mit einer kohlenhydratreichen Ernährung zwangsläufig einhergehen.

Vorteile einer fettreichen Ernährung

Gerade für Menschen, die eine sitzende Tätigkeit ausüben und wenig Sport treiben, wäre eine fettreiche Ernährung besonders vorteilhaft. Der Grund ist der, dass Fett die oxidative Phosphorylierung in den Mitochondrien entkoppelt, ähnlich wie eine intensive sportliche Tätigkeit, wobei das Endergebnis genau das gleiche ist: nämlich die Erzeugung von Wärme! Es wird sozusagen Energie aus der Atmungskette für die Wärmegewinnung abgezwackt. Als Nebeneffekt erhöht sich dadurch der Stoffwechselumsatz innerhalb der Zellen, was ungeahnte Vorteile mit sich bringt, denn dadurch können mehr Fettsäuren oder Kohlenhydrate metabolisiert werden. Darauf beruht der schlankmachende Effekt einer fettreichen Ernährung! (Wobei das nur mit tierischem Fett funktioniert.)

Ich kann mich noch gut daran erinnern, als ich das erste Mal Eier mit Speck aß, und zwar mit richtig viel Speck: Kurz darauf durchströmte eine wohlige Wärme meinen ganzen Körper, wie ich es bis dato noch nie erlebt hatte.

Ihren morgendlichen Sprint durch den Wald können Sie sich also getrost sparen. Essen sie lieber Eier mit Speck zum Frühstück – damit schlagen Sie gleich zwei Fliegen mit einer Klappe: Sie können ihre Zeit sinnvoller nutzen und die ketogene Ernährung bewirkt eine erhöhte mitochondriale Biogenese. Das ist im Prinzip wie ein Ausdauertraining mittels Ernährung, durch das die Energieproduktion in den Mitochondrien gesteigert wird, was jeder Zelle, jedem Organ und dem ganzen Körper zugutekommt. Das wiederum macht sich dann u. a. auch in einer erhöhten zerebralen Energie bemerkbar.

Außerdem sind die Blutzuckerwerte bei einer ketogenen Ernährung um durchschnittlich 75 bis 90 Prozent niedriger als bei der üblichen Gemischtkost. Davon profitieren vor allem diejenigen, bei denen der Zucker bereits nicht mehr richtig verwertet werden kann.

Darüber hinaus hat eine fettreiche Ernährung – unabhängig davon, ob es zu einer Ketose kommt oder nicht – den positiven Nebeneffekt, dass das „gute" HDL-Cholesterin ansteigt, während sich beim LDL-Cholesterin die Zusammensetzung der einzelnen Fraktionen dahingehend ändert, dass der Anteil der neutralen, flauschigen Partikel sich erhöht. Außerdem kommt es zu einem Abfall der gefährlichen Blutfettwerte. Die beste Prophylaxe gegen Herzinfarkte ist also eine kohlenhydratarme und fettreiche Ernährung – man kann Schweineschmalz löffelweise essen, darüber freut sich unser Herz!

Aber auch unsere Psyche profitiert von einer fettreichen Ernährung: Sowohl Dr. Wolfgang Lutz als auch Dr. Jan Kwaśniewski stellten bei ihren Patienten immer wieder fest, dass diese sich in ihrer Haut viel wohler fühlten, sobald sie mehr Fett zu essen bekamen. Ferner machte Dr. Wolfgang Lutz die Beobachtung, dass die meisten körperlichen Beschwerden seiner Patienten rasch nachließen oder gar verschwanden, wenn man ihnen eine Kohlenhydratrestriktion auferlegte und ihnen stattdessen erlaubte, mehr Fett zu essen. Das war sowohl bei den unterschiedlichsten Magen- und Darmerkrankungen der Fall als auch bei Erkrankungen der Gallenblase oder bei Leberentzündungen, wobei es sogar bei schweren Fällen zu einer eindrucksvollen Besserung der Leberwerte kam. Ferner beobachtete er, dass sich niedrige Eisen- und Kalziumspiegel im Blut unter einem kohlenhydratarmen Kostregime ganz von alleine normalisierten. Es gibt also gute Gründe, das „Weniger-Fett-ist-gesund-Dogma" endlich über den Haufen zu werfen!

Die Zucker-Sünden der Vegetarier oder warum „Power-Food" nichts bringt

Bircher-Benner, der Erfinder des Müslis, war bekannt dafür, dass er bei seinen Vorträgen so leise sprach, dass man ihn kaum verstand. Das könnte durchaus daher gekommen sein, dass er zu viel Müsli aß. Müsli ist nämlich im Grunde nichts anderes als Zucker in konzentrierter Form, besonders wenn es auch noch gesüßt oder mit süßem Obst verspeist wird. Solch eine Zuckerbombe tagtäglich einverleibt beeinträchtigt zwangsläufig die Lebenskräfte, was sich dann auch in einer schwachen Stimme bemerkbar machen kann. Übrigens verstarb Bircher-Benner mit gerade mal 72 Jahren an einem Herzleiden – das sollte allen Müsli-Freaks eine Warnung sein. Auch mein eigenes Herz war nicht in Ordnung: Schon als Kind hatte ich einen Herzklappenfehler und litt unter Durchblutungsstörungen an Armen und Beinen, was ja auch mit dem Herzen zusammenhängt.

Seit ich mich von der Müsli- und Zuckerfresserei der Vegetarier verabschiedet habe und stattdessen eine ketogene Ernährung mit viel Leberwurst, Kokosfett, Salami, Eiern und Speck praktiziere, sind alle diese Leiden wie weggeblasen. Ist das eine Evidenz, die nicht zählt, nur weil sie nicht in das vorherrschende Meinungsbild passt?

Besonders krass finde ich, dass gerade Vegetarier ihre Kinder schon morgens mit Zucker „abfüllen" – mit Zucker in allen Variationen. Und dann wundern sie sich, wenn ihre Kinder quengelig oder lethargisch werden und sich nicht mehr richtig konzentrieren können. Bei dieser Zuckerflut und der daraus resultierenden raschen Unterzuckerung könnte ich auch nicht mehr still sitzen, geschweige denn mich in aller Ruhe einer Aufgabe widmen. Das klassische Vegetarier-Frühstück, bestehend aus Müsli mit süßem Obst oder aus Getreidebrei (Wandmaker nennt es den „Müsli-Wahn"), ist schon am frühen Morgen ein „Notfall" für unseren Organismus, wie es Lierre Keith so treffend formuliert. [185] Und dann geht es den ganzen Tag so weiter: Mittags gibt es Nudeln oder Kartoffeln, am Nachmittag Kuchen usw. Das ist eine permanente Vergewaltigung unseres Organismus, für die wir irgendwann die Zeche zahlen müssen.

Und damit wird auch verständlich, weshalb es keinen Sinn macht, sich Unmengen an „Super-Nährstoffen" und „Power-Food" einzuverleiben. Dass Vegetarier dennoch nicht müde werden zu betonen, dass eine „ausreichende" Nährstoffversorgung der beste Garant wäre, um gesund zu bleiben, ist schlicht das Resultat einer unglaublichen Ignoranz gegenüber ganz einfachen, elementaren Stoffwechselabläufen. Denn das eigentlich Problematische an der Ernährung in der heutigen Zeit ist weniger das Risiko, einen Nährstoff-Mangel zu erleiden, sondern dass unsere Zellen nicht mehr angemessen mit Energie versorgt werden. Oder mit anderen Worten: Die beste Nährstoff-Versorgung ist sinn- und zwecklos, wenn unsere Zellen unter einem Energiedefizit leiden!

Ursache für solche Energiedefizite ist nicht nur ein Mangel an gesättigten Fetten in der Ernährung, sondern auch ein Zuviel an Kohlenhydraten: Das Überessen mit Kohlenhydraten beeinträchtigt die Energiegewinnung innerhalb der Mitochondrien. Der Grund ist der, dass Insulin immer mehr Zucker in die Zellen schleust, unabhängig davon, wie hoch der tatsächliche Zuckerbedarf ist. Der dadurch in den Zellen hervorgerufene Zuckerstau schädigt die Mitochondrien: Hohe Glukose-Konzentrationen senken die ATP-Synthese. [186] Da ATP innerhalb der Zelle der zentrale, molekulare Energieträger ist, sind die Auswirkungen verheerend: Ohne ausreichend ATP fehlt der Zelle schlicht die nötige Energie, um ihren komplexen Stoffwechsel aufrechtzuerhalten. Namhafte Wissenschaftler, wie zum Beispiel der Mitochondrienspezialist Douglas Wallace, sind der Ansicht, dass praktisch alle Krankheiten, mit denen der moderne Mensch zu kämpfen hat, letztendlich auf geschädigten und blockierten Mitochondrien beruhen.

So ist zum Beispiel das Versiegen der Insulinproduktion bei Typ-2-Diabetes darauf zurückzuführen, dass infolge von ATP-Mangel die beta-Zellen der Bauchspeicheldrüse absterben.

Dr. Bodo Kuklinski weist darauf hin, dass selbst bei Kindern von Eltern mit Typ-2-Diabetes, die noch keinerlei Anzeichen eines metabolischen Syndroms aufweisen, bereits mitochondriale Funktionsstörungen nachweisbar sind. [187] Das lässt sich eigentlich nur damit erklären, dass viele Kinder bereits mit defekten Mitochondrien zur Welt kommen. Dazu sollte man wissen, dass es die Frau ist, die ihre Mitochondrien an die Nachkommen vererbt, nicht der Mann. Also werte Vertreterinnen des weiblichen Geschlechts: Achtet auf eure Nahrung! Die Nachwelt wird es euch danken.

„Wichtig ist, dass diese geschwächten, veralteten Mitochondrien die Möglichkeit verlieren, Fettsäuren zu verbrennen; sie können nur Glukose als Kraftstoff benutzen, und so die Selbstzerstörung weiter beschleunigen und ihre Gastgeberzellen schädigen. Die Folgen sind starke Abhängigkeit von Süßigkeiten und Kohlenhydraten einerseits und wachsende Fettablagerungen andererseits. Dieser Teufelskreis ist das Fundament des metabolischen Syndroms, der Diabetes Typ 2, der Fettleibigkeit und auch von anderen chronischen Krankheiten." [188]

Dass heutzutage viele Fleischesser (vor allem die adipösen) einen Vitamin-B_{12}-Mangel aufweisen, liegt im Übrigen nicht daran, dass Fleisch eine schlechte B_{12}-Quelle sei, wie es von Veganern gerne kolportiert wird, sondern in einer Dysfunktion ihrer Mitochondrien: Geschädigte Mitochondrien produzieren unablässig Stickstoffmonoxid (NO), welches dazu führt, dass das im

Körper vorhandene Vitamin B_{12} irreversibel geschädigt wird. Das Gleiche passiert auch mit dem so wichtigen Antioxidans Glutathion. Da mit einer überschießenden Bildung von Stickstoffmonoxid auch die Energiegewinnung innerhalb der Mitochondrien zurückgeht, sind chronische Energiedefizite unausweichlich, die sich dann von selbst immer weiter aufschaukeln. [189]

Chronische Energiedefizite und ihre Folgen

Damit dürfte klar sein, weshalb das verzweifelte Bemühen, die Zivilisationsleiden in den Griff zu bekommen, nicht wirklich greift. Denn praktisch alle Maßnahmen – inklusive einer vegetarischen oder veganen Diät – gehen am eigentlichen Problem vorbei und es wird nur an den Symptomen herumgedoktert.

Dass geschädigte Mitochondrien mit ATP-Mangel unsere Gesundheit am meisten bedrohen, dafür spricht auch, dass wir es heute mit einem ganz neuen Krankheitsbild zu tun haben: Immer mehr Menschen leiden unter einem chronischen Erschöpfungssyndrom (CFS) oder am sogenannten Burn-out-Syndrom. Aber nicht wegen Stress oder Überarbeitung, wie man es uns gerne einredet, sondern aufgrund eines energetischen Defizits auf zellulärer Ebene! Schon der Name Burn-out, was ja sinnigerweise so viel bedeutet wie „ausgebrannt sein", deutet darauf hin, wo das Problem liegt: Wenn ich meinem Ofen dauernd den falschen Brennstoff zuführe, dann ist das Feuer bald erloschen – genauso ist es beim Menschen, wenn seinen Zellen in zunehmendem Maße der richtige Treibstoff fehlt: nämlich gesättigte Fette!

Schauen Sie doch mal genau hin: Was sind das für Menschen, bei denen Burn-out diagnostiziert wird? Das sind oftmals diejenigen, die sich schon lange vegetarisch ernährt haben, oder Fleischesser, die sich fettarm und kohlenhydratreich ernähren.

Damit wird auch verständlich, weshalb der Veganismus zum Scheitern verurteilt ist: Langjährige Veganer leiden unter schwersten Erschöpfungszuständen, weil sie das Verhältnis zwischen Kohlenhydraten und Fett – so wie es von Natur aus für unseren Körper eigentlich vorgesehen ist – auf den Kopf gestellt haben und sich quasi nur noch von Zucker ernähren. Ich habe sogar von einem Fall aus Freiburg im Breisgau gehört, wo ein vegan lebender Gemüsehändler mit gerade mal 40 Jahren einfach an Erschöpfung zugrunde gegangen ist.

Energetische Defizite durch geschädigte Mitochondrien machen sich u. a. dadurch bemerkbar, dass die Betroffenen das zwanghafte Verlangen haben, andauernd etwas zu essen. Wird dem nicht nachgegeben, so kommt es zu Müdigkeit, Konzentrationsschwäche, Erschöpfungszuständen, Migräneanfällen, Unruhe, Schlafstörungen etc. – und genau das sind die Symptome, mit denen sich langjährige Vegetarier und Veganer häufig herumschlagen.

So berichtet zum Beispiel Lierre Keith aus ihrer Zeit als Veganerin: „Erst ignorierte ich den Hunger, dann verleugnete ich ihn [...] Da waren die Defizite, die erschöpften Insulinrezeptoren, der allmähliche Verlust der Vitalität [...] Die Einbrüche des Blutzuckerspiegels wurden jedes Jahr schlimmer, sodass ich am Ende fast ununterbrochen essen musste, um nicht das Gefühl zu haben, gleich zu sterben. Natürlich aß ich immer Kohlenhydrate, denn das war alles, was ich mir erlaubte, wenngleich es sicher in die Unterzuckerung führte. Fleisch war dermaßen tabu, dass das Verlangen nach Eiweiß einer Volksverhetzung bis zum Genozid gleichgekommen wäre. Am schlimmsten war jedoch mein Verlangen nach Fett. Nach echtem Fett. Nicht das Pflanzenöl, in dem ich meinen Tofu briet, sondern das Original: gesättigtes Fett." [190] Lierre Keith hat also vollkommen richtig erkannt: Wer bereits Probleme hat, seinen Alltag kräftemäßig zu bewältigen, der wird daran scheitern, wenn er versucht, seine „leeren

Akkus" mit Müsli, Getreidebrei oder Nudeln wieder aufzuladen. Damit gerät er nur noch tiefer in ein energetisches Defizit. Der einzige Ausweg aus diesem Teufelskreis besteht darin, dass man minderwertige Kohlenhydrate durch hochwertige, gesättigte Fette ersetzt! Denn Fette können immer energetisch verwertet werden (vor allem im Zustand der Ketose), während Glukose die Energiegewinnung nur noch weiter blockiert.

Allgemein kann man sagen, dass es eine biologische Verjüngungskur auf zellulärer Ebene braucht, um diesem Teufelskreis zu entrinnen. Und dazu muss man gleich mehrgleisig fahren: Erstens braucht es eine ketogene Ernährung, um die Neubildung von Mitochondrien anzuregen.

Zweitens muss man dafür sorgen, dass die alten, beschädigten und mutierten Mitochondrien schneller absterben, was man mittels kontrollierter Sauerstoffschwankungen in der Atemluft erreichen kann. Dazu gibt es verschiedene, mehr oder weniger gut wirksame Techniken, wie zum Beispiel die Sauerstoff-Mehrschnitt-Therapie nach Manfred von Ardenne, die Atemtherapie nach Middendorf oder einfach nur das unter Sportlern beliebte Höhentraining.

Und drittens muss das antioxidative Netzwerk des Körpers gestärkt werden. Dazu gehört vor allem die strikte Meidung aller Pflanzenfette und der vermehrte Verzehr fettreicher Innereien, da sie eine gute Quelle sind für Selen, Glutathion und Alpha-Liponsäure. „Als Folge kehrt innerhalb weniger Wochen die ATP-Produktion und die gesamte Energie des Körpers zurück in einen biologisch jüngeren Zustand. Es bringt eine messbare und sichtbare biologische Verjüngung, auch kosmetisch." [191]

Wird das nicht gemacht, so versucht der Körper, sein Energiedefizit auszugleichen, indem er eine Art „Notstrom-Aggregat" aktiviert. Denn es gibt nichts Gefährlicheres für unsere Zellen, als nicht mehr ausreichend mit Energie versorgt zu werden. Dieses „Notstrom-Aggregat" ist jedoch ein Rückfall in eine längst vergangene Zeit, als es noch keinen Sauerstoff auf der Erde gab: Damals, vor Millionen von Jahren, versorgten sich die ersten Einzeller mit Energie, indem sie Zucker vergärten – eine andere Möglichkeit stand zu dieser Zeit noch nicht zur Verfügung. Erst später, als Sauerstoff auftrat, entwickelten sich höhere Lebensformen und damit auch die Möglichkeit, Zucker nicht nur zu vergären, sondern auch zu verbrennen. Wir haben es also beim Menschen – wie bei allen höher entwickelten Lebensformen – mit zwei aneinander gekoppelten Energie-Gewinnungs-Systemen zu tun: zum einen mit der Vergärung, die sich im Zellplasma abspielt, und zum anderen mit der Verbrennung, welche in den Mitochondrien stattfindet. Kommt es zu Störungen bei der Energiegewinnung innerhalb der Mitochondrien, so versucht der Körper das zu kompensieren, indem er vermehrt auf die entwicklungsgeschichtlich ältere Form der Energiegewinnung zurückgreift, sprich: Es wird mehr Zucker vergärt. Dadurch erhöht sich zwar die Energieausbeute, aber gleichzeitig steigt auch der Bedarf an Glukose dramatisch an.

Wir haben es hier mit einer Stoffwechsel-Entgleisung zu tun, die sich von selbst immer weiter aufschaukelt, wenn man der Zucker- und Kohlenhydrat-Völlerei nicht entsagen kann. Und damit steigt auch das Risiko für eine besonders heimtückische Krankheit: nämlich Krebs! Bekanntlich haben die Mitochondrien von Krebszellen eine stark verminderte Verbrennungsaktivität, nämlich nur noch fünf Prozent vom ursprünglichen Volumen, was auf eine eindeutige Kausalität hinweist.

Man sollte auf jeden Fall nicht den Fehler machen, den Krebs als ein isoliertes Geschehen zu betrachten. Denn bereits um die Jahrhundertwende stieg die Zahl der Krebserkrankungen in Großstädten wie etwa New York oder Philadelphia von Jahr zu Jahr kontinuierlich an, während andere Zivilisationsleiden, wie etwa Diabetes mellitus, Herz-Kreislauf-Erkrankungen, Magengeschwüre, Bluthochdruck oder Übergewicht in dieser Zeit unter den Städtern ebenfalls verstärkt auftraten. Demnach liegt es eigentlich auf der Hand, dass allen diesen Erkrankungen eine gemeinsame Ursache zugrunde liegt! Und was spricht dagegen, dass es sich hierbei vor allem um Zucker, Weißmehl und andere leicht verwertbare Kohlenhydrate handelt? In der Zeit von 1908 bis 1915 erschienen vier größere Publikationen von Ärzten und Wissenschaftlern, die das Auftreten von Krebserkrankungen unter indigenen Volksgruppen in verschiedenen Erdteilen untersuchten, welche noch ihrer traditionellen Ernährung treu geblieben waren. Und sie kamen alle zu dem gleichen Ergebnis: nämlich, dass Krebserkrankungen bei diesen Völkern weitestgehend unbekannt waren. In dem 460 Seiten langen Bericht über die gesundheitliche Verfassung der Indianer in den Südweststaaten wird sogar dokumentiert, dass diese auch völlig frei waren von all den anderen gefürchteten Zivilisationsleiden.

Samuel Hutton, ein Arzt, der ab 1902 elf Jahre lange auf einer Missionsstation an der Nordküste Labradors arbeitete, beobachtete genau das Gleiche: Inuit, die noch ihrer traditionellen Ernährung treu geblieben waren („sie waren Fleischesser", wie er schreibt, und ihr Anteil an pflanzlicher Nahrung war „nahezu null") waren praktisch frei von all den Gebrechen, mit denen sich der zivilisierte Mensch herumschlägt. Das Bemerkenswerteste war jedoch, dass sie nie an Krebs erkrankten. „Kein Krebs konnte jemals unter Inuit dokumentiert werden", so lautete ebenfalls der Bericht dreier Ärzte von der Queen's University in Ontario aus dem Jahre 1952. Die ersten Fälle traten erst in den darauffolgenden Jahren auf, und zwar bei denjenigen Inuit, die sich an die Kost der weißen Siedler angepasst hatten. Diese litten auch häufig unter Skorbut, waren weniger robust und hatten kränkliche Kinder, wie es Hutton bereits einige Jahre zuvor festgestellt hatte.

Ein ganz ähnliches Bild bot sich auch Albert Schweitzer, dem berühmten Urwalddoktor, als er 1913 in Lambarene seine Arbeit aufnahm: Unter den vielen afrikanischen Ureinwohnern, die er wegen Malaria, Lepra und anderer Tropenkrankheiten behandelte, fand er nicht die geringsten Anzeichen der typischen Zivilisationsleiden. Was ihn jedoch am meisten überraschte, war, dass er nicht einen einzigen Fall von Krebs vorfand! Allerdings dauerte es gerade mal 40 Jahre, bis auch der Krebs in Lambarene weit verbreitet war, was Schweitzer eindeutig auf ein verändertes Ernährungsverhalten, nämlich die Anpassung an die zivilisatorische Kost, zurückführte. [192]

Der Zusammenhang zwischen Zucker-konsum und Krebserkrankung

Obwohl viele Menschen glauben, dass ein Tumor ein übler Feind ist, der unseren Körper grundlos befällt, so ist das nicht richtig: Jeder Krebserkrankung geht eine schleichende, über viele Jahre dauernde Störung im Stoffwechsel voraus und erst ganz am Ende steht der Tumor. Sicherlich spielen auch andere Faktoren für die Krebsentstehung eine Rolle, wie zum Beispiel die Radioaktivität aus Reaktorunfällen, aber damit alleine lässt sich nicht die dramatische Zunahme an Krebserkrankungen erklären, mit der wir heute konfrontiert sind.

Was viel naheliegender ist, das ist der unglaublich fahrlässige Umgang mit Zucker in unserer Ernährung: Bereits zu Beginn des 20. Jahrhunderts fiel Ärzten und Wissenschaftlern auf, dass es einen Zusammenhang gibt zwischen Zuckerkonsum und dem Auftreten von Krebserkrankungen. So entdeckte man zum Beispiel, dass Tumorpatienten – genauso wie Diabetes-Patienten – nicht nur erhöhte Blutzuckerwerte aufweisen, sondern meistens auch glukoseintolerant sind, also Zucker gar nicht mehr richtig verwerten können. Entfernt man den Tumor, dann normalisieren sich auch die Blutzuckerwerte. Auch fand man heraus, dass Tumorzellen Zucker geradezu an sich reißen: Sie haben einen um 30 bis 40 Prozent höheren Zuckerbedarf als gesundes Gewebe!

Otto Warburg, der für seine Entdeckungen über den Tumor-stoffwechsel 26-mal (!) für den Nobelpreis vorgeschlagen wurde (den er dann schließlich für eine andere Entdeckung erhielt), hatte bereits 1926 darauf hingewiesen, dass ein wesentliches Merkmal einer Krebszelle darin besteht, dass sie Zucker nicht mehr verbrennt, sondern nur noch vergärt. Auch konnte er zeigen, dass der Tumor umso bösartiger ist, je mehr Zucker vergoren wird. [193] Es gibt also einen eindeutigen Zusammenhang zwischen Tumorerkrankungen und einer erhöhten Zuckervergärung innerhalb der Zellen.

Bei diesem Gärungsvorgang entsteht optisch linksdrehende Milchsäure, welche für unseren Organismus äußerst schädlich ist: Sie übersäuert nicht nur das Gewebe, sondern sie erhöht auch die Mitoserate benachbarter Zellen. Da mit einer erhöhten Mitoserate auch der Bedarf an Zucker drastisch ansteigt, wird aus einer anfänglichen Zelle, die Zucker nicht mehr verbrennt, sondern nur noch vergärt, rasch ein autonomes Gebilde, das immer schneller wächst und dabei immer größere Zuckermengen einfordert – daher auch die Auszehrung vieler Krebskranker, denn sobald die Zuckerzufuhr über die Nahrung nicht mehr ausreicht, wird mittels Glukoneogenese die eigene Körpersubstanz vermehrt in Zucker verwandelt.

Ein weiterer Faktor, der die Entstehung einer Tumorerkrankung begünstigt, ist ein Sauerstoffmangel im Gewebe, was auch logisch ist: Ohne Sauerstoff gibt es keine Verbrennung. Einer Zelle, der nicht mehr genügend Sauerstoff zur Verfügung steht, bleibt keine andere Wahl, als ihren Stoffwechsel von Verbrennung auf Vergärung umzuschalten, wenn sie ihr Überleben sichern will. Und diese Sauerstoff-Knappheit im Gewebe ist wiederum eine indirekte Folge eines hohen Zucker- bzw. Kohlenhydratkonsums.

Das liegt daran, dass mit jeder Insulinausschüttung weniger Adrenalin zur Verfügung steht, denn beide Hormone sind ausgesprochene Antagonisten. Nun ist es so, dass das Hormon

Adrenalin nicht nur für die Energiebereitstellung in Notfällen zuständig ist, wie zum Beispiel bei Flucht oder Gefahr, sondern es reguliert auch die Weitstellung der Gefäße. Das ist besonders wichtig für solche Bereiche im Körper, die bereits gesundheitlich angeschlagen sind: Das Adrenalin bewirkt durch die Weitstellung der Gefäße, dass gefährdete Körperregionen besser mit Sauerstoff versorgt werden, um deren Heilung zu beschleunigen. Und genau das wäre eine Grundvoraussetzung, damit unser Körper aus eigener Kraft mit einer drohenden Tumorerkrankung fertig wird!

Adrenalin ist ohnehin für die körpereigene Abwehr unersetzlich: Denken Sie nur mal an Schüttelfrost oder Fieber, die ja beide nichts anderes sind als ein Teil eines Selbstheilungsprozesses, den unser Körper in Gang setzt, um Krankheitserregern den Garaus zu machen – ohne Adrenalin wäre das nicht möglich. Bekanntlich kann ein Krebskranker kein Fieber mehr bekommen, was ein eindeutiges Zeichen dafür ist, dass seine Selbstheilungskräfte bereits zum Erliegen gekommen sind – und erst dann kann sich ein Tumor ungehindert ausbreiten.

Jeder lang anhaltende Stress im Organismus führt auf die Dauer zu einer Überbeanspruchung der Adrenalin produzierenden Zellen in den Markanteilen der Nebennieren und in bestimmten Zellen des peripheren Nervensystems, sodass die Adrenalinproduktion irgendwann gänzlich versiegt. Ursache für solch einen Dauer-Stress können nicht nur toxische Noxen sein, sondern auch eine permanente Überfütterung mit Kohlenhydraten. „Und hier ist auch der Punkt, an welchem alle bisherigen Krebsentstehungshypothesen zusammenlaufen: Natürlich gibt es Millionen schädigender Noxen, die zur Entstehung von malignen Zellen führen können, aber alle diese Schäden können nur wirksam werden, wenn sie vorher lange genug als Stressoren fungiert und damit die Abwehr des Organismus lahmgelegt haben." [194]

Hinzu kommt, dass überschüssiger Zucker, der mittels Insulin als Glykogen in die Zellen eingebaut wird, nur mit Hilfe von Adrenalin wieder mobilisiert werden kann, sprich: Ohne ausreichend Adrenalin gibt es auch keine Glykogenolyse, also keinen Abbau von Glykogen in Anwesenheit von Sauerstoff. Als Folge davon kommt es zu einer Überfüllung der Zellen mit Glykogen, die ein ganz entscheidender Faktor für die Entstehung einer ersten malignen Zelle ist. Dann ist es nur noch eine Frage der Zeit, bis sich ein Tumor entwickelt, weil Insulin unablässig Zucker in die Zellen schleust, sodass diese irgendwann von Verbrennung auf Vergärung umschalten müssen, um der nimmer enden wollenden Zuckerflut Herr zu werden.

Außerdem ist bekannt, dass es bei bösartigen Zellen zu einem erhöhten Einbau von Aminosäuren kommt. Nur weiß man bis heute nicht, was der auslösende Faktor dafür ist. Man geht einfach davon aus, dass mit dem Einbau einer „falschen" Aminosäure eine Zelle entartet, was jedoch nicht stimmt. Der Schlüssel für den Einbau schädlicher Onkogene ist nämlich eine gesteigerte Insulinwirkung bzw. das Versiegen der Adrenalinproduktion: „Unter Onkogenen werden Gene verstanden, die in gesunden Körperzellen vorhanden sind und im Zellinneren der Enzymproduktion dienen. Erst der Einbau einer ‚falschen' Aminosäure zündet sozusagen die sich plötzlich entwickelnde maligne Entartung des Gens und damit der Zelle. Als Auslöser dieser Umwandlung werden vorerst alle sogenannten Kanzerogene angesehen, wobei der eigentliche Grund der Zündung noch unbekannt ist. Wenn man nun aber weiß, dass Insulin den Einbau von Aminosäuren in Zellen sowie deren Phosphorylierung fördert, wobei gleichzeitig die Enzymproduktion im Zellinneren gesteigert wird, so ist die Art der Zündung bereits klar. [...] Mit anderen Worten: Das Überwiegen von Insulin im Stoffwechsel ist der Katalysator, der inaktive Onkogene in aktive umwandelt, zumal vom Insulin bekannt ist, dass es zur Schädigung der Lysosomen führt". [195]

Dabei handelt es sich um Zellorganellen, die u. a. für den intrazellulären Abbau zellfremder organischer Stoffe zuständig sind. So ist es nicht erstaunlich, dass der Krebsforscher und Nobelpreisträger Howard Temin bereits 1967 nachgewiesen hat, dass Insulin die Eigenschaft hat, das Wachstum bösartiger Tumore anzuregen. [196]

Mit einer notorischen Kohlenhydrat-Überfütterung gerät man also ganz schnell in einen verhängnisvollen Teufelskreis, an dessen Ende eine Krebserkrankung steht. Ein Tumor ist nämlich nicht nur ein „Not-Aggregat" bei einem sich anbahnenden Energiedefizit, sondern er ist gleichzeitig auch eine vom Körper behelfsmäßig installierte Zucker-Verwertungs-Anlage. [197] Denn wohin mit all dem Zucker, wenn die Kohlenhydratspeicher vor Überfüllung bereits zu bersten drohen? Wer dennoch der Bevölkerung einredet, dass Kohlenhydrate die Grundlage unserer Kalorienversorgung sein sollten, handelt im höchsten Maße unverantwortlich: Ohne Insulin können Kohlenhydrate nicht verstoffwechselt werden und Zucker ist die Leibspeise von Krebszellen.

Der ein oder andere Leser kennt vielleicht den tragischen Fall von Bärbel Mohr, einer Bestsellerautorin („Bestellungen beim Universum"), die mit nur 46 Jahren qualvoll an Krebs verstarb. Sie bekam sozusagen aus „heiterem Himmel" zuerst die Diagnose Burn-out, kurz darauf die Diagnose Krebs und ein Jahr später war sie bereits tot. Zwar kann ich nur mutmaßen, wie sich Bärbel Mohr konkret ernährt hat, aber als ein Insider der spirituellen Szene kann ich davon ausgehen, dass sie sich sehr wahrscheinlich vegetarisch und kohlenhydratlastig ernährte, wie es nun mal in spirituellen Kreisen so üblich ist. (Was an Eiern, Fleisch und Speck unspirituell sein soll, entzieht sich meiner Vorstellungskraft.) Für mich ist dieser Fall eine Bestätigung meiner These, dass Burn-out eigentlich nur ein Vorstadium einer sich anbahnenden Krebserkrankung ist, da beiden Erkrankungen die gleiche Ursache zugrunde liegt. Vom Burn-out bis zum Krebs ist es nur noch ein kleiner Schritt – da ist Bärbel Mohr sicher kein Einzelfall.

Vielleicht ist es etwas anmaßend zu behaupten, man könne einen Tumor dadurch loswerden, indem man ihn einfach aushungert. Aber jede Krebstherapie, sei sie nun konventionell oder mit alternativen Heilmethoden, ist zum Scheitern verurteilt, wenn als begleitende Maßnahme nicht gleichzeitig dem Tumor seine Nahrungsgrundlage – nämlich Zucker – entzogen wird. Außerdem ist es ganz wichtig, dafür zu sorgen, dass dem Körper anstelle von Zucker ein anderer Brennstoff zur Verfügung gestellt wird: nämlich Fett! Zucker hat den großen Nachteil, dass er – auch bei gesunden Zellen – immer zuerst den Gärungsvorgang im Zellplasma durchlaufen muss, bis er überhaupt verbrannt werden kann, während Fett diese im Grunde veraltete Vorstufe der Energiegewinnung einfach umgeht: Es fließt direkt in den Citratzyklus und sorgt somit dafür, dass wasserstoffhaltiges NADH für die Atmungskette gebildet wird.

Tatsächlich kenne ich einen Fall aus Polen von einem Mann, der vor sechs Jahren „unheilbar" an Krebs erkrankte und dem die Ärzte nicht mehr viel Hoffnung machten. Nun sind sechs Jahre vergangen und er lebt immer noch – ihm geht es sogar blendend dank seiner Ernährungsumstellung nach der Empfehlung von Dr. Jan Kwaśniewski, Unmengen an Eiern und Speck zu verzehren, die auch einleuchtend ist: Das Fett bzw. seine Fettabkömmlinge, die Ketone, bringen die Mitochondrien wieder in Gang und das Cholesterin schützt vor krebsiger Entartung.

Inzwischen empfehlen sogar das amerikanische National Cancer Institute und die Europäische Gesellschaft für klinische Ernährung und Stoffwechsel für Krebspatienten eine Ernährung, die hauptsächlich aus Fett und Eiweiß besteht. [198] Eine solche Ernährungstherapie wird auch von Frau Prof. Ulrike Kämmerer an der Uniklinik in Würzburg erfolgreich bei ihren Patienten eingesetzt. Aber wenn ein Ernährung basierend auf Fett und Eiweiß für Krebspatienten gut ist, weshalb sollte sie dann nicht auch für gesunde Menschen geeignet sein? Und was ist, wenn sie nicht nur geeignet ist, sondern auch noch ungeahnte gesundheitliche Vorteile mit sich bringt? Dann vergessen Sie all das, was uns die Vegetarier und Veganer erzählen. Neben den bereits erwähnten Vorteilen ist eine fettreiche und kohlenhydratarme Ernährung die beste Krebs-Prophylaxe, die wir überhaupt haben. Und es dürfte wohl einleuchtend sein, dass es besser wäre, wenn man es erst gar nicht so weit kommen lässt, dass ein Tumor entsteht. Der Mensch kann sich nicht allein von Gemüse, Getreide, Obst und Kartoffeln – ergänzt durch Pflanzenöle – ernähren, das ist einfach nur Quatsch. Das Wichtigste ist eine fett- und cholesterinreiche tierische Nahrung, so wie sie in unserer stammesgeschichtlichen Entwicklung eine maßgebende Rolle spielte.

———

Ich hoffe, dass ich mit meinen Ausführungen verständlich machen konnte, weshalb der Vegetarismus – und zwar weder die moderate noch die strengere Form – kein probates Mittel ist, um dem gesundheitlichen Verfall unserer Gesellschaft Einhalt zu gebieten. Im Gegenteil: Er beschleunigt ihn nur noch, weil er auf den gleichen Missverständnissen beruht, von denen auch die Gemischtköstler betroffen sind.

Das, was wir heute über „gesunde Ernährung" zu hören bekommen, basiert größtenteils auf altertümlichen Vorstellungen, entstanden aus lauter Fehlpostulaten seitens der Wissenschaft. Es wurde geprägt durch unser stofflich-materialistisch-mechanistisches Weltbild und zementiert durch die Profitgier der Pharmamultis und Lebensmittelkonzerne. Dieser Mischmasch aus Korruption und Irrtum macht es umso schwerer, der Wahrheit zum Durchbruch zu verhelfen, besonders wenn wie im Fall der Vegetarier die Ernährung an verquere ethisch-moralische Vorstellungen gekoppelt ist.

Und was die Veganer angeht: Auch wenn es noch den Anschein hat, als sei der Veganismus etwas Exotisches, getragen nur von einem Häufchen militanter Spinner, so ist er doch in Wahrheit absolut konform mit dem, was uns die DGE als „gesund" verkauft. Der Veganismus deckt sich also ganz mit dem Mainstream, insbesondere auch was den sogenannten Klimawandel angeht – das ist ja gerade das Gefährliche am Veganismus.

Deshalb ist es wahrscheinlich nur noch eine Frage der Zeit, bis diese abstruse Ernährungsform auch von offizieller Seite als gesund und förderlich für die Umwelt eingestuft wird. Erst wenn man erkennt, dass vieles falsch ist, was uns die DGE erzählt, wird man es schaffen, die Anhänger des Veganismus in die Schranken zu verweisen.

Wir leben in einer Gesellschaft, die vor Perfektionismus nur so glänzt: Die Autos werden immer besser, die Flugzeuge fliegen schon fast vollautomatisch und alles ist hundertprozentig abgesichert. Nur in Ernährungsfragen, die eigentlich das Wichtigste sind, da wird uns ein Schmarrn aufgetischt – das ist für mich unfassbar.

Wann entschuldigen sich endlich die Verfechter der Fett-und-Cholesterin-Hypothese für das unsagbare menschliche Leid, das sie in den letzten 40 Jahren mit ihrem Anti-Fett-Wahn angerichtet haben und Tag für Tag immer weiter anrichten? Mein eigenes, ganz persönliches mit eingeschlossen. Das fettarme Gemümmel der Vegetarier und die fast fettfreie „Schonkost" der Veganer ist derart grottenfalsch, dass man eigentlich die Polizei einschalten müsste: Wer eine Ernährung propagiert, die gar nicht funktionieren kann, erfüllt den Tatbestand der Körperverletzung.

Fällt die Fett-und-Cholesterin-Hypothese, dann müssen als Erstes die Veganer ihren Hut nehmen. Eigentlich ist sie längst gefallen, aber bedauerlicherweise hat das die Vegetarier-Bewegung komplett verschlafen, oder man wehrt sich vehement dagegen, dieses Faktum anzuerkennen. Was wäre die Konsequenz? „Auf einen Widerspruch zu stoßen heißt, einen Irrtum im eigenen Denken einzugestehen; einen Widerspruch aufrechtzuerhalten, heißt, seinen Geist aufzugeben und sich selbst aus dem Bereich der Realität auszuschließen." [199]

Wenn Vegetarier und Veganer wenigstens ein zurückgezogenes Leben führen würden, dann könnte ich das noch tolerieren. Aber ihr Überlegenheitsanspruch, mit dem sie ihre Ernährungsweise in der Öffentlichkeit propagieren, ist völlig unangebracht. Anstatt geringschätzig über Fleischesser herzuziehen oder mit der Moralkeule jegliche Kritik am Vegetarismus im Keim zu ersticken, täten Vegetarier gut daran, ihre lieb gewordenen Ansichten in Sachen Ernährung endlich auf den Prüfstand zu stellen. Dann würde sich nämlich zeigen, dass ihre Ernährungsweise keinen Deut besser ist als die von einem Gemischtköstler, der ein bisschen auf eine naturgemäße Ernährung achtet. Langfristig sind Vegetarier sogar noch schlechter dran. Und vegane Kost ist noch das Letzte, was ich meinem Körper antun würde. Es genügen schon ein paar wenige Worte, um die Absurdität dieser Ernährungsrichtung zu charakterisieren: Veganer sind Zucker- und Zellulose-Esser, die ihren Speiseplan durch einen giftigen Cocktail aus Soja, Pflanzenölen und Antinutritiva ergänzen – wie soll das gutgehen? Durch die vegane Ernährung kommt es mit der Zeit zu multiplen Schäden an den Organen, den Zellmembranen, den Mitochondrien, am Gehirn und am Nervensystem, so wie am Magen-Darm-Trakt und am Bindegewebe. Hinzu kommt, dass der Citratzyklus empfindlich gestört wird und das Hormon Testosteron fast vollständig versiegt. „Go vegan" ist also genau das, was man eben nicht machen sollte, wenn man noch alle fünf Sinne beieinander hat, das ist das reinste Selbstmordkommando!

Nichts hat eine ähnlich dramatische Auswirkung auf die Gesundheit der Bevölkerung wie das wissenschaftlich völlig unhaltbare Paradigma einer fettarmen Ernährung: Das Heer der frierenden und von Burn-out geplagten Menschen muss damit zwangsläufig immer größer werden, von den vielen Krebskranken und Demenzpatienten ganz zu schweigen. Solange sich an diesem Paradigma nichts ändert, wird es mit unserer Gesundheit immer weiter bergab gehen.

Dr. Nicolai Worm weist zu Recht darauf hin, dass die Verteufelung der Fette als Dick- und Krankmacher und die Glorifizierung der Kohlenhydrate als ein „wertvoller" Bestandteil unserer Ernährung als eines der schwerwiegendsten Irrtümer der Ernährungswissenschaft eingestuft werden muss. Dieser Irrtum hat dazu geführt, dass die meisten Menschen heutzutage denken: „Ein bisschen Zucker kann doch nicht schaden." Aber bei Butter und anderen fettreichen Lebensmitteln machen alle gleich in die Hose. Was für eine verdrehte Welt – es müsste genau umgekehrt sein! Das, was fälschlicherweise immer noch den tierischen Fetten bzw. tierischen Produkten in die Schuhe geschoben wird, das wird in Wirklichkeit von Zucker und dem Überessen mit Kohlenhydraten verursacht. Wenn es also überhaupt ein sinnvolles Paradigma geben kann, dann müsste es in Zukunft folgendermaßen lauten: kein Zucker, wenig Kohlenhydrate und so viel Fett, wie man möchte!

Besonders fatal in diesem Zusammenhang ist die auch in Vegetarier-Kreisen weit verbreitete Unsitte, Zucker und Fett immer in einem Atemzug zu nennen, als ob beides gleichermaßen ungesund wäre. Hier wäre es wichtig, endlich mal etwas zu differenzieren, anstatt einfach alles über einen Kamm zu scheren: Wenn zwei derart unterschiedliche Kalorienträger gleichermaßen ungesund sind – von was sollen wir uns dann ernähren? Das ist nämlich das Problem, mit dem sich viele Vegetarier herumschlagen, wenn sie versuchen, sowohl Fett als auch Zucker resp. Kohlenhydrate zu meiden. Das ist wie die Quadratur des Kreises – das kann gar nicht funktionieren! Niemand würde auf die Idee kommen, ohne Autoreifen Auto zu fahren, weil das Auto dabei schnell kaputt gehen würde, aber Low Carb ohne High Fat ist für unseren Körper mindestens genauso schädlich.

Und wir sollten uns endlich verabschieden von dieser einseitigen Fokussierung auf Vitamine und Nährstoffe: Das Wichtigste ist die Gesunderhaltung unserer Gewebe und Mitochondrien, und das ist langfristig nur mittels einer kohlenhydratarmen und fettreichen Ernährung machbar. Gewiss kann man auch als Vegetarier versuchen, sich kohlenhydratarm zu ernähren. Aber fettreich? Da wird es dann schon schwieriger, weil die Auswahl an fettreichen Lebensmitteln für Vegetarier nicht besonders groß ist: Pflanzenöle sind eben keine gesunde Fettquelle, und nur mit Butter, Sahne, Olivenöl und Kokosfett kommt man nicht weit, weil diese ganz schön ins Geld gehen. Ein Gemischtköstler hat es in dieser Hinsicht viel besser, weil ihm auch noch Speck, Salami, fette Leberwurst und Sülze zur Verfügung stehen – das sind die billigsten und zugleich wertvollsten Fettquellen! Was gar nicht geht, das ist vegan und fettreich, was ja auch logisch ist: Der Veganismus ist ein Kind der Fett- und Cholesterinlüge, ohne sie gäbe es keinen Veganismus! Was auch nicht geht, das ist vegan und kohlenhydratarm, denn sonst bleibt einem Veganer außer Soja und Gemüse kaum noch etwas, das er essen kann. Nichtsdestotrotz wird von Veganern gerne das Argument vorgebracht, dass Nüsse und Avocados doch auch Fett enthalten. Das ist schon richtig, aber sie enthalten zu wenig gesättigte Fette. Denn für eine optimale Energieversorgung unsere Zellen braucht es vor allem gesättigte Fette!

Man kann für seine Gesundheit nichts Besseres tun, als sich möglichst fettreich zu ernähren, bei gleichzeitiger Kohlenhydratreduktion. Gerade für chronisch Kranke wäre das die wirkungsvollste Maßnahme, um doch noch eine gesundheitliche Kehrtwende herbeizuführen. Denn unser Körper besitzt eine enorme Regenerationsfähigkeit, die sich ganz von alleine in Gang setzt, sobald man ihm den richtigen Treibstoff zuführt und die schädlichen Pflanzenfette und Kohlenhydrate weglässt. Das Einzige, was dabei passieren kann, ist, dass man vor Energie nur so strotzt, dass unser Gehirn viel besser arbeitet und dass man innerlich viel ausgeglichener und ruhiger wird, weil der Energie-Notstand unseres Körpers endlich aufgehoben wird. Aber auch kalte Hände und Füße gehören der Vergangenheit an, ebenso Erkältungskrankheiten und andere Infekte, weil auch das Immunsystem von einer fettreichen Ernährung profitiert. Außerdem werden Dicke wieder schlank, ohne hungern zu müssen, während Dürre, bei denen kein Essen so richtig anschlagen will, spielend wieder ihr Normalgewicht erreichen. Obendrein bekommt man schöne Haare, eine zarte Babyhaut und viele langjährige Beschwerden lösen sich in Luft auf – was will man mehr?

Man muss ja nicht gleich zu einer Steinzeit-Ernährung übergehen, so wie ich es getan habe. Es würde schon genügen, wenn die Menschen wieder vermehrt fett- und kollagenreiche tierische Produkte verzehren würden. Auch braucht es nicht jeden Tag Unmengen an Obst und Gemüse – das Geld kann man sich sparen. Der Witz ist doch, dass es für den Fettverzehr nach oben hin praktisch keine Grenze gibt, aber trotzdem wird heutzutage kaum noch Fett gegessen – das ist wirklich seltsam. Allen Ärzten, Gesundheitsaposteln, Veganern, Vegetariern und den Verantwortlichen der Fachgesellschaften kann ich nur ans Herz legen, dass sie in Sachen Ernährung endlich mal etwas mehr Vernunft an den Tag legen, anstatt weiterhin längst überholten Ernährungsmythen anzuhängen. Denn schließlich ist Fett das beste Heilmittel, das wir haben! Zudem ist es vergleichsweise günstig und wir könnten viele Kosten im Gesundheitswesen einsparen, wenn man der Bevölkerung nicht so einen Unsinn einreden würde.

Die Frage ist nur: Ist das überhaupt erwünscht? Eine Wirtschaft, die beständig wachsen muss, braucht logischerweise auch immer mehr Kranke: dem Rentner sein neues Hüftgelenk, dem Diabetiker sein Insulin, dem Herzpatienten seine cholesterinsenkenden Medikamente, für Schulkinder, die dem Leistungsdruck nicht standhalten, Psychopharmaka und für geschwächte, ausgemergelte Veganer Vitamintabletten und Power-Shakes etc. Das steigert alles den Umsatz und das Wachstum. Bis wir dann eines Tages ein Volk aus lauter degenerierten und hilfsbedürftigen Menschen sind, deren Lebenssinn hauptsächlich darin besteht, ein krankes Wirtschaftssystem am Leben zu erhalten – eine tolle Aussicht, finden Sie nicht auch? „Der Wettbewerb zwingt zur Erschließung neuer Märkte. Das Ziel muss die Umwandlung aller Gesunden in Kranke sein, also in Menschen, die sich möglichst lebenslang sowohl chemisch-physikalisch als auch psychisch für von Experten therapeutisch, rehabilitativ und präventiv manipulierungsbedürftig halten, um ‚gesund leben' zu können." [200] Bei genauerer Betrachtung ist es kaum von der Hand zu weisen, dass wir es im Ernährungssektor mit einer Art Verschwörung zu tun haben – einer Verschwörung gegen das Leben und gegen unsere Gesundheit. Wobei der Veganismus zugleich Handlanger und Trittbrettfahrer dieser Verschwörung ist. Die Bevölkerung immer noch anzuhalten, sich fett- und cholesterinarm zu ernähren, obwohl diese Auffassung längst ad absurdum geführt wurde, ist entweder naiv oder böswillig – eine andere Variante gibt es nicht. Wir werden zum Narren gehalten und unsere Gutgläubigkeit wird uns zum Verhängnis.

Für alle diejenigen, die es mit einer ketogenen Ernährung probieren möchten, sei an dieser Stelle gesagt: Vergessen Sie das Messen der Ketonkörper im Urin mit Teststreifen – ich habe das nie gemacht, wozu auch? Man spürt doch ganz deutlich, wenn der Körper in eine Ketose gerät: Das fühlt sich so ähnlich an wie beim Autofahren mit einem Dieselmotor, wenn sich der Turbolader zuschaltet – das ist ein geiles Gefühl, sage ich Ihnen!

Und falls man mal aus der Ketose rausfallen sollte, weil man zu wenig Fett oder zu viel Eiweiß gegessen hat (das ja vom Körper auch verzuckert werden kann und somit die Ketose unterbindet), so ist das halb so wild, solange man sich tendenziell fettreich ernährt und auf Kohlenhydrate weitestgehend verzichtet. Essen Sie einfach bei der nächsten Mahlzeit wieder etwas mehr Fett, um erneut in die Ketose zu gelangen. Ein Zuviel an Fett kann es ohnehin nicht geben, wenn es sich um gesättigte Fette oder tierische Fette handelt. Als Richtschnur kann man die Empfehlung von Dr. Jan Kwaśniewski heranziehen, wonach der Fettanteil etwa das 2,5- bis 3,5-Fache vom Proteingehalt einer Mahlzeit ausmachen sollte. Nur Diabetiker sollten zu Beginn einer Ernährungsumstellung den Ketonspiegel im Harn kontrollieren, damit sie nicht in eine Azidose geraten. Sobald sich ihr Körper an die neue Stoffwechsellage gewöhnt hat, treten auch keine Ketonkörper im Harn mehr auf. Und falls doch, dann genügt es, die

Kohlenhydrataufnahme leicht zu erhöhen, also etwa 10 bis 20 Gramm mehr Kohlenhydrate pro Tag zu verzehren, dann verschwinden auch die Ketonkörper im Harn.

Und noch eine Bitte: Denken Sie an unsere Kinder! Wenn Sie nicht wollen, dass wir in Zukunft lauter kränkliche Kinder haben, die vor lauter Sensibilität kaum noch in der Lage sein werden, ein normales Leben zu führen, dann sollten Sie wenigstens den Zucker und die konzentrierten Pflanzenfette so gut es geht aus Ihrer Küche verbannen. Geben Sie ihren Kindern stattdessen gesunde, fettreiche tierische Produkte und viel Fleisch – sie werden sich wundern, wie gut sie gedeihen und wie robust und belastbar sie sein werden!

Diese Buch ist den zahlreichen unschuldigen Kindern gewidmet, welche von ihren gutmeinenden, aber ahnungslosen Eltern zu einer vegetarischen oder gar veganen Ernährung genötigt werden oder von dem Gedankengut ihrer Eltern so manipuliert werden, dass sie eine unnatürliche Abscheu gegen tierische Nahrung entwickeln.

Vielleicht ist mein Buch auch eine Hilfe für die ein oder anderen sich „normal" ernährenden Eltern, ihre „abtrünnigen" Söhne und Töchter wieder auf den rechten Weg zu bringen. Und es ist ein Vermächtnis an meine geschätzte Mutter, welche aufgrund ihrer vegetarischen Kindheit nun im Alter unsagbar leiden muss. Auch betrachte ich dieses Buch als eine Art offenen Brief an meinen Vater (mittlerweile ein überzeugter Veganer, der noch nicht mal vegetarisch aufwuchs) in der Hoffnung, dass er vielleicht doch noch versteht, wie leicht mit der Ideologie des Vegetarismus die Gesundheit, das Glück und die Zukunft unserer Kinder aufs Spiel gesetzt werden.

Mein Dank gilt besonders Dr. Wolfgang Lutz aus Österreich, ein Arzt mit einem unermüdlichen Forscherdrang, wie man ihn heute nur noch selten findet. Dank gebührt auch dem polnischen Arzt Dr. Jan Kwaśniewski – beide haben mit ihren richtungsweisenden Arbeiten dazu beigetragen, dass mein langer Leidensweg ein Ende fand.

QUELLENANGABEN

VORWORT

[1] http://www.provegan.info/de/infothek/detailseite-infothek/ein-gesundes-kind-voller-kraft-und-lebensfreude-durch-vegane-ernaehrung-es-profitiert-von-der-gesue/ (zuletzt aufgerufen am 28.09.2015).

[2] Clapiers, Luc de zit. nach: systemed-Verlag, Prospekt aktueller Titel, Frühjahr 2013

KAPITEL 1

[3] http://web.de/magazine/wissen/10-CO_2-wissen-19088344 (zuletzt aufgerufen am 28.09.2015).

[4] Taubes, Gary: Good Calories, Bad Calories. Fats, Carbs, and the Controversial Science of Diet and Health. Anchor, New York 2007, p. 322. (Nach der Berechnung von Marvin Harris, ein Ernährungswissenschaftler der Columbia University.)

[5] http://www.bpb.de/gesellschaft/umwelt/dossier-umwelt/61268/welternaehrung?p=all (zuletzt aufgerufen am 28.09.2015).

[6] http://netzfrauen.org/2013/12/06/deutsche-bank-die-hungermacher-im-globalen-rohstoff-kasino-und-die-bundesregierung-mischt-mit/ (zuletzt aufgerufen am 28.09.2015).

[7] http://www.spiegel.de/spiegel/print/d-44943935.html (zuletzt aufgerufen am 28.09.2015).

[8] Keith, Lierre/ Gonder, Ulrike: Ethisch essen mit Fleisch. Eine Streitschrift über nachhaltige und ethische Ernährung mit Fleisch und die Missverständnisse und Risiken einer streng vegetarischen und veganen Lebensweise. Systemed, Lünen 2013, Seite 99.

[9] Keith/Gonder: Ethisch essen mit Fleisch, Seite 249; http://www.westonaprice.org/health-topics/the-vegan-ecological-wasteland/ (zuletzt aufgerufen am 28.09.2015).

[10] Keith/Gonder: Ethisch essen mit Fleisch, Seite 209.

[11] http://derkaninchenbau.blogspot.de/2013/06/veganismus-reloaded.html (zuletzt aufgerufen am 28.09.2015).

[12] Keith /Gonder: Ethisch essen mit Fleisch, Seite 87.

[13] Glatzel, Hans: Wege und Irrwege moderner Ernährung. Hippokrates, Stuttgart 1982, Seite 130.

KAPITEL 2

[14] Cordain, Loren et al.: Plant-animal subsistence ratios and macronutrient energy estimations in worldwide hunter-gatherer diets. In: The American Journal of Clinical Nutrition 71 (2000), p. 682–92.

[15] http://archiv.veggie-planet.at/warumvegan/tierrechte/die_natuerliche_nahrung_des_homo_sapiens.html (zuletzt aufgerufen am 28.09.2015).

[16] http://josef-stocker.de/wandmaker_ja_nein.pdf (zuletzt aufgerufen am 28.09.2015).

[17] Keith/Gonder: Ethisch essen mit Fleisch, Seite 127–128. (Nach einer Tabelle zum Vergleich zwischen Mensch, Hund und Schaf, aus: Voegtlin, Walter L.: The Stone Age Diet. Vantage Press, New York et al. 1975, p. 44f.)

KAPITEL 3

[18] Colpo, Anthony: Der große Cholesterin-Schwindel. Warum alles, was man Ihnen über Cholesterin, Diät und Herzinfarkt erzählt, falsch ist. Kopp, Rottenburg 2010, Seite 437–438.

[19] http://www.orgsites.com/tx/anti-vegan/_pgg1.php3 (zuletzt aufgerufen am 28.09.2015), Kapitel 7.

[20] Ebenda, Kapitel 5.

[21] Chang-Claude et al.: Lifestyle Determinants and Mortality in German Vegetarians and Health-Conscious Persons. Results of a 21-Year Follow-up. In: Cancer Epidemiol, Biomarkers & Prevention 14 (2005), p. 963–968.

[22] Chanarin I. et al.: Megaloblastic anaemia in a vegetarian Hindu community. In: The Lancet 326 (1985), p. 1168–1172; Begom R./Singh, R. B.: Prevalence of coronary artery disease and its risk factors in the urban population of South and North India. In: Acta Cardiol 50 (1995), p. 227–240.

[23] Taubes: Good Calories, Bad Calories, Seite 103.

[24] http://letthemeatmeat.com/post/3141542244/interview-with-an-ex-vegan-tasha (zuletzt aufgerufen am 28.09.2015)

[25] http://www.endsicknessnow.com/dietitians-and-corruption (zuletzt aufgerufen am 28.09.2015); http://articles.mercola.com/sites/articles/archive/2012/07/23/food-industry-manipulates-ada.aspx (zuletzt aufgerufen am 28.09.2015).

KAPITEL 4

[26] Angel, L. S.: Paleoecology, Paleodemography and Health. In: Polgar, Steven (ed.): Population Ecology and Social Evolution. Mouton, The Hague 1975, p. 166–190.

KAPITEL 5

[27] Lutz, Wolfgang: Leben ohne Brot. Die wissenschaftlichen Grundlagen der kohlenhydratarmen Ernährung. Informed, Gräfelfing 2007, Seite 222.

[28] http://www.originalhealth.net/1533 (zuletzt aufgerufen am 28.09.2015).

[29] http://blog.paleosophie.de/2011/08/22/warum-zucker-nicht-gesund-sondern-giftig-ist-das-lustige-video-mit-der-bitteren-wahrheit/ (zuletzt aufgerufen am 28.09.2015).

[30] Kein düsterer Schlauch, sondern glänzend und zart. In: Frankfurter Allgemeine Zeitung, 11.04.2014, Seite 11.

[31] Pollmer, Udo/Wermut, Susanne: Lexikon der populären Ernährungsirrtümer. Mißverständnisse, Fehlinterpretationen und Halbwahrheiten von Alkohol bis Zucker. Piper, München 2007, Seite 228.

[32] Stefánsson, Vilhjálmur: Cancer. Disease of Civilization. Hill & Wang, New York 1960, Seite 98.

[33] Taubes: Good Calories, Bad Calories, Seite 320.

[34] Kämmerer, Ulrike/ Schlatterer, Christina/ Knoll, Gerd: Krebszellen lieben Zucker. Patienten brauchen Fett. Systemed, Lünen 2012, Seite 16.

[35] Ebenda, Seite 17; http://www.novo-argumente.com/magazin.php/novo_notizen/artikel/0001328 (zuletzt aufgerufen am 02.10.2015); http://www.aerzteblatt.de/nachrichten/40745/Obst-und-Gemuese-schuetzen-(kaum)-vor-Krebs (zuletzt aufgerufen am 02.10.2015).

[36] Brazier, Brendan: Vegan in Topform. Das Kochbuch. Unimedica, Kandern 2014, Seite 30.

[37] Taubes: Good Calories, Bad Calories, Seite 325.

[38] Ebenda, Seite 324.

[39] Ebenda.

KAPITEL 6

[40] Gonder /Worm: Mehr Fett! Systemed, Lünen 2010, Seite 39.

[41] Lutz, Wolfgang: Leben ohne Brot, Seite 43.

[42] Ebenda, Seite X, XI. (Vorwort)

[43] Gonder /Worm: Mehr Fett!, Seite 183.

KAPITEL 7

[44] Dahlke, Ruediger: Peace Food. Wie der Verzicht auf Milch und Fleisch Körper und Seele heilt. Gräfe und Unzer, München 2011, Seite 45-47.

[45] Karstädt, Uwe: Die 7 Revolutionen der Medizin. Titan, München 2004, Seite 32–35.

KAPITEL 8

[46] Lutz, Wolfgang: Leben ohne Brot, Seite X (Vorwort).

[47] Keith/Gonder: Ethisch essen mit Fleisch, Seite 130.

[48] Cordain, Loren: Das Getreide. Zweischneidiges Schwert der Menschheit. Novagenics, Arnsberg 2004, Seite 6–7.

[49] Ebenda, Seite 21.

[50] http://journeytoforever.org/farm_library/price/price6.html (zuletzt aufgerufen am 29.09.2015).

[51] Taubes: Good Calories, Bad Calories, Seite 124f; Glatzel: Wege und Irrwegen moderner Ernährung, Seite 137f.

[52] http://www.dr-kuklinski.info/publikationen/diabetes-mellitus-typ2.pdf (zuletzt aufgerufen am 01.10.2015), Seite 3.

[53] http://www.euleev.de/images/EULEN-SPIEGEL/2008/2008-4_i_web_ EULE.pdf (zuletzt aufgerufen am 29.09.2015), Seite 6 u. 15.

[54] Cordain: Das Getreide, Seite 16.

[55] http://www.westonaprice.org/holistic-healthcare/gastroparesis/ (zuletzt aufgerufen am 29.09.2015).

[56] http://cruinthe.tripod.com/nexus/articles/soydangers.html (zuletzt aufgerufen am 29.09.2015).

[57] http://www.euleev.de/images/EULEN-SPIEGEL/2008/2008-4_i_web_ EULE.pdf (zuletzt aufgerufen am 29.09.2015), Seite 2.

[58] Ebenda.

[59] Ebenda, Seite 3; http://www.westonaprice.org/health-topics/tragedy-and-hype-third-international-soy-symposium/ (zuletzt aufgerufen am 29.09.2015).

[60] http://www.spektrum.de/news/die-kehrseite-der-sojalebensmittel/1314772 (zuletzt aufgerufen am 29.09.2015); http://www.zeit.de/2008/27/Sojahype (zuletzt aufgerufen am 29.09.2015); Keith/Gonder: Ethisch essen mit Fleisch, Seite 186.

[61] http://www.euleev.de/images/EULEN-SPIEGEL/2008/2008-4_i_web_ EULE.pdf (zuletzt aufgerufen am 29.09.2015), Seite 5; Keith/Gonder: Ethisch essen mit Fleisch, Seite 190; http://www.westonaprice.org/health-topics/soy-and-the-brain/ (zuletzt aufgerufen am 29.09.2015).

[62] http://www.sueddeutsche.de/wissen/soja-riskanter-kult-um-die-bohne-1.790066 (zuletzt aufgerufen am 29.09.2015); http://www.musenhof-kliniken.de/magazin/artikel/title/soja-sojamilch-sojaprodukte/ (zuletzt aufgerufen am 29.09.2015); http://www.euleev.de/images/ EULEN-SPIEGEL/2008/2008-4_i_web_EULE.pdf (zuletzt aufgerufen am 29..09.2015), Seite 4 u. 15; http://www.sylt-gesund-leben.de/texten/SOJA.HTM (zuletzt aufgerufen am 29.09.2015); http://drkaayladaniel.com/soy-tanks-testosterone-in-strength-training-men/ (zuletzt aufgerufen am 29.09.2015).

[63] http://www.euleev.de/images/EULEN-SPIEGEL/2008/2008-4_i_web_
EULE.pdf (zuletzt aufgerufen am 29.09.2015), Seite 11–12;
http://drkaayladaniel.com/soy-milk-vs-soy-infant-formula-what-vegan-
parents-need-to-know/ (zuletzt aufgerufen am 29.09.2015).

[64] http://www.euleev.de/images/EULEN-SPIEGEL/2008/2008-4_i_web_
EULE.pdf (zuletzt aufgerufen am 29.09.2015), Seite 7.

[65] http://vegane-gesellschaft.de/archives/61-Die-China-Study-und-die-
Unkritischen.html (zuletzt aufgerufen am 29.09.2015).

[66] Davis, William: Weizenwampe. Warum Weizen dick und krank macht.
Goldmann, München 2013, Seite 229 u. 230.

[67] Ebenda, Seite 231.

[68] Glatzel: Wege und Irrwege moderner Ernährung, Seite 138 .

[69] http://www.wellnessverband.de/infodienste/beitraege/050509_fleisch.php
(zuletzt aufgerufen am 01.10.2015).

[70] http://www.bostonglobe.com/magazine/2013/07/27/what-eat-harvard-
walter-willett-thinks-has-answers/5WL3MIVdzHCN2ypfpFB6WP/
story.html#comments (zuletzt aufgerufen am 01.10.2015);
http://www.nytimes.com/2002/07/07/magazine/what-if-it-s-all-been-a-big-
fat-lie.html?src=pm (zuletzt aufgerufen am 01.10.2015).

[71] http://www.ivanovas.com/evidenz.html (zuletzt aufgerufen am 01.10.2015).

[72] https://www.dge.de/uploads/media/Gesamt-DGE-Leitlinie-Fett-2015.pdf
(zuletzt aufgerufen am 30.09.2015), Seite 137.

[73] Taubes: Good Calories, Bad Calories, Seite 70.

[74] Ebenda, Seite XXI. (Vorwort)

KAPITEL 9

[75] Lutz: Leben ohne Brot, Seite 139.

[76] Davis, Adelle: Jeder kann gesund sein. Fit und vital durch richtige
Ernährung. Hörnemann, Bonn-Röttgen 1978, Seite 26.

[77] Kuklinski, Bodo/Lunteren, Ina: Neue Chancen zur natürlichen Vorbeugung
und Behandlung von umweltbedingten Krankheiten. Lebensbaum,
Bielefeld 1995, Seite 117.

[78] Glatzel: Wege und Irrwege moderner Ernährung, Seite 166.

[79] Ebenda.

[80] Cordain: Das Getreide, Seite 37f.

[81] Fryda, Waltraud: Adrenalinmangel als Ursache der Krebsentstehung.
Eigenverlag Dr. Waltraud Fryda, Kreuth 2004, Seite 43–44.

[82] http://www.provegan.info/index.php?id=212&L=0&tx_ttnews%5btt_
news%5d=3025 (zuletzt aufgerufen am 01.10.2015).

[83] http://www.heidingsfelder-tierkost.de/index_htm_files/Pottenger%20
Katzen.pdf (zuletzt aufgerufen am 01.10.2015).

[84] http://www.westonaprice.org/health-topics/milk-homogenization-heart-
disease/ (zuletzt aufgerufen am 01.10.2015).

[85] http://www.spiegel.de/spiegel/print/d-41762184.html
(zuletzt aufgerufen am 01.10.2015).

[86] http://www.bioring-allgaeu.de/ak-horn/ (zuletzt aufgerufen am 01.10.2015).

KAPITEL 10

[87] Keith/Gonder: Ethisch essen mit Fleisch, Seite 145.

[88] Heideklang, Christine: Mykosen. Ursache und natürliche Behandlung von
Pilzerkrankungen. Knaur, München 1995, Seite 68.

[89] http://de.academic.ru/dic.nsf/dewiki/256525#Biosynthese_und_Abbau
(zuletzt aufgerufen am 01.10.2015).

[90] Hartenbach, Walter: Die Cholesterin-Lüge. Das Märchen vom bösen
Cholesterin. Herbig, München 2002, Seite 122.

KAPITEL 11

[91] Lutz: Leben ohne Brot, Seite 141.

[92] Keith/Gonder: Ethisch essen mit Fleisch, Seite 156.

[93] Lutz: Leben ohne Brot, Seite 124.

[94] http://www.nytimes.com/2002/07/07/magazine/what-if-it-s-all-been-a-big-
fat-lie.html?src=pm (zuletzt aufgerufen am 01.10.2015).

[95] Ebenda, Seite 3.

[96] Hartenbach: Die Cholesterin-Lüge, Seite 9–10.

[97] Ebenda, Seite 86.

[98] Colpo: Der große Cholesterin-Schwindel, Seite 154.

[99] http://www.provegan.info/fileadmin/img/pdf/broschuere-vegan.pdf
(zuletzt aufgerufen am 01.10.2015).

[100] http://s267274200.online.de/archives/302 (zuletzt aufgerufen am
01.10.2015); http://www.spektrum.de/news/die-cholesterin-bombe/
1204826 (zuletzt aufgerufen am 02.10.2015).

[101] Hildmann, Attila: Vegan for Fun. Becker Joest Volk, Hilden 2014, Seite 12

[102] http://www.spektrum.de/news/die-cholesterin-bombe/1204826
(zuletzt aufgerufen am 02.10.2015);
Hartenbach: Die Cholesterin-Lüge, Seite 97.

[103] Ravnskov, Uffe: Mythos Cholesterin. Die zehn größten Irrtümer.
       Hirzel, Stuttgart 2011, Seite 265.

[104] Hartenbach: Die Cholesterin-Lüge, Seite 70.

[105] Colombani, Paolo: Fette Irrtümer. Ernährungsmythen entlarvt.
       Orell Füssli, Zürich 2010, Seite 155–157

[106] http://www.spiegel.de/spiegel/print/d-39868552.html
       (zuletzt aufgerufen am 01.10.2015).

[107] Taubes: Good Calories, Bad Calories, Seite 71.

[108] Pollmer/Wermut: Lexikon der populären Ernährungsirrtümer, S. 79–82.

[109] http://www.ravnskov.nu/myth9.htm (zuletzt aufgerufen am 01.10.2015).

[110] Dahlke: Peace Food, Seite 31.

[111] Hartenbach: Die Cholesterin-Lüge, Seite 119.

[112] Pollmer/Wermut: Lexikon der populären Ernährungsirrtümer, Seite 82.

[113] Lutz: Leben ohne Brot, Seite 7.

KAPITEL 12

[114] Ravnskov: Mythos Cholesterin, Seite 140; Glatzel: Wege und Irrwege
       moderner Ernährung, Seite 105.

[115] http://www.welt.de/gesundheit/article7858700/Omega-3-Fette-nicht-
       gesuender-als-Schweineschmalz.html (zuletzt aufgerufen am 02.10.2015).

[116] http://www.spiegel.de/spiegel/print/d-39868552.html
       (zuletzt aufgerufen am 02.10.2015).

[117] Ravnskov: Mythos Cholesterin, Seite 146–147; Kelley, D. S. et al.: Dietary
       alpha-linolenic acid and immunocompetence in humans. In: American
       Journal of Clinical Nutrition 53 (1991), p. 40–46; Raygada, M. et al.: High
       maternal Intake of polyunsaturated fatty acids during pregnancy in mice
       alters offsprings' aggressive behavior, immobility in the swim test, loco
       motor activity and brain protein kinase C activity. In: Journal of Nutrition
       128 (1998), p. 2505–2511; Richie, J. et al.: Edema and hemolytic anemia in
       premature infants. In: New England Journal of Medicine 297 (1968),
       p. 1185–1190.

[118] Myers, Charles „Snuffy": Flaxseed – Panacea or Poison? A Health
       Manifesto. Rivanna Health Publications, Redwood City 2009.

[119] Davis: Jeder kann gesund sein, Seite 161.

[120] Zarkovic, Neven: Die Mechanismen der Tumorentstehung, von Neven
       Zarkovic, Zagreb. http://www.bzur.de/Radar/251.pdf
       (zuletzt aufgerufen am 02.10.2015).

[121] Kwaśniewski, Jan: Optimal Essen. WGP-Verlag, Warszawa 1999, Seite 44.

[122]   https://de.wikipedia.org/wiki/Wasserstoffperoxid
        (zuletzt aufgerufen am 02.10.2015).

[123]   Zeitschrift für die gesamte innere Medizin und ihre Grenzgebiete,
        01/1990, Seite 39.

[124]   Colpo: Der große Cholestein-Schwindel, Seite 261; Jenkison, A. et al.:
        Dietary intakes of polyunsaturated fatty acids and indices of oxidative
        stress in human volunteers. In: European Journal of Clinical Nutrition 53
        (1999), p. 523–528.

[125]   Kuklinski, Bodo/Lunteren, Ina: Neue Chancen zur natürlichen
        Vorbeugung und Behandlung von umweltbedingten Krankheiten.
        Zellschutz mit Anti-Oxydantien. Lebensbaum, Bielefeld 1995, Seite 45f.

[126]   http://www.dr-kuklinski.info/publikationen/diabetes-mellitus-typ2.pdf
        (zuletzt aufgerufen am 02.10.2015); Seite 3-4.

[127]   Zeitschrift für die gesamte innere Medizin und ihre Grenzgebiete,
        01/1990, Seite 1.

[128]   Heideklang: Mykosen, Seite 55.

[129]   Davis: Jeder kann gesund sein, Seite 159.

[130]   http://www.promito.at/fileadmin/templates/promito_docs/
        Polymorphismus_Sonderdruck_DrKuklinski.pdf
        (zuletzt aufgerufen am 02.10.2015), Seite 9.

[131]   Kwaśniewski: Optimal Essen, Seite 44.

[132]   Döll, Michaela: Die Kraft der Antioxidantien. Gesund und jung bleiben.
        Mosaik bei Goldmann, München 2008, Seite 96.

[133]   Keith: Ethisch essen mit Fleisch, Seite 141.

[134]   Döll: Die Kraft der Antioxidantien, Seite 157.

KAPITEL 13

[135]   http://veganekinder.de/adavegan (zuletzt aufgerufen am 02.10.2015).

[136]   Myers: Flaxseed – Panacea or Poison?, Seite 18.

[137]   Taubes: Good Calories, Bad Calories, Seite 324.

[138]   Kämmerer/Schlatterer/Knoll: Krebszellen lieben Zucker –, Patienten
        brauchen Fett, Seite 97.

[139]   Kwaśniewski: Optimal Essen, Seite 42.

[140]   Leitzmann, Claus: Die 101 wichtigsten Fragen. Gesunde Ernährung,
        C. H. Beck, München 2010, Seite 47.

[141]   Gonder/ Worm: Mehr Fett!, Seite 111; Ravnskov: Mythos Cholesterin,
        Seite 245.

[142] Colpo: Der große Cholesterin-Schwindel, Seite 379; Hamalainen E. K. et al.: Decrease of serum total and free testosterone during a low-fat and high-fibre diet. In: Journal of Steroid Biochemistry 18 (1983), p. 369f.; Dorgan J. F. et al.: Effects of dietary fat and fibre on plasma and urine androgens and estrogens in men. A controlled feeding study. In: American Journal of Clinical Nutrition 64 (1996), p. 850–855.

[143] Gonder/Worm: Mehr Fett!, Seite 77 u.131.

[144] Ravnskov: Mythos Cholesterin, Seite 102ff. u. 263.

[145] Ebenda, Seite 254.

[146] Ebenda, Seite 267.

[147] Ebenda, Seite 264 u 272.

[148] Ebenda, Seite 264.

[149] Lutz: Leben ohne Brot, Seite 148.

[150] Ravnskov: Mythos Cholesterin, Seite 258.

[151] http://www.spektrum.de/news/die-cholesterin-bombe/1204826 (zuletzt aufgerufen am 02.10.2015); Ravnskov: Mythos Cholesterin, S. 116.

[152] Kämmerer/Schlatterer/Knoll: Krebszellen lieben Zucker – Patienten brauchen Fett, Seite 97.

KAPITEL 14

[153] Renzenbrink, Udo: Ernährung unserer Kinder. Gesundes Wachstum, Konzentration, Willensbildung, Freies Geistesleben. Stuttgart 1984, S. 170f.

[154] Lutz: Leben ohne Brot, Seite 169.

[155] Glatzel: Wege und Irrwege moderner Ernährung, Seite 137 ; Ravnskov: Mythos Cholesterin, Seite 49.

[156] https://www.dge.de/uploads/media/Gesamt-DGE-Leitlinie-Fett-2015.pdf, Seite 30 (zuletzt aufgerufen am 27. 09.2015).

[157] Ebenda, Seite 132.

[158] Taubes: Good Calories, Bad Calories, Seite 67.

[159] http://www.nytimes.com/2002/07/07/magazine/what-if-it-s-all-been-a-big-fat-lie.html?src=pm (zuletzt aufgerufen am 28.09.2015).

[160] Kämmerer/ Schlatterer/Knoll: Krebszellen lieben Zucker – Patienten brauchen Fett, Seite 29.

[161] Cordain: Das Getreide, Seite 29.

[162] Weill, Pierre: Sind wir morgen alle dick? 40 Jahre Ernährungslügen. Systemed, Lünen 2009, Seite 116f.

[163] Ailhaud G. et al.: Temporal changes in dietary fats. Role of n-6 polyun saturated fatty acids in excessive adipose tissue development and relation ship to obesity. In: Progress in Lipid Research 45 (2006), p. 203–236.

[164] Heilmeyer, Peter et al.: Ernährungstherapie bei Diabetes mellitus Typ II mit kohlenhydratreduzierter Kost (Logi-Methode). In: Internistische Praxis 46 (2006), Seite 181–191.

[165] http://www.nytimes.com/2002/07/07/magazine/what-if-it-s-all-been-a-big-fat-lie.html?src=pm (zuletzt aufgerufen am 28.09.2015).

[166] Kämmerer/Schlatterer/ Knoll: Krebszellen lieben Zucker – Patienten brauchen Fett, Seite 24.

[167] http://www.nytimes.com/2002/07/07/magazine/what-if-it-s-all-been-a-big-fat-lie.html?src=pm (zuletzt aufgerufen am 28.09.2015).

[168] Gonder/Worm: Mehr Fett!, Seite 133; http://www.rohkostforum.net/threads/514-Verjüngung-durch-bessere-Mitochondrien-dank-LowCarb-Ketose (zuletzt aufgerufen am 08.10.2015).

KAPITEL 15

[169] Taubes: Good Calories, Bad Calories, Seite 299.

[170] http://www.adipositas-gesellschaft.de/fileadmin/PDF/Leitlinien/ S3_Adipositas_Praevention_Therapie_2014.pdf (zuletzt aufgerufen am 28.09.2015), Seite 50.

[171] Taubes: Good Calories, Bad Calories, Seite 281f.

[172] Ebenda, Seite 277.

[173] Ebenda, Seite 276.

[174] http://www.adipositas-gesellschaft.de/fileadmin/PDF/Leitlinien/ S3_Adipositas_Praevention_Therapie_2014.pdf (zuletzt aufgerufen am 29.09.2015), Seite 49.

[175] http://www.second-opinions.co.uk/eine-kalorie-ist-eine-kalorie.html#.VYF290vhtd2 (zuletzt aufgerufen am 29.09.2015).

[176] Taubes: Good Calories, Bad Calories, Seite 303.

KAPITEL 16

[177] Colpo: Der große Cholesterin-Schwindel, Seite 449; Gittlemann, Ann Louise: Beyond Pritikin. Bantam Books, New York 1988, Seite 11.

[178] http://www.rundschau-online.de/magazin/ernaehrungspyramide-steht-kopf-fett-und-eiweiss-statt-vollkorn,15184902,15431330.html (zuletzt aufgerufen am 03.10.2015).

[179] Colombani: Fette Irrtümer, Seite 141.

[180] Lutz: Leben ohne Brot, Seite 271.

[181]   Taubes: Good Calories, Bad Calories, Seite 159.

[182]   Keith/Gonder: Ethisch essen mit Fleisch, Seite 179.

[183]   Lutz: Leben ohne Brot, Seite Seite 150.

[184]   Ebenda, Seite 75, Seite 171.

[185]   Keith/Gonder: Ethisch essen mit Fleisch, Seite 143.

[186]   http://www.dr-kuklinski.info/publikationen/nahrungsfett.pdf
        (zuletzt aufgerufen am 03.10.2015), Seite 6.

[187]   http://www.dr-kuklinski.info/publikationen/diabetes-mellitus-typ2.pdf
        (zuletzt aufgerufen am 02.10.2015).

[188]   http://www.rohkostforum.net/threads/514-Verjüngung-durch-bessere-
        Mitochondrien-dank-LowCarb-Ketose (zuletzt aufgerufen am 08.10.2015).

[189]   http://www.dr-kuklinski.info/publikationen/nahrungsfett.pdf
        (zuletzt aufgerufen am 02.10.2015), Seite 7f.

[190]   Keith/Gonder: Ethisch essen mit Fleisch, Seite 157.

[191]   https://sites.google.com/site/mitoproger/ (zuletzt aufgerufen am 11.10.2015).

[192]   Taubes: Good Calories, Bad Calories, Seite 89f.

[193]   Kämmerer/Schlatterer/Knoll: Krebszellen lieben Zucker – Patienten
        brauchen Fett, Seite 36f.

[194]   Fryda: Adrenalinmangel als Ursache der Krebsentstehung, Seite 32.

[195]   Ebenda, Seite 31.

[196]   Keith/Gonder: Ethisch essen mit Fleisch, Seite 179.

[197]   Fryda, Waltraud: Diagnose Krebs. Books on Demand, Norderstedt 2004,
        Seite 54.

[198]   Kämmerer/Schlatterer/Knoll: Krebszellen lieben Zucker – Patienten
        brauchen Fett, Seite 110.

SCHLUSSBEMERKUNG

[199]   Rand, Ayn, zit. nach: Colpo: Der große Cholesterin-Schwindel, Seite 34.

[200]   http://www.aerzteblatt.de/archiv/32976
        (zuletzt aufgerufen am 06.10.2015), Absatz 11.